临床外科诊疗与骨科学

夏德志　等/主编

吉林科学技术出版社

图书在版编目（CIP）数据

临床外科诊疗与骨科学 / 夏德志等主编. -- 长春 : 吉林科学技术出版社, 2022.4

ISBN 978-7-5578-9242-5

Ⅰ. ①临… Ⅱ. ①夏… Ⅲ. ①外科－疾病－诊疗②骨疾病－诊疗 Ⅳ. ①R6②R68

中国版本图书馆CIP数据核字(2022)第091556号

临床外科诊疗与骨科学

主　　编　夏德志　等
出 版 人　宛　霞
责任编辑　张　楠
封面设计　济南皓麒信息技术有限公司
制　　版　济南皓麒信息技术有限公司
幅面尺寸　185mm×260mm
开　　本　16
字　　数　296千字
印　　张　12.75
印　　数　1-1500册
版　　次　2022年4月第1版
印　　次　2023年3月第1次印刷

出　　版　吉林科学技术出版社
发　　行　吉林科学技术出版社
地　　址　长春市福祉大路5788号
邮　　编　130118
发行部电话/传真　0431—81629529　81629530　81629531
81629532　81629533　81629534
储运部电话　0431-86059116
编辑部电话　0431-81629510
印　　刷　三河市嵩川印刷有限公司

书　　号　ISBN 978-7-5578-9242-5
定　　价　98.00元

编　委　会

主　编　夏德志（临沂市人民医院）

商昌臣（聊城市第五人民医院）

范　鑫（菏泽市第二人民医院）

刘龙飞（昌乐县人民医院）

赵延信（昌乐县人民医院）

魏　嵬（昌乐县人民医院）

目　录

第一章　颅脑疾病

第一节　常用神经外科解剖与体表标志

熟悉重要的神经解剖结构及标志，对于神经外科手术定位至关重要。下面就常用的颅脑结构和体表标志做一简介。

一、脑的分叶和重要沟回

图 1-1 显示重要的皮质结构和功能区。在外侧裂上方，中央沟前为额叶，中央沟后为顶叶，包括顶上小叶、缘上回和角回。在外侧裂下方，顶叶前下为颞叶，后方延续为枕叶。

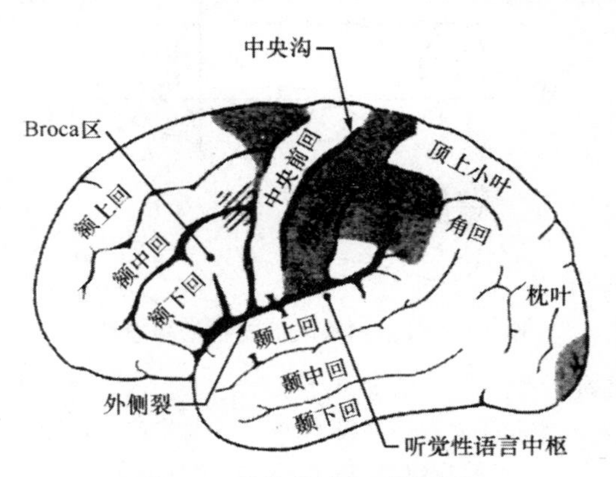

图 1-1　脑的分叶和重要沟回

二、颅骨重要标志及体表投影

图 1-2 显示颅骨重要标志。翼点：额骨、顶骨、颞骨和蝶骨的交汇点，约在颧弓上两指宽、额骨颧突后一指宽处；星点：人字缝、枕骨乳突缝和顶骨乳突缝的交叉点，内板表面下即为横窦到乙状窦的转折部位；人字点：人字缝和冠状缝的交叉点；眉间是眶上缘中线上额部的最前点；颅后点为枕骨大孔后缘的中点。

采用 Kronlein 颅脑定位法，确定图示 6 条标志线，以描述脑膜中动脉和大脑半球背外侧面主要沟、回的位置及体表投影（见图 1-3）。

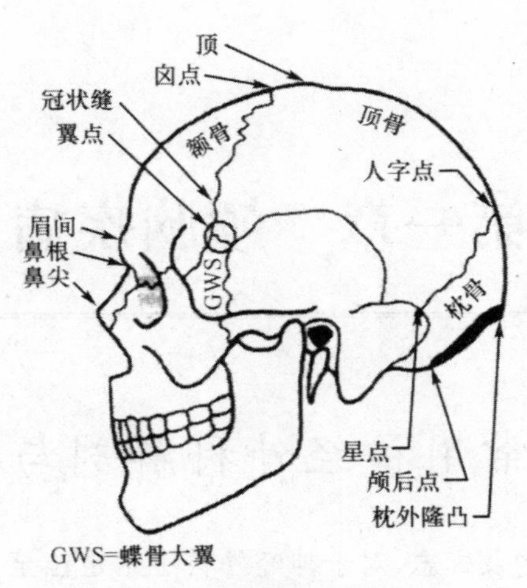

图 1-2　颅骨重要标志

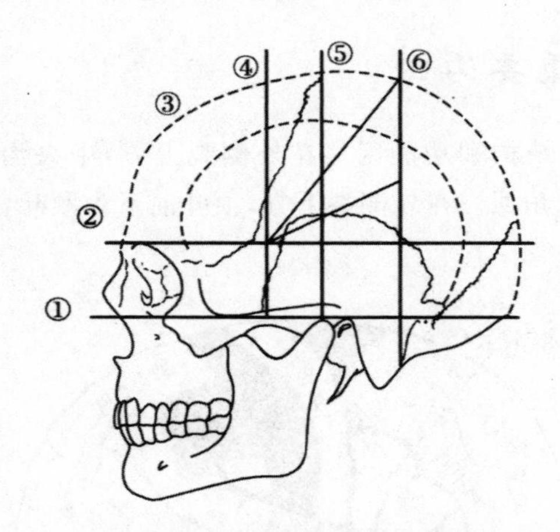

图 1-3　颅脑结构表面定位的标志线

注:脑膜中动脉:动脉干经过④与①交点,前支通过④与②的交点,后支则经过⑥与②交点。

中央沟:投影在④与②交点与⑥和③交点的连线上,介于⑤与⑥间的一段。

中央前、后回:分别投影于中央沟投影线前、后各 1.5cm 宽的范围内。

外侧裂:其后支在②与中央沟所成夹角的等分线上,此线由④斜向⑥,其中份为颞横回。

Broca 区(运动性语言中枢):在优势半球侧④与②交点前上方。

角回:适应证上方,在优势半球是 Wernicke 区的一部分。

①下水平线:通过眶下缘与外耳门上缘的线;②上水平线:经过眶上缘,与下水平线平行的线;③矢状线:是从鼻根沿颅顶正中线到枕外隆凸的弧线;④前垂直线:通过颧弓中点的垂线;⑤中垂直线:经髁突中点的垂线;⑥后垂直线:经过乳突根部后缘的垂线。这些垂直线向上延伸,与矢状线相交。

角回动脉:位于外耳道上方 6cm。

大脑下缘:由鼻根中点上方 1.25cm 处向外,沿眶上缘向下后,再经颧弓上缘向后,经外耳门上缘连线至枕外隆凸。

三、大脑血管及相应供血区域

图 1-4 显示主要脑动脉的血液供应区,但值得注意的是,颅内大血管的变异很多,相应的

中央穿支的变异也很复杂，可能源于大脑中动脉或大脑前动脉的不同节段，分布有所不同。损伤不同的穿支动脉可能出现很严重的并发症，如垂体上动脉损伤引起垂体柄功能异常，后交通动脉上发出小穿支丘脑动脉、乳头体动脉等，损伤可能出现严重的意识障碍。

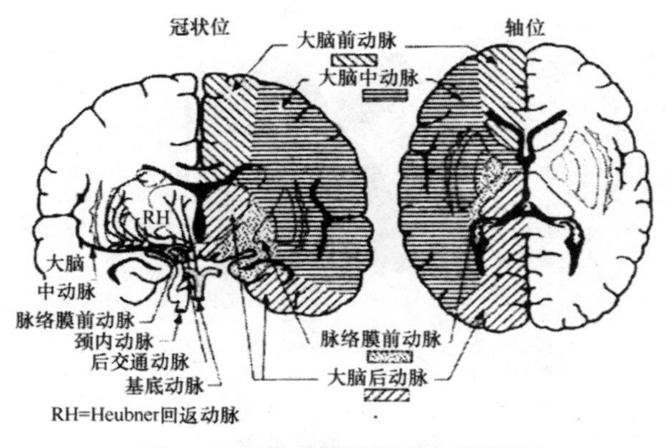

图 1-4　大脑血管及相应血供区域

四、Willis 环

图 1-5 示从脑底面观察脑底动脉环（Willis 环）。两侧对称的 Willis 环仅见于 18％的人群，一支或双侧后交通动脉发育不良的占 22％～32％，大脑前动脉 A1 段缺失或发育不良的占 25％，约 15％～35％的大脑后动脉有一侧或双侧的血供来自颈内动脉，而非椎-基底动脉系统。

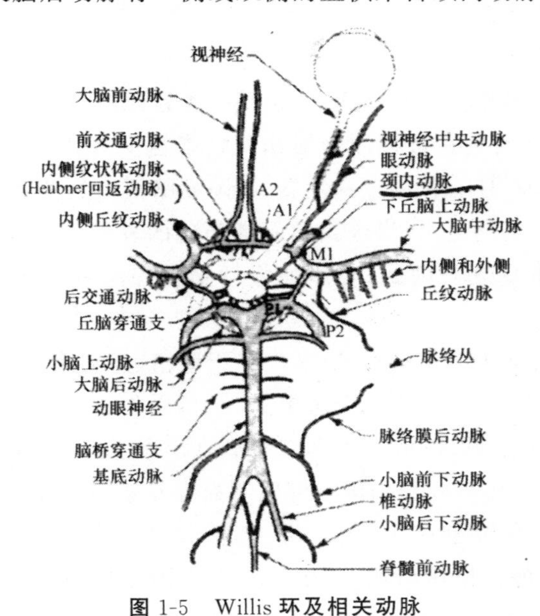

图 1-5　Willis 环及相关动脉

五、内囊结构

图 1-6 示内囊的走行纤维。内囊的血供：①脉络膜前动脉，供应包括视放射在内的内囊的

豆状核后部分，以及内囊后肢的腹侧部分；②大脑中动脉的外侧纹状体穿支，供应内囊前肢和后肢的大部；③内囊膝部多由颈内动脉的直接分支供应。

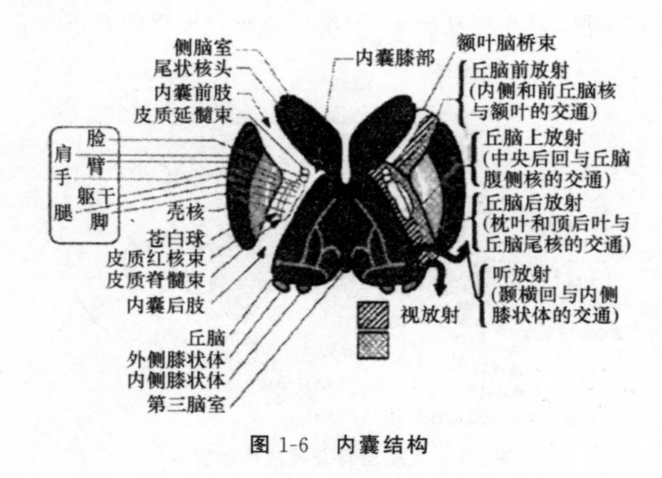

图 1-6　内囊结构

第二节　颅脑和脊髓损伤

一、概论

（一）流行病学

颅脑损伤是神经外科最常见的疾病之一，也是一类致死、致残率最高的疾病。颅脑损伤约占全身各部位伤的17%～22%。重型颅脑损伤死亡率居全身各部位伤的首位，高达30%～50%。随着国民经济、交通、建筑业的迅速发展，我国颅脑损伤的发生率、致残率和死亡率也将逐年增加。流行病学调查资料显示，当今我国颅脑外伤的发病率已超过100/10万人口，颅脑损伤将是神经外科永恒的课题。因此，必须加强颅脑损伤患者临床诊治的规范化和科学化治疗。

在我国颅脑损伤以交通事故伤最多见，其次见于坠落、工矿事故等，而在发达国家致伤原因首要的是暴力冲突，火器袭击，其次是交通事故、坠落受伤、行走跌倒、体育运动等。根据国际卫生组织报告：全球每年有约3000万人因交通事故导致颅脑损伤，其中120万人死亡，直接经济损失达5千多亿美元。1999年美国国立健康研究院专家组统计了1988—1998年所有颅脑损伤的患者资料，得出美国的颅脑损伤发生率是100/(10万·年)。在我国，每年约有100万～150万人因交通事故导致颅脑损伤，其中8万～10万人因创伤而死亡，直接经济损失达30多亿元人民币。颅脑创伤的患病率，地区差异较大。急性颅脑损伤发生率和死残率和经济发展水平有关，发达国家的发生率和死残率有下降趋势，而发展中国家的发生率和死残率有上升趋势。同一个国家，城乡之间的发生率和死亡率有很大的差异。发达地区机动车保有量逐年猛增，市民整体上安全意识薄弱，因机动车交通事故导致的颅脑损伤占主要位置；而在不发达在地区，农民或农民工由于多从事建筑、煤矿、坑道、矿山等高风险职业，又因安全意识不强、防护设施的不完善、劳动强度大等原因，多因坠落、工矿事故等导致颅脑损伤居多。男性患者普遍高于女性，这是由于男性职业、生活方式（饮酒、驾车）等原因，使其暴露或接触致伤因素的机会增加，从而导致发生颅脑损伤的发生率增加。发病主要集中在30～50岁中壮年。危险程度越高的职业，致伤发生率越高。而且随着社会的进步、经济的发展和城市化机动程度的提高，颅脑损伤的发病率还会进一步增加。

（二）损伤原因与致伤机制

平时，交通事故在导致颅脑创伤的原因中位居第一位，其次为职业事故、运动损伤、摔伤或高空坠落及自然灾害等因素，战时则以火器伤多见。颅脑损伤始于致伤外力作用于头部所导致的颅骨、脑膜、脑血管和脑组织的机械变形，损伤主要包括颅骨弯曲变形、颅腔容积改变、冲击波向脑组织各部分的传导；而脑组织的移位、旋转和扭曲主要由惯性负荷所导致。造成颅脑损伤的外力分为作用于头部的直接外力和作用于身体其他部位再传导至头部的间接外力。

1.直接外力

根据外力的作用点，可分为加速性损伤、减速性损伤、挤压性损伤和旋转性损伤等。

(1)加速性损伤：头部处于静止时，突然受到外力的打击，瞬间转为快速运动而造成的脑损伤，称为加速性脑损伤。在这种受力方式下，外力可使着力点处的头皮、颅骨和脑组织产生损伤，称为冲击点损伤，而外力作用的对侧所产生的脑损伤称为对冲性损伤。由于颈部和躯干对头部运动的限制，受力部位承受的力量较大，易造成颅骨变形以致发生颅骨骨折，因此冲击点发生的脑损伤多比较严重，而对冲部位的脑损伤较轻，这是一般加速性脑损伤的特点。

(2)减速性损伤：头部处于运动时，突然触碰物体而停止，脑组织因惯性作用仍继续向前运动而造成的脑损伤，称为减速性脑损伤。由于脑组织在颅腔内大块移动，使得对冲部位的脑底面与颅底凹凸不平的骨嵴摩擦，产生对冲性脑损伤。减速性损伤的冲击点伤和对冲伤均较严重，有时对冲伤更为严重，亦可发生桥静脉撕裂，如枕部受力的减速伤。

加速和减速性损伤可发生于同一受伤过程，如车祸中，首先机动车撞击头部，造成加速性损伤，然后头部撞击地面，造成减速性损伤。

(3)挤压性损伤：多个不同方向的外力同时作用于头部，使头部受挤压而变形，导致挤压性损伤，见于婴儿产钳伤、头部被挤压于车轮与地面之间等。脑创伤主要发生于受力点处或因颅骨变形、牵拉致血管破裂出血，有时脑干受两侧的外力挤压而向下移位，造成小脑幕裂孔疝和枕骨大孔疝。当两颞部受挤压时，可造成颅底多发骨折，造成脑神经、交感神经和颈内动脉等损伤，临床后果复杂严重。

(4)旋转性损伤：外力的方向不通过头部的中心时，头部常产生旋转运动，大脑内部各部分运动方向不同，致使脑内部结构产生摩擦、牵扯、扭曲、切割等损伤，易产生弥散性轴索损伤。

2.间接外力

作用于其他部位的外力传递至头部颅底造成的损伤，属于间接外力致伤，常见于以下情况。

(1)颅颈连接处损伤：外力作用于足部或臀部，通过脊柱传递至枕骨与脊柱交界处，造成枕骨大孔和邻近颅底骨质线形或环形骨折，导致延髓、小脑和颈髓上段的损伤，同时脑部产生对冲伤，如高处坠落伤。

(2)挥鞭样损伤：外力作用于躯干部，头部的运动落后于身体，引起颅颈交界处剧烈过伸，继而过屈，类似挥鞭样运动，常造成颅骨内面与脑表面摩擦或枕骨大孔与延颈髓交界处的摩擦，产生不同程度的脑表面的挫伤以及脑实质内弥散性轴索损伤，有时颅内桥静脉撕裂发生硬脑膜下血肿。还可造成颈椎骨折和脱位、颈椎间盘突出、颈部肌肉和韧带撕裂以及高位颈髓损伤等，严重时可发生呼吸和循环衰竭，危及生命。

(3)创伤性窒息：外力作用于胸腹部，使胸腔内压力骤然上升，上腔静脉血逆流入颅内，导致脑内血管壁受损，造成脑组织广泛弥散出血，严重时因脑缺氧、脑水肿、脑出血引起颅内压增高和继发性脑损害导致昏迷。此类患者胸部外伤又可造成肋骨骨折、血气胸、肺水肿、出血等，出现呼吸窘迫综合征，后果严重。

(三)急性颅脑损伤的临床分类和CT诊断

临床医生在第一时间面对急性颅脑损伤患者，必须首先对伤者的损伤程度做出一个大致的判断，这样才能彼此交流和进行下一步处理。

国内20世纪60年代初，原武汉医学院附属同济医院神经外科蒋先惠等首先提出急性颅脑损伤的三级分类法，即根据伤情轻重将急性颅脑损伤分为Ⅰ级、Ⅱ级和Ⅲ级。Ⅰ级颅脑损伤最轻、Ⅲ级颅脑损伤最重。

国外1974年英国格拉斯哥颅脑损伤研究所Teasdale和Jennet提出Glasgow昏迷评分法(GCS)。GCS从睁眼、语言和运动三个方面分别订出具体评分标准，以三者的积分高低表示意识障碍程度，最高为15分，表示意识清楚，8分以下为昏迷。

由此GCS计分将急性颅脑损伤分为三型，轻型损伤：伤后昏迷时间20min以内，GCS 13～15分者；中型损伤：伤后昏迷时间20min至6h，GCS 9～12分者；重型损伤：伤后昏迷时间6h以上(或伤后再次昏迷达6h以上)，CCS 3～8分者。

1994年原同济医科大学附属同济医院神经外科蒋先惠等认为将GCS 3～8分患者均归于重型颅脑损伤的分类过于笼统，不便于临床处理，因而提出一种改进分类方案。此方案兼顾生命体征和瞳孔变化，将重型颅脑损伤进一步分为以下三型。

三级Ⅰ型(重型、GCS 7～8分)为中度脑挫裂伤和(或)某类型颅内血肿，血压、呼吸不稳定，常呈急性脑缺氧的代偿反应形式，瞳孔开始有轻度变化，患者颅内压处于代偿极限，随时可能发生脑疝。对这型患者应该快速静脉滴注甘露醇、配合使用呋塞米，争分夺秒地进行急诊手术。

三级Ⅱ型(特重型、GCS 5～6分)重度脑挫裂伤、较大的硬脑膜下血肿及原发性脑干损伤，生命中枢由代偿走向衰竭，出现陈-施呼吸，血压、脉搏紊乱，瞳孔出现脑疝征象或大小多变，眼球浮动。此型患者在尽量稳定生命体征的前提下，积极救治或可生存。

三级Ⅲ型(濒死型、GCS 3～4分)广泛脑挫裂伤、颅内血肿并发脑疝的晚期表现或为严重原发性脑干损伤，脑干功能衰竭，生命体征几近消失，瞳孔散大固定，失去手术时机，原则上不考虑手术治疗。

(四)临床表现

1.意识障碍

由于受伤的严重程度不同，可有多种表现，由轻至重可分为：①嗜睡：意识清晰度轻微降低，能唤醒，并能正确回答问题，或作出各种反应，但反应迟钝，理解力、计算力、记忆力差，情感淡漠，停止刺激后入睡。②意识模糊：给予较强的痛刺激或语言刺激方可唤醒，只能作一些简单、模糊或条理不正确的回答。③浅昏迷：意识迟钝，无语言反应，对强痛刺激有逃避动作，深浅反射存在。④昏迷：意识丧失，对强痛刺激反应迟钝，浅反射消失，深反射减退或消失，角膜和吞咽反射存在，可有小便失禁。⑤深昏迷：对外界一切刺激均无反应，深浅反射均消失，角膜、吞咽反射消失，尿潴留，瞳孔对光反射迟钝或消失。肌张力消失或极度增强。

2.头痛、呕吐

受伤局部可有疼痛，但头部多呈持续性胀痛，常伴有恶心和喷射状呕吐，多为颅内压增高所致，见于颅内血肿、脑挫裂伤、脑水肿等。

3.生命体征改变

体温、呼吸、脉搏、血压可以反映颅脑损伤的程度。生命体征正常或轻微变化多表示伤情较轻，病情平稳，生命体征变化较大多提示病情危重，急需处理，如血压升高、脉压加大、心率缓慢或异常加快、呼吸深慢等，多见于颅内血肿。呼吸节律的紊乱提示脑疝，特别是枕骨大孔疝可早期出现，甚至出现呼吸骤停。

4.眼部征象

由于颅脑损伤患者多有昏迷，观察瞳孔、眼球运动及眼底改变可较客观地了解病情：如果瞳孔散大，对光反射消失伴有意识障碍多提示病情危重；如眼球同向凝视或固定，或视轴散开等提示颅内受损；眼底视神经乳头水肿及出血，可见于严重额颞部脑挫裂伤、颅前窝骨折及颅内血肿，或眼球内受伤。

5.神经系统局灶症状和体征

一侧面瘫及肢体偏瘫提示大脑半球运动区损害，运动性失语多提示额下回后部损害，情感改变、智能低下、记忆力减退、反应迟钝等多见于额叶损害，偏身感觉减退见于顶叶受损，长时间昏迷，伴以强直性阵挛发作提示脑干损伤，眼球震颤、共济失调为小脑受损体征。

（五）辅助检查

1.X 线片

可准确显示颅骨骨折部位及类型、有无颅骨碎片及金属异物等情况，还可显示额窦、蝶窦内有无积液、颅内有无积气等。

2.CT 扫描

时至 21 世纪初期，无论是中国还是世界，头颅 CT 扫描已经成为颅脑损伤患者最为常规和最为必需的检查方法之一。临床分级或分型对颅脑损伤的认识是初步的、肤浅的。颅脑损伤以后，头部 CT 检查结果反映的病情比临床分级或分型重要多。

总体说急性颅脑损伤以后头部 CT 形态学的表现有以下三方面：

(1)头部 CT 形态学表现正常(没有 CT 可见的病理形态学变)：颅脑损伤以后，第一时间 CT 没有发现形态学异常不等于伤后若干时间 CT 检查的结果还是正常的。因此定时复查头颅 CT 非常重要。一般认为外伤首次头部 CT 以后，再次复查的时间以 3～5d 为好。第三次复查的时间以 3～5 周为好。前者主要发现有无脑的继发性病变；后者主要排除有些晚发病变，如慢性硬脑膜下血肿等。

(2)头部 CT 形态学表现局限性异常：包括颅骨骨折、局限性脑挫伤、硬脑膜外或硬脑膜下血肿、脑内血肿等。颅脑外伤以后的局限性病理学改变在头颅 CT 形态学方面常常清晰可见，它使脑损伤的局部压力和压力梯度产生变化，这是形成脑疝的病理基础。因此对这类伤者应随时再次 CT 检查，以早期发现不同部位的“脑疝”(脑的移位)。一般认为脑的中线结构移位超过 5mm(大脑镰下疝)即有外科干预的指征。

(3)头部 CT 形态学表现为广泛性异常：包括蛛网膜下隙出血、广泛性脑挫裂伤、脑肿胀、大面积脑梗死等。这些异常表现往往产生于脑损伤以后的继发性病变，其中主要是脑水肿、脑肿胀、脑梗死等。

由上述可见，颅脑损伤以后头部 CT 除了可以看到颅脑损害的直接病理征象，如颅骨骨折、蛛网膜下隙出血、脑挫裂伤、硬脑膜外或硬脑膜下血肿、脑内血肿等以外；还可以看到脑损伤的间接征象，这些如脑沟、脑池(主要是侧裂池、视交叉池、脚间池、和环池等)和脑室系统的改变。头部 CT 的直接征象主要反映颅脑损伤后病理改变，而间接征象除了反映颅脑损伤的病理改变以外，还可以间接地反映出颅内压的高低(图 1-7)。

大宗病例预后结果表明，一级脑损伤死亡率低于 1%，二级脑损伤 15%～18%；三级以上脑损伤则高达 35%～48%。

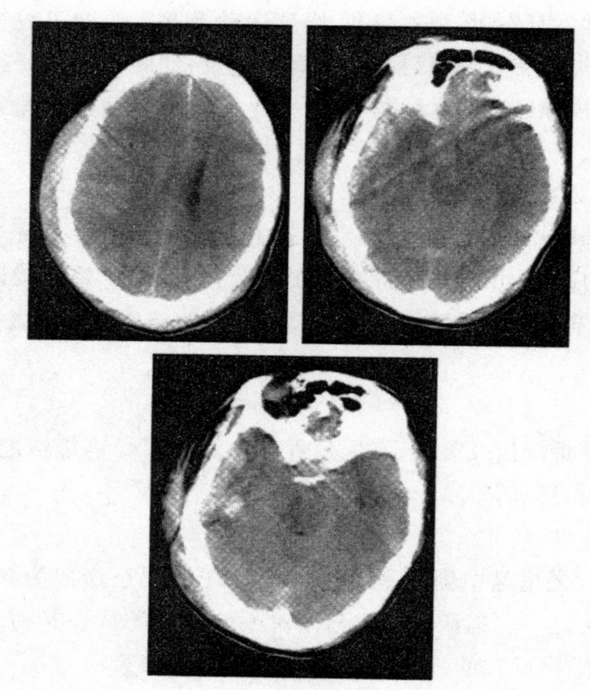

图 1-7　颅脑损伤头部 CT

注：示右颞顶部脑挫裂伤，硬脑膜下血肿，蛛网膜下隙出血，脑沟及环池、脚间池及桥前池等闭塞，脑室明显受压，中线结构左移，脑肿胀明显。

3.MRI

由于扫描时间长以及磁共振间限制，MRI 应用于颅脑损伤急性期较少，但其对等密度的病变显示优于 CT，亦可应用于颅脑损伤的并发症和后遗症检查。

4.腰椎穿刺术

可了解颅内压力，行脑脊液化验，对于外伤性蛛网膜下隙出血可通过腰穿释放血性脑脊液，但禁用于已有脑疝征象或颅后窝血肿者。

5.脑血管造影

应用于疑有外伤性血管损伤、动静脉瘘、动脉瘤、动静脉畸形等脑血管病变时。

（六）诊断

颅脑损伤病情多紧急危重，需迅速明确诊断，前提是详细的病史采集、全面的体格检查以及必要的辅助检查。

1.病史

包括受伤时间、原因、方式、伤后症状及经过，伤前患者的全身情况，有无高血压、糖尿病、酗酒、中毒的基础病史，受伤后的意识变化情况。是否当即昏迷，昏迷的时间，伤后有无中间清醒期或好转期。是否有剧烈头痛、频繁呕吐等症状，伤后有无癫痫、肢体瘫痪、抽搐等。伤后有过何种处理。还需了解身体其他部位有无合并伤。

2.体格检查

监测生命体征变化，包括呼吸、脉搏、血压与体温，了解有无呼吸障碍、呼吸衰竭、休克、延髓或下丘脑受损情况，查明头部有无创伤、头皮血肿、头皮开放伤及其具体部位，有无耳鼻出血及渗液情况。进行系统、有重点的全身性检查，了解身体其他部位有无合并伤，尤其是危及生命的严重脏器损伤与复杂性骨折等。神经系统重点检查意识情况，即昏迷程度，双侧瞳孔大小、形状及对光反射，眼球的位置与活动及四肢运动状况等，注意有无癫痫、大小便功能障碍。

3.辅助检查

根据伤情决定辅助检查的取舍，如伤情允许应按由简到繁、先无创后有创的顺序安排检查。CT 是目前诊断颅脑损伤最迅速且最可靠的方法，为颅脑损伤的首选检查方法，可明确有无颅骨骨折、脑挫裂伤、颅内血肿、脑水肿、硬脑膜下积液、颅内异物等。

（七）治疗原则

现有的医疗措施均不能改变原发性脑损伤，因此颅脑损伤急性期治疗的主要目的是防止或避免继发性损伤的病理变化，为挽救患者生命、减轻或避免继发性颅脑损伤创造条件。主要措施是对症处理原发性颅脑损伤，预防相关并发症，注意是否有迟发性颅内血肿，恢复期主要为功能康复治疗，提高患者的疗效，改善预后。

1.一般治疗

(1)保持气道通畅：清除口鼻咽喉分泌物及呕吐物，处理口鼻腔伤口并止血。早期的呼吸循环支持对每个严重脑外伤患者都是十分重要的。尽早建立足够的通气和循环，保持呼吸道通畅，给氧，必要时气管插管人工辅助通气。若有严重的颌面部外伤、预计患者昏迷时间较长和(或)合并胸部外伤，尽早行气管切开放置带气囊的气管套管，确保呼吸道通畅。

(2)监测生命体征：严密观察意识、瞳孔以及其他体征变化。防止休克，维持正常的血压和平均动脉压。当颅脑损伤有不能解释的低血压时，应迅速查明休克的原因，按照抢救生命第一，保留和修复原脏器第二的原则，积极抗休克治疗。

(3)控制颅内压，减轻脑水肿：尽快、有效地降低颅内压(ICP)，改善脑灌注压(CPP)及脑血流(CBF)。限制入量,保证尿量,应用渗透性脱水药物和利尿剂,如20%甘露醇、呋塞米、甘油果糖溶液、浓缩血浆、人血白蛋白等,应用甘露醇时监测肾功能。可应用激素,稳定细胞膜,减轻脑实质及脑膜炎症反应,减轻脑水肿。

(4)颅内压监测:颅内压监护的意义在于早期发现占位病变,控制降颅压药物的使用;同时,通过脑室外引流,释放脑脊液,快速降低颅内压,改善脑灌注,改善治疗结果。

(5)降低脑代谢:早期应用低温治疗,减少脑氧耗和代谢,保护血-脑脊液屏障,减轻脑水肿,抑制内源性毒性物质产生,减轻脑细胞结构蛋白的破坏。从而改善脑血流,促进脑细胞恢复。

(6)镇静治疗:严重躁动患者,可予苯巴比妥、地西泮、冬眠剂等镇静,深昏迷者注意呼吸功能。

(7)维持水、电解质平衡:预防颅内感染、肺部感染、泌尿系感染、消化道应激性溃疡等并发症,加强营养支持。

(8)保护脑细胞:防止和减少继发性神经元损伤。包括改善脑部微循环,促醒、营养神经等治疗。早期应用高压氧,提高脑组织和脑脊液的氧分压,改善脑缺氧,酌情选用神经营养药物,应用针灸、外周神经电刺激等措施。

2.手术治疗

对于颅内血肿或脑挫裂伤引起的严重颅内压增高甚至脑疝或局灶性脑损害,需手术治疗,开放性颅脑损伤须在伤后6h内尽快进行清创缝合。

(1)脑室穿刺引流术:适用于创伤性脑室内出血或血肿破入脑室内者。血肿量大,引起梗阻性脑积水者,可先进行脑室穿刺引流术,争取手术的时间。

(2)钻孔引流术:适用于慢性硬脑膜下血肿,颅骨钻孔,切开硬脑膜,血肿腔放置引流管冲洗,术后继续引流2~3d。为了保证穿刺的成功和有效性,可采用神经导航引导下穿刺,神经导航可实时设计最佳穿刺路径并动态引导穿刺过程。

(3)开颅血肿清除术:手术的治疗原则是及时清除掉颅内血肿和失活的脑组织。只有这样才能降低颅内压,防止脑疝形成。术前CT检查明确颅内血肿形成,确定血肿部位,开颅清除血肿,术前有脑疝征象或合并重度脑挫裂伤者或CT提示中线移位明显者,清除血肿后应将硬脑膜敞开,去除骨瓣进行减压,同时还可清除挫伤糜烂的脑组织,减轻术后脑水肿。术中采用显微镜下止血,可有效避免术后再发血肿。为提高血肿清除的有效性,可采用神经导航辅助下清除血肿,避免术后血肿残留和减轻术中对血肿周围脑组织的损伤。

(4)标准外伤大骨瓣手术:正确选择手术适应证和合理选用手术时机,能使重型颅脑损伤患者死亡率显著下降。适用于广泛额颞顶脑挫裂伤和急性弥散性脑肿胀伴有难以控制颅内高压的重型颅脑损伤。手术选择在未出现不可逆性脑干损害之前进行,无致命的不可恢复的原发性脑损伤。无脑疝的较出现脑疝的手术效果好,脑疝时间越短,手术效果越好,青年人的手术效果好于老年人,大于60岁效果较差。病情缓慢进展的患者减压效果好于快速进展的患者。

(八)预后

影响颅脑损伤尤其是重型颅脑损伤预后的因素是多方面的。颅脑损伤患者如在较短的时间得到有效的处理,患者的预后也会更好,因此有时患者不能较快地到达具有较好救治条件的医院，需要给予更为专业的院前急救，使其在未到达医院的时候也能得到尽可能好的处理，同时尽量缩短在院外的时间，使其尽快到达医院。瞳孔的情况可以作为判断的一个指标，但它更重要的意义在于瞳孔的变化作为一个评估病情、观察病情的指标。血氧饱和度、收缩压、血糖均可以判断预后，同时也是治疗过程中需要密切观察的项目。入院时GCS分值是判断颅脑交通伤患者严重程度的重要标准，其与预后的相关性也为较多研究所证实。GCS分值的高低直接反映了患者的受伤严重程度，即GCS越低，伤情越重，预后较差。此外，院内的治疗措施、护理水平、功能锻炼康复治疗、并发症的处理、伤者心理反应性质、经济状况、医疗保险享有水平、认知评价、社会支持等，均对预后有影响，且各因素相互影响，彼此制约。

随着对颅脑损伤规范化治疗的实施，新型治疗药物的使用以及新观点、新仪器和技术的不断应用，例如神经导航和显微技术的运用，急性颅脑外伤的救治取得了显著的效果，但总的疗效不满意。因此，减少颅脑创伤的发生、改善预后的关键在于预防。涉及交通、治安、人群状态、急救和护理模式等方面及根据流行病学研究规律，建立严格而科学的管理法规。发达国家已经建立完善的外伤预防和控制中心以及外伤监视系统，对预防和控制创伤的发生提供了技术信息支持。并可适时进行现场急救，转运和近地点住院，简化住院手续等方案。在我国已经通过立法强制汽车、摩托车和自行车驾驶员系安全带、佩戴头盔和汽车内部安全气囊定期检查制度，对预防和减轻颅脑损伤起到了重要作用。

多数重型颅脑损伤的直接死亡因为并非原发性脑损伤，而是二次脑损伤。即在原发脑损伤后，由于血压、体温、血氧、电解质紊乱、颅内压、脑血流及脑灌注压等的异常改变，造成第二次脑损害，加重原发脑损伤和创伤性脑水肿，从而加重病情并造成死亡。

1.低血压对颅脑损伤预后的影响

合并伤、原发脑干损伤、严重颅底骨折、大血管损伤、创伤性休克等因素均可造成低血压，低血压可导致脑灌注减少，脑组织缺血缺氧，低血压和缺氧共同作用，加重脑损害。低血压还可以导致脑血管痉挛、微血栓形成等，加重神经细胞损害，脑损伤可致外伤性脑梗死，低血压可使脑梗死范围进一步扩大。低血压引起的继发性脑损害，是重型颅脑损伤重要的病理生理反应，也是导致患者病情恶化的主要原因，因此良好的血压管理对预后非常重要。

2.低氧血症对颅脑损伤预后的影响

颅脑损伤后低氧血症的原因有呼吸中枢损伤、误吸、肺部感染、合并伤、神经源性肺水肿与ARDS等，缺氧使脑血管扩张，从而使脑充血，缺氧使血管内皮和细胞膜的通透性增高，导致脑间质水肿和脑细胞水肿，进而颅内压增高，反过来加重脑缺氧，如此恶性循环，严重时形成脑疝，导致死亡。缺氧使脑组织进行无氧代谢，产生大量乳酸等有害物质，加重脑组织损害程度。低氧血症不仅加重原发性脑损伤，还造成了其他脏器的损害，进一步加重病情进展。

3.高热

重型颅脑损伤后高热的原因有继发感染、血栓性静脉炎、药物反应性发热、下丘脑损伤所致的中枢性高热等，高热增加脑部代谢，使脑组织乳酸堆积，加重细胞酸中毒，增加谷氨酸盐的释放，加重继发性脑损伤。高热还可以明显升高颅内压力，造成脑组织直接和间接受损，影像颅脑损伤患者预后。

4.电解质紊乱

脑外伤初期,机体应激反应作用于下丘脑-垂体-肾上腺轴,促进抗利尿激素、促肾上腺皮质激素分泌增加,导致低钠血症,随着病情发展,可发生中枢性高钠血症、脑性耗盐综合征、水中毒、尿崩症等。电解质紊乱可以引起继发性脑损害,加重脑水肿和颅内高压,如一旦发生高钠血症,细胞内液外渗,脑细胞功能严重受损,并继发脑血管损害,且纠正难度较大,死亡率较高。

5.高血糖

颅脑损伤后血糖升高主要原因为应激性反应,其次为调节血糖激素分泌异常或自主神经功能紊乱等。高血糖破坏血-脑脊液屏障,加重脑水肿,使血液黏滞度升高,导致脑组织微循环障碍,影响脑组织血流灌注,增加无氧代谢,产生大量乳酸,造成细胞内酸中毒,致使细胞离子通道发生改变,大量钙离子进入细胞内,造成脑细胞不可逆损害而导致神经细胞死亡,从而加重继发性脑损害,并直接影响患者的预后。血糖水平可以代表应激反应的严重程度,可作为颅脑损伤严重程度的判断指标,在治疗过程中严格控制患者血糖水平可以明显降低死亡率和改善预后。

二、头皮损伤

头皮损伤是原发性颅脑损伤中最常见的一种,它的范围可由轻微擦伤到整个头皮的撕脱伤。其意义在于头皮损伤有助于颅脑损伤的部位及轻重的判断。头皮损伤往往都合并有不同程度的颅骨及脑组织损伤,它可作为颅内感染的入侵门户及引起颅内的继发性病变,所以头皮损伤后的重建已越来越受到重视。相比于其他部位的重建手术,头皮重建术的重要性在于它可对其下覆盖的颅脑组织提供完整严密的保护,以及满足现代生活对美观的要求。

(一)头皮的解剖

头皮可分为6层:表皮、真皮、皮下脂肪、帽状腱膜、帽状腱膜下及颅骨外膜层。真皮层含有大量的汗腺、皮脂腺和毛囊。皮下脂肪层内有大量的纤维隔连接表皮和帽状腱膜并含大量脂肪可缓和外力的冲击,但使头皮缺乏收缩能力。帽状腱膜层是头皮解剖的最重要结构,它是前部额肌和后部枕肌腱膜的延伸。在颞肌部位,帽状腱膜则延伸为颞肌筋膜浅层。帽状腱膜下层是疏松结缔组织,无间隔,当有外力作用时可使头皮在这层中滑动,造成头皮损伤,但也在一定程度上缓解了外力作用在颅骨上的强度。头皮血供丰富,它由对称的血管组成互相连接的血管网,所以头皮伤后的愈合及抗感染能力较强。但伤时出血凶猛,加之头皮血管收缩能力差,容易发生休克,年幼者更应注意。

(二)损伤类型和治疗原则

1.头皮擦伤

是表皮层的损伤。

2.头皮挫伤

损伤延及皮下脂肪层,可有头皮淤血及肿胀。

3.头皮裂伤

是由钝器打击头部造成的,此类损伤往往都有不规则伤口,且创缘都很薄,伴有挫伤。伤口内多有毛发、泥沙等异物嵌入，容易引起感染。这类损伤常合并颅骨骨折或脑损伤，故应做全面的神经系统检查和CT扫描，以明确是否有颅脑损伤。处理的原则为尽早行清创缝合术，常规应用抗生素和破伤风抗毒素（TAT）。清创缝合术原则：将伤口内的异物全部清除，并将坏死的创缘切除，以确保伤口的愈合。缝合时应将帽状腱膜同时缝合，以利止血。局部头皮缺损直径＜3～4cm的，可将帽状腱膜下层游离后缝合或行“S”形、三叉形延长裂口，以利缝合。头皮缺损过大的可行皮瓣转移或移植术修复。由于头皮抗感染能力强，在合理应用抗生素的前提下，一期缝合时限可适当延长至伤后48h甚至72h。

4.头皮血肿

头皮血肿通常位于皮下组织、帽状腱膜下或骨膜下，不同的部位和范围有助于损伤机制的分析，并可对颅脑损伤作一初步的估计。

（1）皮下血肿：血肿位于表皮层和帽状腱膜层之间，受皮下纤维纵隔的限制，血肿体积小、张力高、压痛明显。

（2）帽状腱膜下血肿：多由于头皮受到斜向暴力作用，头皮产生滑动，造成此层的血管破裂，引起出血。由于无纤维间隔，故血肿弥散、出血量多，可波及全头颅，张力低，疼痛轻。

（3）骨膜下血肿：多来源于板障出血或骨膜剥离。范围限于骨缝，质地较硬。头皮血肿一般只需加压包扎，待其自行吸收。如果血肿过大且长时间不吸收者，可在严格消毒下穿刺，抽取积血后加压包扎，可反复多次，但需严格无菌操作，以免继发感染。一旦感染，应立即切开引流。

5.头皮撕脱伤

是头皮损伤中最严重的一种，几乎都是因为长发被卷入转动的机器中而致。大片甚至整个头皮自帽状腱膜下撕脱，有的连同额肌、颞肌或骨膜一并撕脱。创口可有大量出血，引起出血性休克；暴露的颅骨可因缺血引起感染或坏死。处理原则为纠正休克，并根据受伤时间的长短、撕脱头皮的面积和活力、裸露的颅骨上有否骨膜、有无感染的存在等因素采用不同的修复方法，如直接缝合、减张后缝合、转移皮瓣修复、血管重建头皮再植或颅骨外板钻孔，待肉芽组织形成后作二期皮瓣移植等。

三、颅骨骨折

颅骨骨折往往是由于钝性暴力或穿透性损伤造成，大多无须特殊处理，故骨折本身并不重要。但颅骨骨折的发生与暴力作用的方向、大小、减速距离等密切相关，且易合并有脑膜、血管、脑组织和脑神经的损伤，并可继发颅内感染、脑脊液漏或引起脑局部受压，造成肢体瘫痪、癫痫。因此，颅骨骨折应根据患者临床症状的不同而有不同处理。

（一）外力与颅骨骨折的关系

华山医院与交通大学应用光弹方法对颅骨受力后的应力分布进行测定，并用激光全息干涉法研究颅骨受力时的变形情况，摄取局部颅骨变形图像，发现施加同样外力以颞鳞部受力时变形最大，额骨正中受力时变形最小，如同时发生线性骨折则额骨以纵行及斜行方向为多见，颞骨以斜行和横行方向可能较大。外力作用颅盖部位时，应力可循颅骨内外板传达颅底，颅底的骨质较薄，可以出现颅盖未骨折而颅底眶板骨折现象。研究还指出，低速度、高能量、面积小的打击易造成小范围的凹陷性骨折；而低速、高能量、面积大的打击易造成散状的线性骨折；高速、小面积物体可致穿入性或粉碎性骨折；高速、大面积物体则造成广泛的凹陷骨折或粉碎性骨折。

（二）颅骨骨折的分类

颅骨骨折一般分为线性骨折、凹陷性骨折和粉碎性骨折3类。按骨折部位的不同分为颅盖骨折和颅底骨折。颅盖骨折，尤其是骨折线通过脑膜血管沟或静脉窦时，需注意硬脑膜外血肿的可能。凹陷性骨折见于局部暴力集中的较小颅骨区域，多为全程凹陷，少数仅为内板凹陷。颅盖骨折根据头皮的完整性又分为闭合性和开放性，开放性骨折特别是当硬脑膜撕裂时，颅内感染的可能性大大增加，甚至导致严重后果（图1-8）。

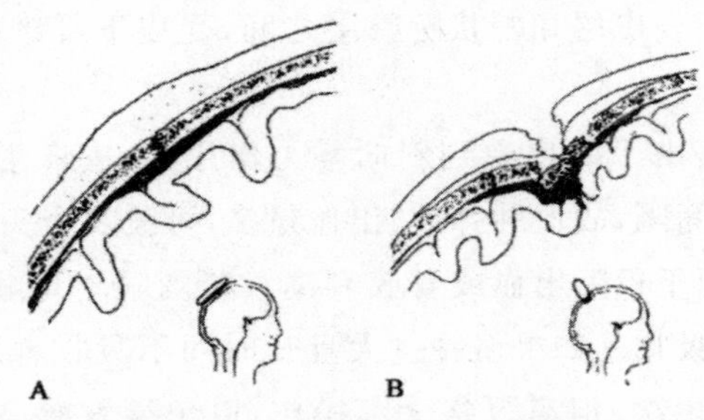

A.线性骨折；B.粉碎凹陷性骨折（注意骨折可并发颅内出血和（或）脑组织损伤）

图1-8 颅骨骨折

（三）颅盖的线性骨折

颅盖的线性骨折往往继发于大面积的暴力作用。线性骨折造成的损伤与颅骨在外力作用下的变形和移位有关。而外力作用的位置、方向和骨折线的延伸等因素对损伤的类型有着一定的影响。对于一般的闭合性线性骨折无临床表现，无须特殊处理。电生理研究发现伴有线性骨折的轻微颅脑损伤患者在骨折发生部位无脑电图的异常。但对于骨折线通过脑膜血管沟或静脉窦者，需提防有硬膜外血肿的可能。

当存在头皮的破裂时就形成开放性线性骨折，颅内感染的可能性就大大增加，特别当硬脑膜撕裂时则更甚。在婴幼儿阶段，伴有硬脑膜撕裂的开放性线性骨折可能逐渐增宽，造成所谓的“生长性骨折”，以致继发囊性脑膨出。这些病变可逐渐增大而需手术治疗，否则增大的囊肿可使脑组织移位或受压，引起相应的症状。

计算机断层扫描（CT）是目前用于颅脑损伤骨折最广泛应用的筛选方法，但平行于CT扫描方向的线性骨折不易发现，需要头颅X线拍片来补充明确诊断。

（四）颅底骨折

颅底骨折在所有的颅骨骨折中占19%～21%，在所有的颅脑损伤中占4%。颅底骨折的产生多因为颅盖骨折的延伸，但也有是暴力直接作用的结果。在颅底有几处薄弱的区域，如蝶窦、蝶骨翼的内侧部、颞骨岩尖部，这些区域易发生骨折，骨折的类型则取决于外力的方向、局部骨结构和颅底的孔隙。

颅底骨折一般皆属线性骨折。颅底与硬脑膜粘连紧密，骨折时易致硬脑膜撕裂，加之颅底孔道众多，骨折线又常累及鼻旁窦，可使蛛网膜下隙与外界相同，而称“内开放性骨折”，导致脑脊液漏和脑损伤。颅前、中、后窝解剖结构不同，骨折后临床表现亦各具特点。典型的颅前窝骨折具有“熊猫眼”，伴有脑脊液鼻漏和嗅、视神经的损伤；对于出现“熊猫眼”征的患者，要注意眼球听诊以排除颈内动脉海绵窦瘘的可能。颅中窝骨折多以岩尖部骨折为主，岩尖部骨折占全部颅骨骨折的15%～48%。它可分为横行骨折（5%～30%）和纵行骨折（70%～90%）。一半的横行骨折患者可有第Ⅴ、Ⅵ、Ⅶ或Ⅷ对颅神经的损伤，而纵行骨折则往往造成传导性耳聋。两者皆可表现出脑脊液耳漏、鼓室积血和Battle征。颅后窝骨折少见，可有乳突皮下淤血和颈部肌肉肿胀，少数可有后组颅神经的损伤。

颅底骨折主要根据临床症状和体征诊断，头颅CT气颅有助诊断，颅底薄层CT可提高诊断阳性率。治疗主要是预防颅内感染，合并脑损伤或脑脊液漏的患者按相应原则处理。近颈静脉孔区的颅底骨折，在原发脑损伤并不严重、意识水平进行性下降而出现全脑肿胀的患者，注意行头颅CT静脉造影（CTV）检查，以排除颅底骨折导致颈内静脉损伤后的静脉窦血栓形成。

（五）凹陷性骨折

凹陷性骨折的发生一般因为局部暴力作用，当外力足够大或集中于面积较小的颅骨区域，造成颅骨内陷引起凹陷性骨折，多为全程凹陷，少数仅为内板凹陷。发生于成人者，在凹陷性骨折之边缘多有环形骨折线；发生于婴幼儿者，因骨板薄而富于弹性，可无骨折线，在生长过程中有自行复位的可能。

非手术治疗适合于没有硬脑膜穿破的临床和影像学证据、没有明显的颅内血肿、凹陷不大于1cm、没有额窦累及、没有伤口感染、气颅和伤口显著污染的患者。静脉窦部位的凹陷骨折，患者无神经功能缺失和其他手术指征时最好保守治疗。

手术指征：①凹陷深度等于或大于周围颅骨厚度或深度＞10mm；②严重骨折畸形影响容貌，如前额部凹陷骨折；③复杂类型和开放性凹陷性骨折；④合并需要手术的颅内血肿；⑤凹陷骨折脑组织受压而导致神经功能缺损。

早期手术以尽可能降低感染率。术前需要预防性使用抗生素，清创可采用“S”形切口，颅骨钻孔在骨折和正常颅骨的边缘，轻轻地抬起凹陷的颅骨，直接抬起困难的或铣刀沿骨折周围取下凹陷颅骨，复位后微型钛片固定。新鲜、清洁的游离骨片可以用微型连接片固定。清洁无污染、新鲜且小的复杂游离骨折片，去除后可以考虑肽网一期颅骨成形修补。必须仔细探查硬脑膜是否破裂。如果存在硬脑膜下血肿和脑内血肿，必须打开硬脑膜进行血肿清除，严密止血，术后严密缝合硬脑膜。当伤口严重污染或＞24h，需要的颅骨成形修补术应在1～2个月后进行。

没有证据证明凹陷性骨折复位手术有助于减少外伤后癫痫的发生，癫痫可能与原发脑损伤关系更密切。

（六）额窦骨折

复杂额窦损伤的患者，必须特别关注额窦前后壁同时损伤的患者。非凹陷性骨折单纯累及额窦后壁通常不需要手术修复。当足够大的暴力量穿透额窦前后壁，迟发的感染发生率很高，此类骨折需要在几天内探查修复，尤其是当有尖锐物体的刺入时。闭合性额窦前后壁骨折合并脑脊液漏超过1周，硬脑膜应行手术修补。冠状切口是手术的最佳入路。额窦的前壁需要重建，撕裂的硬脑膜必须致密缝合，必要时取骨膜或颞肌筋膜修补。额窦黏膜完全剥离，则填塞肌瓣或骨膜瓣，骨折的额窦后板可以去除。

四、原发性脑损伤

（一）脑震荡

脑震荡是指头部受到创伤以后，即刻发生的一过性脑功能障碍。短暂的意识障碍和无肉眼可见的病理变化是脑震荡的主要特点。脑震荡是脑损伤中程度最轻的一种，可以单发，也可以与其他脑损伤并存。

1.病理

脑震荡是一种轻型脑损伤，伤后脑组织一般无器质性的病理改变。意识障碍为一过性，其发病机制不明。一般认为与脑干网状结构的受损有关。外伤时脑脊液在脑室内的震动、颅内压力的改变、脑干本身的机械性牵拉扭转以及血管功能紊乱等都可能导致短暂的脑功能障碍。

2.临床表现

（1）意识障碍：多数程度较轻，可以有意识丧失或仅是一过性的神志恍惚，意识障碍可以短至数秒钟、数分钟，一般不超过20min，意识清醒后可以恢复正常。

（2）遗忘症：多表现为逆行性遗忘症，即伤员对受伤当时情况或受伤的经过不能记忆。

（3）头痛、头昏：在受伤后数日内明显，以后逐渐减轻，有的患者自觉症状很重，头痛、头昏常持续很长时间。

（4）恶心、呕吐：多数较轻，1～2d内消失；小儿常较明显，有的甚至可以成为主要症状。

（5）其他：可出现自主神经功能紊乱症状，表现为情绪不稳、易激动、不耐烦、注意力不集中、耳鸣、心悸、多汗、失眠或噩梦等。

3.辅助检查

目前，脑震荡客观的诊断依据及其与轻度脑挫伤的临床鉴别仍无可靠的方法。因此，常需要借助各种辅助检查方法始能明确诊断，如颅骨平片、腰穿测压力、脑脊液检查、脑电图、脑干听觉诱发电位、CT等。

4.诊断与鉴别诊断

根据患者头部外伤后有以上临床特点，特别是伤后有短暂昏迷或近事遗忘，但无明显的生命体征改变，无神经系统阳性体征发现，患者症状很快消失者，即可诊断本症。但伤后患者一直无意识障碍，对受伤当时情况记忆清楚者，一般不能诊断脑震荡。

5.治疗原则

（1）观察对症治疗：在伤后一定时间内可在急诊室观察，密切注意意识、瞳孔、肢体活动功能和生命体征变化。一般无需特殊治疗，急性期要安静休息，减少对患者不良刺激，最好卧床休息5～7d，对兴奋患者可适当给予镇静剂，一般性头痛可服罗通定等止痛药，对血管性头痛可用调节血管运动功能药物如尼莫地平、麦角胺等；对有自主神经功能紊乱的患者应用谷维素、胞磷胆碱等药物，但应避免使用影响观察的吗啡类药物。

(2)症状延迟恢复:部分患者症状消失较慢,原因可能有:①外伤较重,脑干等重要结构损害比较明显;②可能合并有其他类型的脑损伤,如脑挫伤、颅内血肿等;③恐惧心理,一部分人对脑震荡认识不清,有恐惧心理。因此,对此类患者应做详细检查,必要时行CT扫描,在排除器质性病变后,向患者做耐心解释工作。

(二)脑挫裂伤

脑挫裂伤是指头部受到创伤以后脑组织发生的器质性损伤,一般损伤较重,昏迷时间较长;严重的脑挫裂伤常危及伤员生命。

1.病理

脑组织的器质性损伤,按其病理形态改变可分为脑挫伤和脑裂伤。前者在脑皮质的表面仅有散在的出血点,局部静脉扩张,脑组织肿胀及水肿;后者则在损伤的局部还可见到软脑膜的断裂和出血,有时甚至是破碎的脑组织。临床上常无法区分脑挫伤和脑裂伤,加之二者多数都是同时并存,只是程度不同而已,所以常统称为脑挫裂伤。脑挫裂伤的好发部位为颅底。颅底面凹凸不平,损伤过程中脑组织的移动、摩擦和撞击首先造成与颅底紧密接触的额叶和颞叶底面的挫裂伤。脑挫裂伤的另一好发部位为头部受力的对侧。其损伤机制除了直接损伤以外,还可因“对冲性脑损伤”。脑挫裂伤除了大脑皮质的弥散性损伤以外,还常合并脑干网状结构的损伤。

2.临床表现

脑挫裂伤的临床表现较之脑震荡严重,主要有:

(1)意识障碍:脑挫裂伤的意识障碍一般比较严重,昏迷程度和持续时间与损伤程度和部位有关。昏迷可由数分钟至数十分钟不等,有的甚至长达数日或长期昏迷。

(2)头痛:脑挫裂伤造成的蛛网膜下隙出血、脑水肿和脑肿胀,可引起较为严重的头痛并且持续时间较长。头痛的性质主要为全头部胀痛或跳痛,咳嗽时加重。

(3)恶心、呕吐:脑挫裂伤时脑脊液对第四脑室的冲击、脑血管运动功能的紊乱、颅内压力的改变以及蛛网膜下隙出血的刺激等,都可引起恶心和呕吐。大多伤后立即出现,呕吐为喷射性,若患者处于昏迷状态,常造成严重的误吸。

(4)癫痫:脑挫裂伤的早期癫痫发作多见于儿童,一般发生于伤后数小时或数日内,有的甚至发生在外伤的当时。发作形式多以大发作和局限性发作为主;晚发和局限性癫痫常要警惕颅内血肿的可能。

(5)脑膜刺激征:脑挫裂伤造成蛛网膜下隙出血,后者引起颈项强直,直腿抬高试验阳性。若无新鲜出血,陈旧的蛛网膜下隙出血一般5～7d可被逐渐吸收。颈强直可随脑脊液中含血量的减少而逐渐减轻。

(6)局灶性神经系统体征:依脑挫裂伤的发生部位而定,若损伤累及脑的功能区,常于伤后即刻出现相应肢体的单瘫、偏瘫或偏一侧的感觉障碍,以及失语或偏盲等。

(7)脑脊液:脑挫裂伤的伤者早期腰椎穿刺即可发现肉眼或显微镜下血性脑脊液,压力一般高于正常,压力过高时不宜过多地放出脑脊液。

3.辅助检查

(1)腰椎穿刺:腰穿检查颅内压多显著增高,脑脊液呈血性,含血量与损伤程度有关;颅内压明显增高者应高度怀疑有颅内血肿或严重肿胀、脑水肿。已出现颅内压明显增高、颅内血肿征象或脑疝迹象时禁忌腰穿。

(2)头颅X线片：在伤情允许的情况下，头颅X线片检查仍有其重要价值，不仅能了解骨折的具体情况，而且对分析致伤机制和判断伤情有其特殊意义。

(3)头颅CT和MRI扫描：CT扫描是首选的重要检查，能确定脑组织损伤部位及性质，脑挫裂伤多表现为低密度和高、低密度混杂影像，挫裂伤区呈点片状高密度区，数小时后病灶周围出现低密度水肿带，同时可见侧脑室受压变形，严重者出现中线移位。CT扫描对脑震荡和脑挫裂伤有明确的鉴别诊断意义，并能清楚显示挫裂伤的部位、程度以及继发损害，如颅内出血、水肿，同时通过观察脑室、脑池的大小和形态及移位情况间接估计颅内压的高低。但需要强调的是，CT只反映检查当时的颅内情况，而不能预测颅内血肿和严重脑肿胀的发生和发展。

MRI扫描较少用于急性颅脑损伤诊断，但对诊断脑挫裂伤的敏感性明显优于CT，主要表现为脑挫裂伤灶内的长T_1、长T_2水肿信号及不同时期的出血信号。

4.诊断与鉴别诊断

根据患者头部外伤后有以上临床特点，特别是伤后有原发昏迷超过30min，有神经系统定位体征，脑膜刺激征阳性，结合CT扫描等辅助检查，即可确立脑挫裂伤的诊断。临床上需与颅内血肿鉴别，颅内血肿一般表现为继发昏迷，与脑挫裂伤原发昏迷之间可有一个中间好转或清醒期，并且颅高压症状明显，明确的诊断有赖于辅助检查。

5.治疗原则

脑挫裂伤的治疗视伤情及继发性脑损伤的程度而定，一般以非手术治疗为主，若出现颅内继发性血肿、难以遏制的脑水肿、颅内高压时需考虑手术治疗。

(1)非手术治疗：对于轻型脑挫裂伤患者的非手术治疗可参照脑震荡的治疗，密切观察病情变化，针对脑水肿对症治疗，及时复查CT扫描。对于中重型脑挫裂伤患者则应加强专科监护，注意保持气道通畅，持续给氧，对有呼吸困难者应及时行气管插管呼吸机辅助呼吸。维持水、电解质平衡，在没有过多失钠的情况下，含盐液体500mL/d即可。含糖液补给时要防止高血糖以免加重脑缺血、缺氧损害及酸中毒。如果患者3～4d不能进食时，宜留置胃管，鼻饲流食以补充热量和营养。对于休克患者在积极抗休克治疗同时，应详细检查有无骨折、胸腹腔有无脏器伤和内出血，避免延误复合伤治疗。

①脱水：伤后6h当排除了颅内血肿，无血压过低及其他禁忌证即可使用脱水治疗。其中20%甘露醇为临床常用的渗透性脱水药，它除了有确切的降低颅内压的作用外，尚可降低血细胞比容、降低血液黏滞度、增加脑血流量和增加脑氧携带能力。目前主张小剂量甘露醇，每次125mL，6～8h1次，10～15min快速静脉滴注。值得注意的是甘露醇进入血-脑脊液屏障破坏区可加重局部脑水肿，大剂量、长期使用时可引起电解质紊乱、肾衰竭、酸中毒等，如同时应用其他肾毒性药物或有败血症存在时更容易发生肾衰竭。当出现弥散性脑肿胀时，则应立即给予激素和巴比妥疗法，同时行过度换气及强力脱水，冬眠降温、降压也有助于减少脑血流量、减轻血管源性水肿。

②抗癫痫和镇静：患者的躁动、抽搐、去脑强直和癫痫发作常加重脑缺氧，促进脑水肿，应

及早查明原因给予有效的抗癫痫和镇静治疗，苯巴比妥 0.1～0.2g 肌内注射，并避免使用有呼吸抑制作用的药物。对于颅脑损伤患者是否需要给予预防性抗癫痫药的问题一直存在争议。有些学者认为伤后给予抗癫痫药能有效地预防癫痫灶的形成和癫痫的发生，而一些前瞻性的临床研究却认为预防性抗癫痫药无效。但后来有人提出，只要达到药物有效的治疗浓度，就能起到预防癫痫的作用。

③脑功能保护：急性期治疗中应注意保护脑功能，可以酌情使用神经功能恢复药物，待病情平稳后尽早开始各种脑功能锻炼，包括听力、语言、肢体功能的康复治疗。对于不伴有气胸、休克、颅内血肿、感染等患者，可采用高压氧治疗；可降低脑外伤后因合并低氧血症、低血压、贫血等，从而导致继发缺血缺氧性脑损伤的可能，早期适时使用高压氧疗法有助于可逆性脑损伤的好转。

(2)手术治疗：原发性脑挫裂伤一般不需要手术治疗，但对于下列两种情况应考虑急诊手术治疗：①伤后进行性意识障碍和神经功能损害加重，出现急性颅内压增高，通过脱水等药物治疗无法控制，颅内压＞25mmHg(1mmHg＝0.133kPa)或出现脑疝临床表现者；②额颞顶叶挫裂伤体积＞20mL，中线移位＞5mm，伴基底池受压，应尽早行开颅手术。除了掌握手术指征，临床医师还必须结合患者年龄、全身复合伤、生命体征、伤前有无重要脏器疾病、伤后 CT 扫描时间等综合因素全面分析，才能做出合理判断。手术的目的是清除颅内血肿和挫碎坏死的组织，充分内外减压。

手术要点：①根据 CT 扫描所显示的病变部位选择适合的手术方式。由于严重脑挫裂伤多发生在枕部着力所致的额颞叶对冲部位，因此手术切口多采用额颞部问号或反问号形；②术中注意彻底清除挫碎的脑组织和颅内血肿，达到内减压的目的，严密止血，必要时行颞肌下减压或去骨瓣减压。

(三)脑干损伤

脑干损伤是指中脑、脑桥和延髓的损伤。脑干损伤分为原发性和继发性损伤。原发性损伤是指在外伤的当时，由外力所致的脑移位使脑干撞击在颅底斜坡或小脑幕裂孔边缘或由外力所致的脑干本身的扭转、牵拉造成的损伤。继发性损伤是指颅内血肿或脑组织水肿、肿胀，间接压迫、牵拉、扭转脑干所致的损伤。

1.原发性脑干损伤

(1)病理：原发性脑干损伤约占重型颅脑损伤的 5%～7%，为颅脑损伤死亡病例的 1/3。损伤发生时，脑干在外力的作用下，与小脑幕游离缘或斜坡撞击或受脑室内液体压力的冲击致伤。损伤多发生在一侧脑干背部或中央部，局部可见不同程度的挫裂伤、出血、水肿和缺血坏死、软化等病理变化。

(2)临床表现：脑干内有许多重要的脑神经核、网状结构和运动、感觉神经的传导束，所以脑干是生命的中枢，脑干受损以后会出现一系列威胁患者生命的临床症状和体征。

①意识障碍：意识障碍的程度与脑干受损的部位和程度有关，一般昏迷程度较深，而且持续时间较长。

②生命体征改变：脑干内呼吸中枢受损可出现呼吸表浅、不规则和呼吸暂停等呼吸功能衰竭的表现。心血管中枢受损可出现低血压、脉搏频数、心律失常。脑干损伤引起自主神经中枢

功能障碍,体温调节失衡出现高热,体热不能及时发散,致使高热达40℃持续不退。

③眼球和瞳孔改变:脑干损伤常出现眼球分离、双眼同向凝视或同向运动障碍;瞳孔大小多变且形状不规则,双侧缩小如针或两侧散大固定,亦可双侧不等大;对光反射消失。

④锥体束征:由于脑干内锥体束损伤,可出现肢体瘫痪、肌张力增高、腱反射亢进、浅反射消失,还可出现一侧或双侧的病理反射。若受伤后一切反应消失,肌张力由增高而变为松弛,则为死亡前征兆。

⑤去大脑强直:为中脑受损所特有的症状,全身肌张力增高,阵发性四肢过度伸直,头向后仰呈"角弓反张",此强直发作受到刺激时更加明显。这种发作常预示伤者病情严重并且预后不良。

(3)诊断:颅脑损伤后立即陷入深昏迷,瞳孔大小多变,眼球分离,四肢肌张力增高,去大脑强直发作,生命体征不稳定,此时头颅CT检查排除颅内血肿,则原发性脑干损伤的诊断可以成立。

(4)治疗:原发性脑干损伤的治疗基本上与重度脑挫裂伤相同。

①保持呼吸道通畅:脑干损伤患者深度昏迷,呼吸不畅,应当早期行气管切开,从而减少呼吸道无效腔,有利于呼吸道排痰,保证氧气供给。也可采用高压氧舱治疗。

②人工冬眠低温治疗:降低脑组织的新陈代谢,提高脑组织对缺氧的耐受力,从而保护受损的脑组织,减轻脑水肿。

③控制脑水肿、脑肿胀:可用高渗性脱水药物治疗,常用的药物有20%甘露醇、20%甘油果糖及利尿药等。

④止痉药物:脑干损伤后出现的肌张力增高和去大脑强直,可用抗癫痫药物或镇静药物控制,常用的有苯巴比妥钠、地西泮、10%水合氯醛、苯妥英钠等。

⑤改善脑组织代谢药物:可用能量合剂如腺苷三磷酸、胞磷胆碱、脑活素、脑多肽、神经节苷脂类等。

⑥加强护理:防止出现肺炎、压疮、泌尿系感染、肢体挛缩等并发症。

2.继发性脑干损伤

继发性脑干损伤是颅脑损伤后,由于颅内压增高、局限性颅内血肿和脑水肿使脑干发生偏侧移位,造成小脑幕切迹压迫中脑,使脑干缺血、软化和坏死。继发性脑干损伤的发生常需一段时间,时间的长短取决于急性脑受压的程度和个体的代偿能力。典型病例表现为小脑幕切迹疝的临床过程。

(1)临床表现

①头痛、呕吐、烦躁:外伤之后出现剧烈头痛、频繁呕吐和不能解释的烦躁时,都应考虑到有急性脑受压的可能。

②瞳孔大小、对光反射变化:仔细观察瞳孔可以见到早期伤侧的瞳孔稍有缩小,以后开始扩大,表现为双侧瞳孔不等大,最后是双侧瞳孔均扩大;对光反射开始是迟钝,以后则消失。

③肢体功能受损:受伤对侧肢体运动功能障碍,可以是轻瘫、全瘫,肌张力增高,腱反射亢进,病理反射阳性。

④生命体征改变:呼吸加快、变慢或不规则;脉搏频数或沉缓;血压升高,晚期则下降;体温

可以不升。

(2)治疗:继发性脑干损伤的治疗主要是及时地去除急性脑受压的病因。大多需要手术治疗,手术的目的是清除颅内血肿和挫伤失活的脑组织,改善颅内压力。手术中可根据情况决定是否敞开硬脑膜、是否去除颅骨骨瓣,以求获得最大限度的颅内减压作用。

五、颅内血肿

颅内血肿是颅脑创伤最常见的一种继发性病变,它是指当脑损伤后颅内出血在颅腔的某部位聚集,达到一定体积时形成局部占位效应,造成颅内压增高、脑组织受压而引起相应的临床症状。创伤性颅内血肿在闭合性颅脑创伤中约占10%,在重型颅脑创伤中占40%~50%,颅内血肿是重型颅脑创伤主要死因之一。病程往往呈进行性发展,若不及时处理,可引起脑移位、脑水肿、脑缺血、持续的颅内压增高和脑疝,而致严重后果。

按血肿症状出现的时间分为3型:72h以内者为急性血肿,3d以后到3周以内为亚急性血肿,超过3周为慢性血肿。颅内血肿按来源和部位可分为:①硬脑膜外血肿:血肿位于颅骨内板与硬脑膜之间;②硬脑膜下血肿:血肿于硬脑膜与蛛网膜之间的硬脑膜下腔内;③脑内血肿:血肿位于脑实质内。此外,还有些特殊类型的血肿,形成两个以不同部位或同一部位不同类型的血肿,称为多发性血肿;创伤后首次头颅CT扫描未发现血肿,当病情变化时再次CT检查发现血肿,称为迟发性颅内血肿;如果在CT扫描中发现原有的血肿扩大,为进展性颅内血肿。

(一)硬脑膜外血肿

血肿位于颅骨内板之下和硬脑膜之间,发生率约占颅内血肿的25%~30%,仅次于硬脑膜下血肿。其中以急性者为主,约占85%,亚急性者约占12%,慢性者极少。

1.病因、病理

血肿多发生在头部的着力部位,出血来源主要是脑膜中动脉、静脉,其他尚有静脉窦、板障静脉等。脑膜中动脉的主干在颞部颅骨内板的血管沟(部分形成骨管)中走行,骨折时易于受伤。动脉性的出血十分凶猛,常于外伤后数小时内形成血肿,出现脑受压症状。静脉窦或板障静脉受伤后的出血一般比较缓和,血肿常常是在缓慢出血的基础上,硬脑膜与颅骨内板之间不断分离的过程中逐渐形成的。硬脑膜外血肿95%以上都合并有颅骨骨折,仅有少数是由于外伤时的颅骨变形导致硬脑膜分离出血而没有颅骨的骨折。

2.临床表现

主要表现为急性脑受压症状,症状出现的急缓与出血的速度、部位以及人体的代偿能力有关。出血越快,颅内代偿能力越差,急性脑受压的症状越重。血肿的部位与脑疝形成的关系,血肿位于颞部者,早期表现可为小脑幕切迹疝的症状;位于额叶或顶枕叶者,脑疝症状出现较晚;位于后颅窝者,少量出血即可导致枕骨大孔疝,后果严重。

(1)意识障碍:分原发性和继发性意识障碍,前者的意识障碍发生于受伤的当时,此后意识可以完全清醒,即进入所谓“中间清醒期”,以后随着血肿的出现和增大,再次出现意识障碍;后者的意识障碍发生于伤后的一段时间内,表现为进行性加深,直至发展为脑疝甚至死亡。典型的硬脑膜外血肿的原发性意识障碍一般都比较轻微,多数是脑震荡的一过性脑功能障碍,有的甚至完全没有意识障碍。中间清醒期的长短取决于血肿形成的速度，可自数十分钟至数日不等，但约90%的病例发生于外伤后的8～18h。急性硬脑膜外血肿的患者约70%表现有中间清醒期。其他非典型的患者可以表现为伤后持续昏迷或昏迷由浅变深，直至出现脑疝症状。

(2)头痛、恶心和呕吐：随着血肿的增大，颅内压力进行性增高，患者出现头痛、恶心和呕吐症状。有的患者头痛剧烈，在继发昏迷之前甚至出现频繁的躁动。

(3)瞳孔改变：在受伤的当时，有的可以出现双侧瞳孔扩大，以后在中间清醒期恢复正常；在脑疝前期时，可以出现血肿侧的瞳孔稍有缩小，对光反射迟钝，此为动眼神经受刺激症状；出现脑疝时，血肿侧的瞳孔明显扩大，对光反射消失，眼球固定。此时动眼神经受压并瘫痪。

(4)偏瘫：可有两种形式，一是因血肿在运动区附近，压迫运动区皮质出现对侧的锥体束征，肢体无力或瘫痪，上、下肢程度可不相等；另一种是脑疝时因大脑脚受压出现对侧肢体的偏瘫，上、下肢同时发生，且程度一致。

(5)生命体征：随着颅内压力的不断升高和脑疝的形成，可出现脉搏变慢、血压升高、呼吸加深变慢等代偿现象。当脑疝继续发展加重时，脑干功能衰竭，则出现血压下降，脉搏、呼吸加快，最后呼吸停止、心脏停搏。

3.影像学表现

硬脑膜外血肿绝大多数(85%)都有典型的CT特点：在颅骨内板下方有双凸形或梭形边缘清楚的高密度影，CT值40～100HU。有的血肿内可见小的圆形或不规则形的低密度区，认为是外伤时间短仍有新鲜出血(较凝血块的密度低)，并与血块退缩时溢出的血清混合所致。少数血肿可呈半月形或新月形；个别血肿可通过分离的骨折缝隙渗到颅外软组织下。骨窗位常可显示骨折(图1-9)。此外，血肿可见占位效应，中线结构移位，病变侧脑室受压、变形和移位。

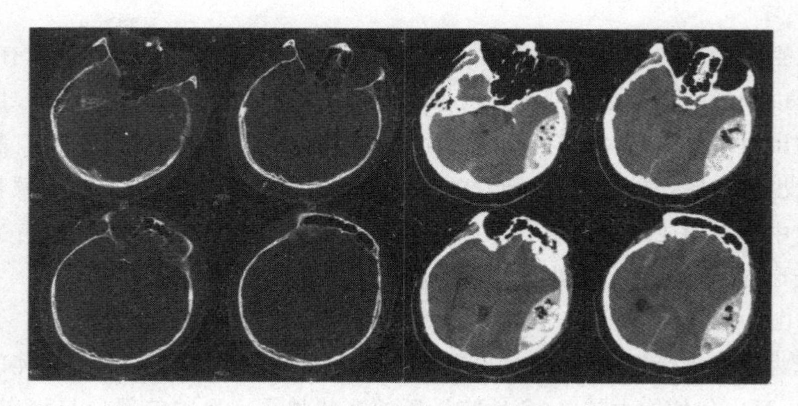

图1-9　CT显示急性硬脑膜外血肿，骨窗位可见骨折线

硬脑膜外血肿的形态在MRI上和CT相仿。血肿呈双凸形或梭形，边界锐利，位于颅骨内板和脑表面之间。血肿的信号强度改变，与血肿的期龄有关。急性期，在T_1加权像，血肿信号与脑实质相仿。在T_2加权像血肿呈低信号。在亚急性和慢性期，在T_1和T_2加权像均呈高信号。此外，由于血肿占位效应，患侧脑皮质受压扭曲，即脑回移位征。尽管MRI能清楚地显示外伤性血肿的存在，但是由于急性出血时MRI不如CT清楚，以及操作时间较CT长，

利用MRI对严重颅脑损伤的最初评价是不实用的。

4.诊断与鉴别诊断

幕上急性硬脑膜外血肿的早期诊断，应判定在颞叶钩回疝征象之前，而不是昏迷加深、瞳孔散大之后，故临床观察非常重要。着力部位除头皮挫伤外，常见头皮局部肿胀，出血经骨折线到骨膜下或经破裂的骨膜至帽状筋膜下形成帽状筋膜下血肿时，应考虑到颅内血肿的存在。当患者头痛、呕吐加剧，有躁动不安、血压升高、脉压差加大和(或)出现新的体征时，即应高度怀疑颅内血肿，及时给予必要的影像学检查，包括X线颅骨平片和CT扫描等。

需要与以下疾病鉴别：①硬脑膜下血肿：硬脑膜下血肿与硬脑膜外血肿的病因类似，但多是桥静脉或者脑皮质血管破裂引起，部位则位于脑表面与硬脑膜之间的间隙，CT扫描表现为范围较宽的新月形高密度影，可以跨颅缝。②大脑半球占位病变：如脑内血肿、脑肿瘤、脑脓肿及肉芽肿等占位病变，均易与慢性硬脑膜外血肿发生混淆。区别主要在于无头部外伤史及较为明显的局限性神经功能缺损体征，确诊亦需借助于CT扫描和MRI检查。

5.治疗

急性硬脑膜外血肿，原则上一经诊断即应施行手术，清除血肿，以缓解颅内高压，术后根据病情给予适当的非手术治疗。手术指征包括：①不管患者的GCS评分多少，只要急性硬脑膜外血肿体积幕上超过30mL，幕下超过10mL，应该行血肿清除术；②血肿厚度＞15mm，中线移位＞5mm的急性硬脑膜外血肿，应行血肿清除术；③儿童硬脑膜外血肿幕上＞20mL，幕下＞10mL可考虑手术。

骨瓣开颅血肿清除术临床应用广泛。其优点是便于彻底清除血肿、立即止血和便于硬脑膜下探查。具体操作方法：①依据血肿部位、大小设计好皮瓣，常规开颅，骨瓣大小以能暴露血肿范围为宜。②翻开骨瓣后可见血肿，多为暗红色凝血块，附着在硬脑膜上，此时用剥离子或脑压板由血肿周边向中心轻轻剥离，也可吸引器吸除。血肿清除后，如遇到活动性出血，应仔细寻找出血来源，其出血点可用电凝或丝线结扎止血。若为骨管段内的脑膜中动脉出血，可用骨蜡止血；若为静脉窦或蛛网膜颗粒的出血则用明胶海绵压迫止血；若为硬脑膜表面的小血管出血，应行电凝止血。③悬吊硬脑膜于骨瓣边缘，如仍有渗血，应在硬脑膜与颅骨之间置入明胶海绵再悬吊，确认无出血后放回骨瓣，逐层缝合头颅。

术中注意事项：①清除血肿后硬脑膜张力仍高，硬脑膜下方发蓝，应切开硬脑膜探查。如有血肿应予以清除；如未见硬脑膜下血肿，则提示骨瓣邻近或远隔部位血肿，应予复查CT或钻孔探查，以免遗漏血肿。②在清除血肿过程中，与硬脑膜粘连紧密的皮质凝血块不要勉强剥离，以免诱发新的出血。③对手术前已发生脑疝的患者，主张血肿清除后去除骨瓣，以免术后发生脑梗死、水肿，再次发生脑疝。

手术禁忌证包括：除手术常规禁忌外，濒死的和GCS为3分的极度虚弱的、无反应的、瞳孔已散大的，没有自主呼吸或血压不升的患者。国外观点：年龄＞75岁的GCS 5分或以下的患者，也应该非手术治疗，因为无论是否手术，预后都很差。

对于部分病情稳定的小血肿，也可采取非手术治疗。其适应证为：大脑凸面血肿量＜30mL，后颅窝血肿＜10mL，无明显占位效应(中线结构移位＜5mm，血肿厚度＜15mm)，同时GCS高于8分，没有局灶性功能缺失，可在CT系列扫描和神经外科中心严密观察下，接受非手术治疗。

6.预后

年龄、瞳孔异常、并发的颅内损伤、伤后手术时间，以及颅内压已被确定为决定硬脑膜外血肿疗效的重要因素。

(1)年龄和GCS:年龄对疗效的影响在硬脑膜外血肿患者中并不像在整个颅脑创伤患者中那样明显。多因素回归分析发现在接受血肿清除术治疗的硬脑膜外血肿患者中，入院时GCS评分或术前GCS评分是最重要的单一疗效预测因素。GCS 3～5分的硬脑膜外血肿患者死亡率为36%，而GCS 6～8分的硬脑膜外血肿患者死亡率仅为9%。

(2)瞳孔:20%～30%接受手术的硬脑膜外血肿患者出现瞳孔异常，如瞳孔不等大或散大固定，62%的患者在入院时出现昏迷。一项研究表明同侧瞳孔散大与疗效差无关，并且在瞳孔散大70min内手术可以回缩。然而，双侧瞳孔散大与死亡率增高有关。vandenBrinker等在多因素分析相关预后因素模式中，发现在所有年龄段和GCS评分患者中，瞳孔异常与疗效差有显著相关性。30%的瞳孔反射正常患者，35%的单侧瞳孔固定患者，50%的双侧瞳孔固定的患者疗效差。

(3)并发损伤:成年接受清除术的硬脑膜外血肿患者有30%～50%并发颅内损伤。大多数的脑挫裂伤和脑内血肿并发硬脑膜下血肿及弥散性脑肿胀。硬脑膜下血肿和(或)脑实质内损伤并发硬脑膜外血肿疗效良好的机会少。在315例患者接受硬脑膜外血肿清除术的两组研究中，并发颅内损伤的发生率为33%，硬脑膜外血肿并发其他损伤与疗效差之间显著性相关。没有资料表明急性硬脑膜外血肿患者的疗效与并发的低血压有关。

(4)ICP:Lobato等监测了64例硬脑膜外血肿清除术后昏迷患者中的54例颅内压(ICP)，有67%的病例出现ICP增高，ICP＞35mmHg的病例与死亡率增高有明显的相关性。

(二)硬脑膜下血肿

硬脑膜下血肿发生在硬脑膜与蛛网膜之间，在颅内血肿中约占60%，是最为常见的颅内血肿。根据血肿症状出现的早晚，可以分为急性、亚急性和慢性硬脑膜下血肿。

1.急性硬脑膜下血肿

伤后1～3d内出现症状，是硬脑膜下血肿中最为多见的一种，常合并严重的脑挫裂伤。出血多来自挫伤破裂的皮质血管，血液可直接流入或先经皮质后再流入硬脑膜下腔形成血肿，又称为复合性硬脑膜下血肿。少数血肿可来自桥静脉的撕裂出血，这种情况可以没有脑挫裂伤，血肿位于大脑的凸面，称为单纯性硬脑膜下血肿。

(1)临床表现:由于合并原发性脑挫裂伤，临床症状多较严重，而且发展迅速。伤后多持续昏迷或昏迷不断加深，极少有中间清醒期。根据脑挫裂伤的不同部位，可以出现脑受损的局灶症状或抽搐。出现急性脑受压和脑疝时，瞳孔和生命体征明显改变，危重患者常有去大脑强直、双侧瞳孔散大、病理性呼吸等危急征象。观察到有30%～50%的患者瞳孔异常。桥静脉出血引起的单纯性硬脑膜下血肿患者，由于原发性脑挫裂伤较轻，出血速度稍缓，且多为静脉性出血，故伤后能较快从昏迷中清醒，主诉头痛并出现恶心、呕吐症状。临床症状逐渐加重，可出现躁动、偏瘫、失语等表现。接受手术的硬脑膜下血肿中只有30%～40%损伤是单一的。在大部分病例中，硬脑膜下血肿并发颅内或颅外其他创伤。脑挫裂伤和脑内血肿是最常见颅内并发损伤。有18%～51%的患者存在明显的颅外创伤，其中大多数病例包括面骨骨折、四肢骨折、胸部以及腹部创伤。

后颅窝急性硬脑膜下血肿比较少见，发生率为2.3%～3%。桥静脉撕裂、小脑幕撕裂、小脑挫裂伤或静脉窦损伤可导致后颅窝急性硬脑膜下血肿。这类患者可能会出现小脑体征、颈项强直、疼痛感或颅内高压症状。

(2)影像学表现：CT扫描发现，急性硬脑膜下血肿在脑表面与硬脑膜内层间形成新月形高密度影，在大脑表面形成占位效应。该新月形高密度影跨越骨缝线，但不跨越大脑镰或小脑幕。与此相比，硬脑膜外血肿呈双凸面，很少跨越骨缝线，但有可能跨越大脑镰或小脑幕。脑组织与硬脑膜粘连或血肿增厚有时会导致急性硬脑膜下血肿呈双凸面。新月形硬脑膜下血肿的准确厚度应通过CT采用宽窗位将高密度的血块和颅骨区分。

磁共振成像(MRI)扫描是诊断急性硬脑膜下血肿的敏感检测方法，小面积急性硬脑膜下血肿也可以在MRI上被识别。但磁共振扫描成像时间较CT扫描要长，头部受伤的烦躁不安患者可能会导致一些伪影出现。因此，与CT扫描相比磁共振成像检查不是头部受伤患者临床检查的最佳选择。在超急性期(数分钟到数小时)，由于血红蛋白的结合，血肿在T_1加权成像上呈低信号，在T_2加权成像上呈高信号。在急性期(1～12h)，由于脱氧血红蛋白的出现，导致血肿在T_1加权成像中呈等信号、在T_2加权成像上呈低信号。亚急性期(3～7d)，可再被分为早期和晚期，在亚急性早期，高铁血红蛋白在T_1加权成像上呈高信号，在T_2加权成像上呈低信号。在亚急性晚期，高铁血红蛋白在T_1和T_2加权成像上均呈高信号。随着硬脑膜下血肿进入慢性期，这些信号在T_1和T_2加权成像上均呈低信号。急性硬脑膜下血肿将引起中线偏移，出血量较大时可导致前角消失、脑沟和脑回模糊及第3脑室受压。MRI检查在发现与急性硬脑膜下血肿相关的小挫伤、对侧损伤或脑干损伤上较CT扫描更敏感。

(3)治疗：急性硬脑膜下血肿病情发展快、伤情重，一经诊断，应刻不容缓，争分夺秒地尽早手术治疗，以便迅速缓解颅内高压，减轻脑缺氧，解除脑干受压，提高手术治愈率和患者生存质量。手术目的是清除血肿及任何潜在的相关损伤，减轻占位效应，改善神经功能缺损。如果患者无脑干反射及肌肉张力低下，无自主反应，手术治疗可能没有意义。

急性硬脑膜下血肿手术治疗的指征为：①不管急性硬脑膜下血肿患者的GCS评分多少，只要CT扫描显示血肿厚度>10mm或中线移位>5mm，应该手术清除血肿；②对于具有ICP监测技术的医院，所有处于昏迷状态(GCS评分<9分)的急性硬脑膜下血肿患者，应该进行颅内压监测；③昏迷的(GCS评分<9分)、血肿厚度<10mm或中线移位<5mm的急性硬脑膜下血肿患者，如果入院时比受伤时的GCS评分下降2分或更低，和(或)瞳孔不对称或固定散大和(或)ICP超过20mmHg，应该手术清除血肿。

手术治疗方式：①骨瓣开颅血肿清除术：适用于血肿定位明确、可经钻孔抽吸后的危重症患者或钻孔探查血肿呈凝块状，难以冲洗抽出血肿者。手术中清除血肿、妥善止血、清除挫碎及糜烂的脑组织，并探查排除和(或)清除脑内血肿，必要时行脑室外引流术。如果骨瓣开颅血肿清除术后，发现脑肿胀、颅内压增高，可能存在多发性血肿或原有的小血肿扩大，应进一步探查，必要时再行头颅CT检查，以免遗漏血肿。②去骨瓣减压术及内减压术：去骨瓣减压骨窗的大小和部位应达到减压的要求，去骨瓣减压术应减张缝合硬脑膜。

对于临床最常见的额颞顶急性硬脑膜下血肿，特别是合并脑挫裂伤颅高压的患者，提倡采用标准外伤大骨瓣开颅术(10～12)cm×(12～15)cm，进行血肿清除，根据术中颅内压情况决定保留或去骨瓣减压，硬脑膜减张缝合。标准外伤大骨瓣开颅术能达到下列手术要求：①清除额颞顶硬脑膜外、硬脑膜下及脑内血肿；②清除额叶、颞前以及眶回等挫裂伤区坏死脑组织；③控制矢状窦桥静脉、横窦以及岩窦撕裂出血；④控制颅前窝、颅中窝颅底出血；⑤修补撕裂硬脑膜、防止脑脊液漏等。标准外伤大骨瓣开颅术能清除约95%单侧幕上颅内血肿，另外5%幕上顶后叶、枕叶和颅后窝血肿则需行其他相应部位骨瓣开颅术。例如，顶后和枕部颅内血肿应该采用顶枕瓣，颅后窝血肿则需要行颅后窝直切口或倒钩切口，双额部颅内血肿应该采用冠状切口等。

对于伴有严重脑挫裂伤和(或)脑水肿，在清除血肿后颅内压降幅不满意者；开颅清除血肿后颅内压高、脑肿胀明显；术前患者已存在瞳孔散大有脑疝形成，去脑强直，应行骨瓣减压术。但应严格掌握去骨瓣减压术的适应证，不可随意弃去骨瓣，因为大骨瓣减压术后，由于脑膨出而造成脑移位、变形及脑实质水分大幅流向紊乱等不良后果，早期可引起颅内迟发性血肿及局部水肿加重、脑结构变形、扭曲，加重神经功能缺损；后期尚可导致脑软化、脑萎缩、皮瓣下积液、脑穿通畸形、脑积水和癫痫等并发症。去骨瓣减压术可使部分危急患者度过术后脑肿胀、高颅压危险期，从而挽救生命。内减压术适用于经血肿清除及去骨瓣减压术后仍不能有效缓解脑肿胀及颅内压增高或术中因脑肿胀严重，缝合头皮有困难，而又无其他残留血肿的患者。内减压术是将额极和(或)颞极切除，以减少颅腔内容而降低颅内压。

非手术治疗虽有个别急性硬脑膜下血肿可以自动消散，但为数甚少，不可存侥幸心理，事实上仅有少数亚急性硬脑膜下血肿患者，如果原发脑损伤较轻，病情发展迟缓，则可采用非手术治疗。Mathew 提出硬脑膜下血肿患者进行保守治疗的指征：①GCS 评分≥13 的损伤；②CT扫描显示无其他的颅内血肿或水肿；③中线偏移<10mm；④未出现基底池消失。

(4)预后：急性硬脑膜下血肿患者的死亡率差异很大(42%～90%)，影响预后的因素包括：①GCS 评分：是决定预后的最重要因素。GCS 3～5 分的患者死亡率为 76%，14%预后良好；GCS 6～8 分的患者死亡率为 36%，40%预后良好。②瞳孔：瞳孔不对称与预后较差有关。双侧瞳孔异常的患者，死亡率超过 80%；单侧瞳孔扩大但有反应的患者，死亡率约为 50%；单侧瞳孔扩大且没有反应的患者，死亡率约为 58%。③神经体征：去大脑强直、肌张力低患者(死亡率 77%～95%)比轻偏瘫和偏瘫患者(死亡率 35%～48%)的预后更差。④年龄：由于年轻患者系统疾病较少，其预后较老年患者要好。⑤CT 表现：CT 表现如血凝块厚度、体积、中线偏移和基底池受压与预后相关，但特定阈值还有待确定。⑥手术时机：损伤 4h 后接受手术治疗的昏迷患者死亡率显著高于 4h 内采取手术治疗的患者。⑦颅内压：术后颅内压持续升高(>20mmHg)与预后较差有关。⑧相关损伤：Jamieson 和 Yelland 根据患者的相关损伤将急性硬脑膜下血肿分为无脑损伤的单纯性急性硬脑膜下血肿(死亡率 22%)；伴有脑挫伤的急性硬脑膜下血肿(死亡率 30%)及复杂的急性硬脑膜下血肿(伴有颅内血肿，死亡率 53%)。⑨系统疾病：肺部感染、败血症、脑膜炎、休克、心律失常、上消化道出血都有可能影响预后。

2.慢性硬脑膜下血肿

多见于中老年人，伤后 3 周以上出现症状，临床上并不少见，约占硬脑膜下血肿的 1/4。

(1)病理:慢性硬脑膜下血肿的出血多来自矢状窦旁受损的引流静脉。血肿的囊壁多在伤后7～10d开始形成,2～3周已经完善,囊壁靠近硬脑膜侧较厚而且粘连较紧,血管丰富;而靠近蛛网膜侧较薄,粘连较轻。一般认为血肿的形成是因为血肿腔内的血凝块不断液化使其成为高渗状态,然后再吸入低渗的脑脊液使血肿缓慢增大。也有人认为是血肿壁的新生血管破裂出血或渗出导致血肿腔内的高渗状态。

(2)临床表现:主要是慢性脑受压和脑的局灶性症状。

①原发损伤轻微:多数伤者的外伤并不严重,有些甚至是在出现症状以后自己也不能回顾最初是何时何地发生的损伤。

②慢性脑受压症状:头痛、头昏并不严重,多有注意力不集中,记忆力下降,嗜睡或失眠,视力减退,视神经盘水肿,精神疲惫,工作效率明显降低。

③脑的局灶性症状:表现为偏侧肢体的肌力弱、轻瘫或锥体束征,一侧的中枢性面瘫,运动性失语或混合性失语等。

(3)影像学表现:近年来头颅CT扫描及MRI检查的广泛应用,提高了慢性硬脑膜血肿的早期诊断水平,不仅能从血肿形态上估计其形成时间,而且可从密度上推测血肿的期龄。一般从新月形血肿演变为双凸形血肿需3～8周时间,头颅CT扫描显示高密度血肿的期龄平均为3.7周;低密度血肿平均为6.3周;等密度平均为8.2周。MRI检查对头颅CT扫描呈等密度时的血肿或积液,图像显示良好,可资鉴别。

(4)诊断与鉴别诊断:慢性硬脑膜下血肿须与以下几种疾病相鉴别:①创伤性硬脑膜下积液,亦可称创伤性硬脑膜下水瘤。为创伤造成的蛛网膜撕裂,脑脊液经蛛网膜瓣状裂口进入硬脑膜下腔而不能反流,以至形成张力性水囊肿。临床表现与硬脑膜下血肿相似,慢性积液多为无色透明的液体,蛋白质含量稍高于正常脑脊液,但低于慢性硬脑膜下血肿。头颅CT扫描与慢性硬脑膜下血肿亦很难鉴别。MRI检查对于颅内血肿很敏感,具有较好的鉴别价值(图1-10)。②脑蛛网膜囊肿:致病原因不明,可能为先天性脑叶发育不全,病变多位于颅中窝和外侧裂表面,临床表现与慢性硬脑膜下血肿相似,常被误诊。CT扫描为低密度,且形状呈方形或不规则,这与慢性血肿呈规则的新月形不同。③颅内肿瘤:脑脓肿及肉芽肿等占位病变,易与慢性硬脑膜下血肿混淆,区别是无头部创伤史,借助头颅CT扫描及MRI检查可以明确诊断。④正常颅压脑积水、脑萎缩、神经官能症等,可表现为记忆力减退、理解差、智力下降、精神障碍等,易误诊。区别是无颅内压增高症状,影像学检查可予确诊。

(5)治疗

手术指征:①临床出现颅高压症状和体征,伴有或不伴有意识改变和大脑半球受压体征;②CT扫描或MRI检查显示单侧或双侧硬脑膜下血肿厚度＞10mm、单侧血肿导致中线移位＞10mm;③对于无临床症状和体征、CT扫描或MRI检查显示单侧或双侧硬脑膜下血肿厚度＜10mm、中线移位＜10mm患者可采取动态临床观察。

治疗慢性硬脑膜下血肿常见的手术方案:①钻2个骨孔,用温盐水反复冲洗直至流出的冲洗液清亮。②钻1个骨孔,硬脑膜下置管,引流24～48h。③开颅硬脑膜下包膜切除术适合上述方法处理后反复复发的病例。可能是由于从包膜渗出导致复发,这时开颅手术不失为一安全有效的手段。不要试图切除深部粘连于脑组织表面的脏层包膜。

清除血肿后，患者保持平卧或头低脚高位，术后轻度增高水负荷，24～48h拔除引流管，有助于使脑组织膨胀，排出残存的硬脑膜下液体，减少液体的存留和防止血肿复发。

虽然上述方法一般治疗结果良好，但也可能出现严重的并发症：①癫痫：包括难以控制的癫痫持续状态。60%的75岁以上患者脑组织迅速减压后立即出现血肿下脑皮质充血，可能是与脑内出血和癫痫并发症有关，75岁以下患者无这一现象发生。所有并发症更容易发生于老龄和体弱患者。②脑内出血发生率0.7%～5%，严重影响预后，1/3患者死亡，另外1/3重残。③脑组织膨胀不良和(或)硬脑膜下积血或积液复发。④张力性气颅。⑤硬脑膜下积脓，也可见于未手术治疗的硬脑膜下积液或血肿。

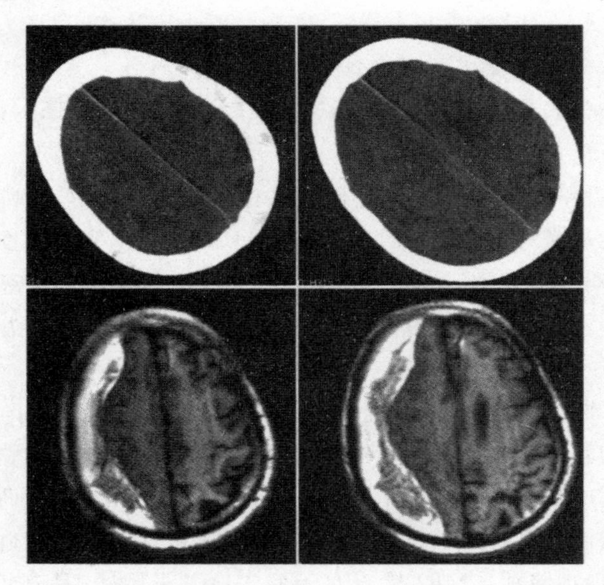

图1-10　慢性硬脑膜下血肿的CT扫描及MRI检查表现

(6)预后：积液/血肿液排出约20%以后，硬脑膜下的压力降低接近0，这时临床症状将出现好转。硬脑膜下压力高的患者比压力低者脑组织膨胀和临床症状的缓解更快。治疗后CT检查常见有硬脑膜下液体残留，但临床症状的好转并不一定有CT上积液的完全消失。术后第10dCT可见液体残留者占78%，40d以后占15%，完全吸收有可能需要长达6个月。建议不要处理术后的积液残留，尤其是在20d以内，除非CT所见病变扩大和患者症状不恢复或恶化。

(三)脑内血肿

脑内血肿是指头部外伤以后在脑实质内出血形成的血肿。脑内血肿的发生率约占闭合性颅脑损伤的1%，占颅内血肿的5%。多见于成人和老年伤者，可能与脑的血管脆性有关。脑内血肿多数伴有脑挫裂伤，常与硬脑膜下血肿并发；少数因凹陷骨折刺伤脑组织所致；部分因外伤时脑组织在颅内动荡引发脑内血管破裂出血。

1.病理

根据血肿在脑内的深浅，临床上常见如下两种情况。

(1)浅部血肿：主要由来自脑皮质的挫裂伤出血所致，血肿部位一般与挫裂伤的皮质部位一致或靠得很近，多见于额叶或颞叶的底面，常与硬脑膜下血肿合并存在，当手术清除硬脑膜下血肿时，多数可同时发现脑内血肿。

(2)深部血肿：由于脑深部的血管破裂出血所致，脑皮质表面可没有明显的损伤。所以，在开颅探查时常有遗漏血肿的可能。

2.临床表现

外伤性脑内血肿以浅部居多，约占4/5。临床表现类似于急性硬脑膜下血肿，主要表现为在脑挫裂伤的基础上出现急性脑受压症状。

3.诊断与鉴别诊断

脑内血肿与脑挫裂伤、硬脑膜下血肿相似，患者伤后出现进行性颅内压增高及脑受压症状，头颅CT扫描和MRI检查可明确诊断(图1-11)。急性期的头颅CT扫描显示高密度团块，周围有低密度水肿带，2～3周血肿呈等密度，4周以上可显示低密度影。脑内血肿常为复合性血肿，且有多发性血肿，而迟发性脑内血肿是迟发性血肿中较多见的类型，为避免遗漏血肿，观察病情变化，随时或定期复查头颅CT扫描是必要的。

4.颅内血肿大小的测量

Kothari等基于测量椭圆体体积的概念，提出的ABC法测量脑内血肿的大小。圆体的体积公式：$V=4/3\pi(A/2)(B/2)(C/2)$，式中：A、B和C是3个直径。因为$\pi\approx3$，所以公式可变为：$V=ABC/2$。按下列步骤可以近似计算脑出血的体积：确定出血区域最大的CT层面(层面1)。A：测量层面1最大直径，为A。B：测量垂直于A的最大直径，为B。C：计数厚度为10mm的层面数。将每一个层面与层面1进行比较。若层面的出血量超过层面1的75%，则将此层面记作1；若层面的出血量在层面1的25%～75%之间，则将此层面记作0.5。若层面的出血量小于层面1的25%，则不计算此层面。将所有层面累加起来为C。

5.治疗

对急性脑内血肿的治疗与急性硬脑膜下血肿相同，两者还时常相伴发。手术指征为：①对于急性脑实质损伤(脑内血肿、脑挫裂伤)的患者，如果出现进行性意识障碍和神经功能损害，药物无法控制高颅压，CT出现明显占位效应，应该立刻行外科手术治疗；②评分在6～8分以及额、颞叶挫裂伤体积＞20mL，且中线移位＞5cm和(或)CT扫描上有脑池受压表现的患者，应该立刻行外科手术治疗；③任何损伤体积＞50mL的患者均应该接受手术治疗；④急性脑实质损伤(脑内血肿、脑挫裂伤)患者无意识改变和神经损害表现，药物能有效控制高颅压，CT未显示明显占位，可在严密观察意识和瞳孔等病情变化下，继续药物保守治疗。

手术方法：①对于额颞顶广泛脑挫裂伤合并脑内血肿、CT出现明显占位效应患者，应该提倡采用标准外伤大骨瓣开颅清除脑内血肿和失活脑挫裂伤组织、彻底止血，常规行去骨瓣减压，硬脑膜减张缝合技术。②对于无脑内血肿、额颞顶广泛脑挫裂伤脑肿胀合并难以控制高颅压、出现小脑幕切迹疝征象的患者，应常规行标准外伤大骨瓣开颅，硬脑膜减张缝合技术，去骨瓣减压；③对于单纯脑内血肿、无明显脑挫裂伤、CT出现明显占位效应的患者，按照血肿部位，采用相应部位较大骨瓣开颅清除血肿、彻底止血，根据术中颅内压情况决定保留或去骨瓣减压，硬脑膜原位缝合或减张缝合。④对于后枕部着地减速性损伤、对冲伤导致的双侧大脑半球脑实质损伤(脑内血肿、脑挫裂伤)导致的脑内多发血肿，应该首先对损伤严重侧病灶进行开颅手术，必要时行双侧开颅大骨瓣减压手术。

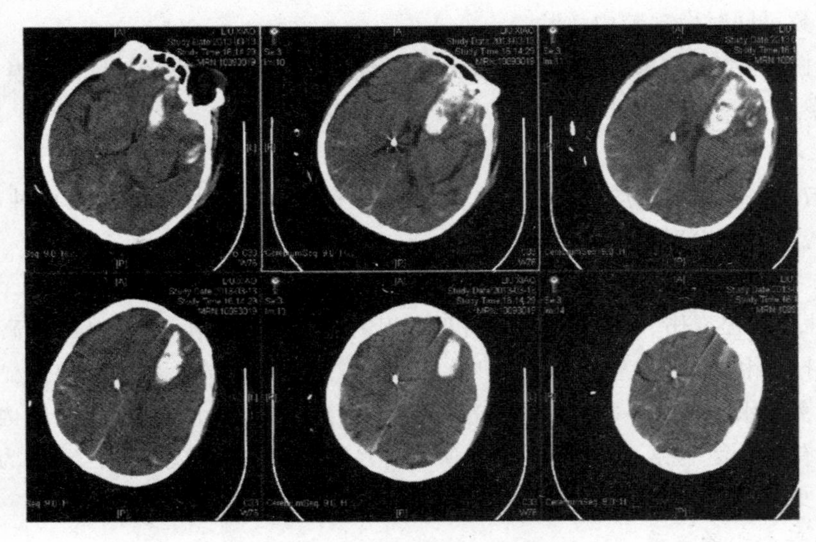

图 1-11　脑内血肿的 CT 扫描表现

6.预后

脑内血肿的疗效与已知的"颅脑创伤"预后变量相关。这些因素包括年龄、入院时或复苏后的 GCS、颅骨骨折的出现、瞳孔反射脑干反射的存在、呼吸功能不全、ICP，以及在 CT 扫描上基底池或第 3 脑室的形态。而且，还有其他变量与疗效明显相关联。这些（变量）包括损伤部位、脑内血肿的血肿量、随访 CT 时 GCS、最低的 GCS 计分、周围水肿的严重程度、手术时机、术前神经功能恶化、急性半球脑肿胀或伴发的硬脑膜下血肿。尽管这些研究包括非外伤性损伤，但 Andrews 等指出患者颞部或颞顶部 30mL 或更大的脑内血肿，极有可能发展成脑干受压或小脑幕切迹疝，提示这些患者应该早期接受清除术，以清除即将惹祸的占位损伤。然而，这些预后变量不能单独用来确定何种患者需要接受手术治疗。

（四）脑干损伤

脑干损伤是指中脑、脑桥和延髓的损伤。脑干损伤分为原发性和继发性损伤。原发性损伤是指在外伤的当时，由外力所致的脑移位使脑干撞击在颅底斜坡或小脑幕裂孔边缘或由外力所致的脑干本身的扭转、牵拉造成的损伤。继发性损伤是指颅内血肿或脑组织水肿、肿胀，间接压迫、牵拉、扭转脑干所致的损伤。

1.原发性脑干损伤

(1)病理：原发性脑干损伤约占重型颅脑损伤的 5%～7%，为颅脑损伤死亡病例的 1/3。损伤发生时，脑干在外力的作用下，与小脑幕游离缘或斜坡撞击或受脑室内液体压力的冲击致伤。损伤多发生在一侧脑干背部或中央部，局部可见不同程度的挫裂伤、出血、水肿和缺血坏死、软化等病理变化。

(2)临床表现：脑干内有许多重要的脑神经核、网状结构和运动、感觉神经的传导束，所以脑干是生命的中枢，脑干受损以后会出现一系列威胁患者生命的临床症状和体征。

①意识障碍：意识障碍的程度与脑干受损的部位和程度有关，一般昏迷程度较深，而且持续时间较长。

②生命体征改变：脑干内呼吸中枢受损可出现呼吸表浅、不规则和呼吸暂停等呼吸功能衰竭的表现。心血管中枢受损可出现低血压、脉搏频数、心律失常。脑干损伤引起自主神经中枢功能障碍，体温调节失衡出现高热，体热不能及时发散，致使高热达40℃持续不退。

③眼球和瞳孔改变：脑干损伤常出现眼球分离、双眼同向凝视或同向运动障碍；瞳孔大小多变且形状不规则，双侧缩小如针或两侧散大固定，亦可双侧不等大；对光反射消失。

④锥体束征：由于脑干内锥体束损伤，可出现肢体瘫痪、肌张力增高、腱反射亢进、浅反射消失，还可出现一侧或双侧的病理反射。若受伤后一切反应消失，肌张力由增高而变为松弛，则为死亡前征兆。

⑤去大脑强直：为中脑受损所特有的症状，全身肌张力增高，阵发性四肢过度伸直，头向后仰呈“角弓反张”，此强直发作受到刺激时更加明显。这种发作常预示伤者病情严重并且预后不良。

(3)诊断：颅脑损伤后立即陷入深昏迷，瞳孔大小多变，眼球分离，四肢肌张力增高，去大脑强直发作，生命体征不稳定，此时头颅CT检查排除颅内血肿，则原发性脑干损伤的诊断可以成立。

(4)创伤性迟发性颅内血肿的治疗和预后：对创伤性迟发性颅内血肿的治疗，原则上均应采取手术治疗。迟发性颅内血肿患者多预后不良，病死率为25％～55％，因此在急救过程中应高度警惕，尤其是对临床检查可疑者应立即行CT扫描，若发现颅内血肿引起大脑中线移位或脑组织受压者，应及时清除血肿，可望获得良好的预后。

第二章　胸心疾病

第一节　胸部损伤

一、快速诊断与伤情评估

（一）胸外伤的快速诊断

90%的胸外伤患者通过仔细地询问病史及物理检查即可做出初步诊断。

1.询问病史与物理检查

可通过对患者本人、护送亲友及旁观者的询问，了解致伤暴力的性质、暴力作用的部位和方向、受伤后的主要临床表现和病情的发展，同时要询问过去心肺功能情况以及有无胸部疾病等。了解受伤至就诊的时间非常重要，如果伤后短时间就诊而病情严重，大多需要紧急处理，包括开胸手术；如伤后时间较长，大多对复苏等治疗的反应较好。

询问病史与物理检查应同步，重点突出，而且在数分钟内就应完成，对危重胸外伤患者，应抓住主要矛盾，及时处理最危急的伤情，如气道梗阻、休克及外出血等，不应因询问病史与系统物理检查，特别是对非主要创伤的处理，而延误抢救时机。在处理危急伤情后再详细了解病史和循序进行检查。

2.生命体征监测

监测患者的体温、脉搏、呼吸、血压是患者到达急诊室内首先进行的常规检查项目，对危重患者还应根据伤情作床旁超声波和胸部X线检查、血气分析、心电监护、中心静脉压测定及记录每小时尿量。如有条件者可放置Swan-Ganz导管，可反映心血管的病理生理变化，对帮助诊断、指导临床容量补充均有重要的意义。

3.合并伤的检查

胸部伤合并其他部位损伤甚为多见，一组1485例胸部创伤的报告中，合并颅脑伤占42%，合并腹部伤占32%，骨关节损伤46%，仅11%的病例为单纯胸部损伤。因此，对所有胸部损伤的伤员，除了做详尽的胸部检查外，还要注意身体其他部位的检查，注意受伤部位邻近器官有无合并伤，特别是颅脑、颈部、腹部，脊柱以及四肢、腰、背部是最易忽略的检查部位，应首先检查，以免遗漏。

4.选择适宜的诊断技术

应根据病情需要，适时、适宜地选择一些检查与诊断技术。胸腔穿刺术兼有诊断与治疗的作用，疑有血胸或气胸患者，胸腔穿刺抽出气体或不凝固的血液即可明确诊断；对张力性气胸具有挽救生命的作用；已做胸腔闭式引流的患者，应详细观察引流情况，判定胸内出血是否停止，为手术提供依据；心包穿刺对急性心脏压塞的诊断有帮助，既可确定诊断，也是紧急抢救措施之一；常规 X 线胸部检查，对血胸、气胸、肺实质损伤以及有无纵隔增宽等的判断有重要作用，但不应因检查而延误抢救时机，重患者可在床旁进行；对严重胸外伤患者，应常规进行心电图和血气分析。CT 扫描、磁共振成像（MRI）、B 型超声检查、支气管镜、胸腔镜，以及较复杂的 X 线检查，如支气管造影、食管造影或动脉造影等，确有需要，应待病情有所稳定才能进行。

（二）胸外伤的综合评估

胸外伤治疗中的困惑是胸外科医师对损伤认识的局限性。胸外科医师在处理胸外伤患者时，往往将处理重点只放在胸外伤上，可能会忽视其他部位损伤的处理，最终可能延误最佳的整体治疗时机。机体在遭到创伤时，胸外伤往往是全身多处损伤的一部分，即使是单独的胸外伤，每一病例的伤情及病理生理改变也不尽一致。对每一位胸外伤患者，判断致命性损伤的存在和确定治疗的侧重点更为重要。特别是在伴有其他部位的损伤时，应首先判断有无多发伤及复合伤的存在，什么部位的损伤最严重，最直接危及患者生命；必须确定胸外伤在全身多处损伤中的地位，是主要损伤还是次要损伤。这样抓住主要矛盾，根据患者的表现，进行重点而系统的检查，才能准确判断和及时有效的处理。作为一个经验丰富的临床医师，应从以下几个方面对胸外伤患者进行综合评价。

1.休克程度判断

严重胸外伤后往往发生不同程度的休克，引起休克的原因有以下几种：①失血性休克：胸内大量失血所致；②心源性休克：因心脏本身损伤或心脏压塞所致的心收缩无力或心排血量下降；③神经源性休克：因过度创伤应激所致的心率增快和血压下降。这些因素可以单独存在，也可能多种因素共同作用引起。

在胸外伤患者中，最常见的休克原因是出血。临床失血性休克分级常按失血量为标准进行分类。美国外科医师协会根据 70 公斤男性失血量的不同，而制定了休克分级标准（表 2-1）。该标准只能作为参考，因为失血是动态过程，患者从一个级别到另一个级别时可能没有明显的表现或标志。

表 2-1 失血性休克分级标准

	Class Ⅰ	Class Ⅱ	Class Ⅲ	Class Ⅵ
失血量/mL	750	750～1500	1500～2000	＞2000
失血比例/%	15%	15%～30%	30%～40%	＞40%
脉搏/（次·min^{-1}）	＜100	＞100	＞120	＞140
血压	正常	正常	降低	降低
脉压差	正常或升高	降低	降低	降低
中枢神经系统	轻度焦虑	焦虑	焦虑和意识模糊	意识模糊或昏睡

2.呼吸评估

评价胸外伤患者的呼吸情况，是医护人员首要的任务之一，如何正确判断呼吸困难的原因，对胸外伤患者的下一步处理至关重要。一般来说，胸外伤患者均有不同程度的呼吸困难。呼吸困难的原因分析应从以下几个方面入手：①胸部的剧烈疼痛对呼吸活动的抑制；②气胸及大量血胸所致的肺萎陷，使呼吸容积下降；③肺实质的损伤，如肺爆炸伤或高能量损伤所致的肺挫伤，使肺有效的通气与换气能力下降；④血液、呼吸道分泌物淤积或误吸，引起的上或下呼吸道梗阻及损伤；⑤浮动胸壁引起的反常呼吸运动影响呼吸功能；⑥创伤后的急性呼吸窘迫综合征（ARDS）；⑦急性失血所致的贫血。上述原因可单一存在，亦可为多个原因共同作用，医师必须迅速、准确地做出判断，及时处理；从呼吸频率、临床症状和体征、血气检查结果等多因素的变化，来综合判断呼吸困难的程度与类型。

3.六种危险胸外伤的判断

(1)气道阻塞：常由意志丧失、舌根后坠，分泌物阻塞等所致，可表现为刺激性干咳、气喘和呼吸困难，可有呛咳，常有明显的呼吸窘迫，表情异常痛苦，并不时抓搔喉部，其呼吸困难以吸气困难为主，活动可引起呼吸困难明显加重。一旦诊断气道阻塞，应立即处理，简单地抬起颈部，前推下颌，可使舌抬向前，即可恢复呼吸，应立即清除口腔及上呼吸道内的分泌物、血液、异物，合并伤或严重的神经运动损伤需要气管插管。必要时环甲膜切开或气管切开，尤其是有颈椎损伤时，插管可能加重损害。

(2)连枷胸引起的反常呼吸运动：胸部创伤早期，患者常处于保护性浅呼吸或局部疼痛限制了呼吸运动，使反常呼吸不明显，让患者加深呼吸时就易做出诊断。急救时可用手压迫或用厚敷料局部加压包扎，随后进行确定性处理。只有合并肺损伤，出现严重呼吸功能不全时，才行气管插管、人工呼吸或机械通气治疗。

(3)开放性气胸：胸壁缺损使外界与胸膜腔相通称为开放性气胸，常由枪弹伤引起。胸部的伤口破坏了胸壁的完整性，也破坏了胸内负压。吸气时，气体经胸壁缺损进入胸膜腔，使肺受压萎陷。初期处理应严密封闭创口，防止漏气，使开放性气胸变为闭合性气胸，然后再按闭合性气胸处理。

(4)张力性气胸：肺实质损伤破裂或胸壁小的开放伤后形成单向活瓣，吸入气体单向地进入胸膜腔，使胸膜腔内压力急剧上升，肺萎陷，纵隔亦受压，甚至偏向对侧；心回血减少，引起严重的低血压，呼吸音消失。叩诊呈过清音的患者应考虑为张力性气胸。重症患者不应等待摄胸片后再确诊，应立即在第二肋间插入针头减压，接以活瓣排气针或行胸腔闭式引流。

(5)大量血胸：可由胸廓内血管、胸腔内大血管、肺实质损伤引起，患者有严重失血性休克表现。查体患侧呼吸音降低，叩诊呈浊音。初期处理时应先行胸腔闭式引流，如为进行性血胸，应积极抗休克，及时剖胸探查。

(6)心脏压塞：常由穿透伤所致。心包内积血压迫心脏，使回心血量减少，血压降低、脉搏细弱或有颈静脉怒张、CVP上升等。危重时可立即在剑突下进针行心包腔穿刺抽血减压，为手术赢得时间。

（三）胸外伤严重程度的评定

胸外伤后，判断其严重程度有何意义呢？多数学者认为，胸外伤的严重程度评估有助于量化伤情；预测胸外伤患者的生存结局；在批量伤员的救治时，指导现场分类、筛选后送不同等级医院，以决定治疗策略；控制临床研究中不同组间的可比性；评估和比较不同医院的救治质量。现代创伤诊治实践证明，用创伤评分指导临床工作，“可避免的死亡”在西方国家均有所下降，我国有关胸外伤的评分工作起步较晚，目前尚缺乏大宗胸外伤病例的创伤评分报道。因此，有待组建我国大型胸外伤数据库，开展大规模的胸外伤流行病学与创伤评分研究。结合 ICD-9 码(国际疾病分类，9 版)、AIS-2005(简明损伤评分，2005 版)等方法，美国创伤外科协会(AAST)所属的器官损伤定级(OIS)委员会经过多年的工作，制定出胸部各主要脏器(胸壁、胸部血管、肺、心脏、食管等)的损伤分级标准(OIS-Ⅳ)，因篇幅所限，这里就不一一列出胸外伤具体的各脏器损伤分级标准。

需要强调的是，这些损伤分级的制定虽然对指导临床医师评估胸外伤起到很重要的作用，但损伤分级的依据，均是基于解剖学上的描述，将损伤分为Ⅰ到Ⅴ级(个别脏器为Ⅵ级)，代表了从最轻到最严重的胸外伤，并未涉及创伤后的一系列病理生理改变；在能挽救的患者中，从Ⅰ到Ⅴ级，分级越高，损伤越重；而Ⅵ级意味着患者存在非常严重的毁坏性损伤，存活概率极低。虽然 OIS 比 AIS 更适合用于临床实践，且可与 AIS 进行快速转换，对临床医师诊断的标准化、治疗方案和预后评价均有指导意义，但作为临床应用标准，OIS 所描述的最初分级体系，需在大宗病例中得以证实。目前，此工作还在不断的改进和完善中。

二、常见部位损伤

(一)胸壁软组织损伤

胸壁软组织损伤在胸部损伤中非常多见，包括皮肤肌肉挫伤、皮肤裂伤、肌肉撕裂伤、皮肤皮下肌肉穿通伤等。

1.诊断标准

(1)临床表现及体征

①有较明确的外伤史。

②局部疼痛：与暴力的强度、性质、持续时间及受伤部位的神经分布有关，疼痛程度可以随呼吸幅度或咳嗽、打喷嚏而改变。

③肿胀：由局部软组织内炎性反应渗出、淤血或皮肤损伤所致。

④创面：不同的创伤性质和强度可以造成皮肤表面伤痕、破损等。

⑤功能障碍：严重损伤患者可因疼痛限制咳嗽而引起排痰障碍，导致肺不张等并发症。

⑥心率、血压、呼吸多正常。

⑦严重、大面积软组织损伤可以有心率加快、血压升高或降低、呼吸幅度变浅、呼吸频率加快。疼痛剧烈时面色苍白、出冷汗。

(2)检查：拍摄后前位 X 线胸片，应该正常，可以排除肋骨骨折和其他并发症。

2.治疗原则

(1)对症止痛：依据伤情严重程度给予活血、化淤、止痛的中、西药物。

(2)局部理疗：受伤早期(6h 内)局部冷敷，无继续出血迹象后热敷或选用其他理疗方法。

(3)清创缝合：有皮肤破损的患者，必须给予彻底清创，清除异物及坏死组织，充分止血，一期修复神经、血管，缝合伤口。污染严重的伤口，妥善止血后，开始换药。

(4)其他：酌情应用抗生素及破伤风抗毒血清。

3.常用药物

(1)抗炎镇痛药如吲哚美辛和布洛芬等，必要时也可使用阿片受体激动剂如曲马多和吗啡等。

(2)破伤风抗毒血清(TAT)。

(3)抗生素可使用青霉素类如阿莫西林和哌拉西林等，及一代头孢菌素如头孢氨苄和头孢拉定，二代头孢菌素如头孢呋辛、头孢克洛等。

(二)肋骨骨折

肋骨骨折是最常见的胸部损伤，骨折多发生于第4～7肋，第9～12肋骨骨折可能伴有潜在的腹内脏器损伤。肋骨骨折分为单根单处肋骨骨折、多根单处肋骨骨折、多根多处肋骨骨折和单根多处肋骨骨折四种。多根多处肋骨骨折(一般4根以上)是最严重的肋骨骨折，可形成胸壁软化，引起反常呼吸运动，严重影响呼吸功能。间接暴力引起的肋骨骨折，骨折端常常向外折断，而引起开放性骨折，直接暴力引起的肋骨骨折，骨折端向胸腔内折断，常导致血胸、气胸和肺损伤等并发症。老年人骨质疏松更易发生骨折。

1.诊断标准

(1)临床表现及体征

①有车祸、坠落产生的胸部撞击、挤压伤史。

②胸部疼痛明显、深呼吸、咳嗽、打喷嚏、变动体位时疼痛加剧。

③局部肿胀、压痛或伴有淤血、斑，胸廓挤压试验(间接压痛试验)阳性，有时可触及骨擦感或骨折断端。

④多根多处肋骨骨折常伴发胸壁软化，胸壁反常运动，引起低氧血症、发绀。

⑤疼痛限制咳嗽动作幅度，影响气道分泌物排出，加重肺水肿及肺不张，胸壁反常运动会在伤后数小时逐渐明显起来，呼吸音减低，也可闻及啰音。

⑥伴有血胸、气胸的患者，呼吸音可以消失，叩诊可以发现浊音区和鼓音区。

(2)检查

①X线片较易确定肋骨连续性中断或错位的部位，并可以了解是否有血胸、气胸，纵隔或皮下气肿、肺损伤或肺不张等并发症的存在。

②肋软骨骨折或肋软骨与硬骨连接处骨折，不能在胸片上显示，X线需在3～6周后发现骨痂形成时才能确诊，必须根据病史、体征来明确诊断。

2.治疗原则

(1)闭合性肋骨骨折

①镇静止痛：可口服或注射止痛药，必要时可以采用骨折部位和肋间神经封闭术及“止疼泵”硬脑膜外或静脉持续给药止痛。有效控制疼痛有助于改善呼吸障碍。

②帮助患者咳嗽，雾化吸入，更换体位，排除分泌物，必要时经鼻导管或纤维支气管镜吸痰，预防肺不张及肺炎的发生。

③多头胸带固定胸部，有助于止痛和控制反常呼吸。

④抢救过程中要注意避免过多输入晶体液，一般不应超过 1000mL，如果伤情严重，应该适当使用胶体液或血液制品，避免进一步加重肺水肿。

⑤多根多处肋骨骨折，造成胸壁反常呼吸运动范围较小者，通常不做特殊处理，也可用棉垫加压包扎。当反常呼吸运动范围较大，胸壁严重塌陷时，如果患者条件允许，可以考虑手术固定肋骨，减少呼吸功能不全的时间。严重的胸壁软化及合并头部损伤或严重呼吸功能障碍时，可以行气管插管，呼吸机辅助呼吸，待胸壁相对稳定，反常呼吸消失后，停止辅助呼吸，拔除气管插管。

⑥合理选择使用抗生素，预防感染。

⑦有气胸、血胸等并发症时要同时处理。

(2)开放性肋骨骨折

①常规清创、彻底清除异物、碎骨及坏死组织，缝合伤口。

②开放时间过长或污染严重的伤口，清创后引流换药。

③根据伤口污染程度及细菌培养结果选用敏感抗生素。

a.抗炎镇痛药如吲哚美辛和布洛芬等，必要时也可使用阿片受体激动剂如曲马多和吗啡等。

b.开放性骨折使用破伤风抗毒血清(TAT)。

c.抗生素可使用青霉素类如阿莫西林和哌拉西林等，二代头孢菌素如头孢呋辛、头孢克洛，三代头孢菌素头孢哌酮钠、头孢唑肟钠等。

(三)胸骨骨折

胸骨骨折多见于发生车祸的机动车司机，骨折部位多在胸骨上部。在胸部损伤中少见，但是容易合并不同程度的心脏损害，有较大的潜在危险性。

1.诊断标准

(1)临床表现及体征

①有胸部撞击伤或车祸、减速伤史。

②局部明显疼痛，呼吸或活动时加重。

③局部可扪及骨折摩擦或断端重叠畸形。

④常伴多根肋软骨骨折。

⑤有反常呼吸可发绀。

(2)检查

①X 线片较易确定骨折部位。

②要除外心脏、大血管或支气管损伤。

2.治疗原则

(1)无移位或仅有轻度移位的胸骨骨折，对胸廓活动无明显影响，可以仅给镇静止痛，对症治疗。

(2)重症，有呼吸困难、反常呼吸的患者，行气管插管，呼吸机辅助呼吸，待呼吸功能稳定后,停止辅助呼吸,拔除气管插管。

(3)开放性胸骨骨折移位明显或伴有连枷胸,应该在全身麻醉下钢丝或钢板固定,纠正严重畸形,胸骨骨折处后放置纵隔引流管,保持引流管通畅。

(4)合理选择抗生素,预防感染。常用药物同肋骨骨折。

(四)创伤性气胸

气胸在胸外伤的患者中常见。气胸可以由各种锐器造成胸壁穿透伤,外界气体进入胸膜腔而形成,也可以由各种锐器伤、爆震伤、挤压伤、肋骨骨折损伤肺、支气管,因而气体进入胸膜腔而形成,还可因食管破裂而形成。可分为闭合性气胸、张力性气胸和开放性气胸三种。

1.诊断标准

(1)临床表现及体征

①有挤压伤、肋骨骨折或锐器伤、爆震伤等外伤史。

②少量气胸症状轻微,胸闷、憋气症不明显。

③大量气胸可以引起呼吸困难,甚至发绀。患侧呼吸音减弱或消失,叩诊为鼓音。

④张力性气胸时呼吸急促、极度困难,精神紧张,大汗淋漓,四肢湿冷,甚至发绀。

⑤患侧呼吸音消失,肋间增宽,皮下气肿,纵隔气管向健侧移位,血压下降,心率增快,处于休克状态。

⑥开放性气胸可以听到随患者呼吸有气体进出伤口的声音,同时有四肢湿冷,血压下降等休克症状。

(2)检查

①X线胸片可确定气胸的程度及是否有肋骨骨折、肺不张、纵隔移位,皮下气肿、血胸等并发症。

②张力性气胸时肺完全萎陷,纵隔移向健侧,皮下气肿(紧急情况下先行闭式引流或粗针头第二肋间排气处理后再拍片)。

2.治疗原则

一般处理原则包括吸氧、镇静、止痛、化痰,排出分泌物,输血、补液,纠正休克,合理选择抗生素预防感染。

(1)闭合性气胸

①少量气胸(肺压缩＜30％),症状多不明显,可密切观察,不做特殊处理。

②中等以上气胸(肺压缩＞50％),应行胸腔穿刺抽气或胸腔闭式引流,酌情给予止痛和抗生素治疗。

(2)张力性气胸

①紧急情况下粗针头锁骨中线第二肋间刺入胸腔排气。

②条件允许时行胸腔闭式引流,管腔内径要粗。

③持续大量漏气,闭式引流不能缓慢解症状时,说明有较大的气管、支气管损伤或有大面积肺撕裂伤,应该及时手术探查,必要时行肺切除术。

(3)开放性气胸

①无菌敷料覆盖、暂时闭合伤口,变开放性气胸为闭合性气胸,再行胸腔闭式引流。

②情况危急的患者需要气管插管，呼吸机辅助呼吸。

③彻底清创、切除毁损组织、仔细止血、修复伤口。胸壁伤口缺损面积较大时，应及时手术，用带蒂肌皮瓣或人工代用品修补。

(4)临床操作标准

①胸腔穿刺术：患者取坐位或半坐位，在预定的穿刺点局部消毒，麻醉后沿肋骨上缘刺入胸腔穿刺针，反复抽吸直至肺基本复张。

②胸腔闭式引流术：患者取半坐位，根据 X 线胸片定位，多取锁骨中线第二肋间，局部消毒，麻醉，切开皮肤，将引流管置入胸腔约 5～8cm，皮肤缝线固定引流管，连接水封瓶。在X线证实无残留液体、气体时，拔除胸腔闭式引流管。

(5)常用药物

①镇痛剂、抗生素和 TAT 同肋骨骨折。

②祛痰：乙酰半胱氨酸、氨溴索等。

(五)创伤性血胸

各种原因造成的胸腔内积血称为血胸。出血通常来源于肺裂伤、肋间血管或胸廓内动脉损伤，甚至大血管、心脏破裂出血均可引起血胸。轻度肺裂伤，出血常可自行停止。体循环的动脉出血常不易停止。血胸可以单独存在，也可以与其他胸部损伤同时存在。缓慢、少量出血多不凝固，大量迅速出血时就可以出现胸内血凝块，形成凝固性血胸，可不同程度影响呼吸、循环功能。受到污染的血胸如果治疗不彻底有转变为脓胸的危险。

1.诊断标准

(1)临床表现及体征

①外伤后依出血量的多少，可以有不同程度的呼吸困难，出血量大而迅速时，血压下降、心率加快，出血超过 1000mL 时，可以有四肢湿冷、烦躁等休克表现，如果抢救治疗不及时会出现呼吸、循环衰竭而死亡。

②患侧呼吸音减低，叩诊浊，合并气胸时叩诊可以发现鼓、浊音界面。

(2)检查

①立位或坐位 X 线胸片：小量血胸仅见肋膈角变钝或消失，中等量血胸液面可从膈顶到肺门水平不等，大量血胸液面可达肺门水平以上。平卧位 X 线胸片患侧胸腔透过度减低，并可估计血胸的严重程度。

②胸腔穿刺抽出血性液体即可确定诊断。

2.治疗原则

(1)密切观察血压、心率，输血、补液，预防失血性休克，合理选择使用抗生素，预防血胸感染。

(2)少量血胸动态观察或胸腔穿刺，中等量需做胸腔闭式引流术，大量血胸应及时行闭式引流，必要时开胸或电视胸腔镜(VATS)急诊手术探查，凝固性血胸在病情稳定后尽早(2 周左右)开胸或 VATS 手术，清除血凝块和肺表面的纤维膜。

(3)进行性血胸的判定

①脉搏逐渐增快，血压持续下降。

②经输血补液后，血压不回升或升高后又迅速下降。

③重复测定血红蛋白、红细胞计数和血细胞比容等，持续降低。

④胸膜腔穿刺因血液凝固抽不出血液，但连续多次 X 线检查显示胸膜腔阴影继续增大。

⑤闭式胸腔引流后，引流血量连续 3h 超过 200mL 或一次引流量超过 1000mL。

如果有上述五项之一，就应该及时开胸探查，彻底止血。

(4)手术探查要点

①根据伤情选择开胸手术或 VATS。

②仔细探查可能的出血部位，确切止血。

③修补肺撕裂伤，如果裂口过大过深，无法缝合止血，可以行肺段或肺叶切除。

第二节 肺部恶性疾病

一、原发性肺癌

原发性肺癌(以下简称肺癌)是我国最常见的恶性肿瘤之一，发病率、死亡率正在迅速上升。2010 年卫生统计年鉴显示，2005 年，肺癌死亡率占我国恶性肿瘤死亡率的第 1 位。

吸烟、被动吸烟、环境污染，尤其是大气污染是主要致病因素。有吸烟史并且吸烟指数大于 400 支/年、高危职业接触史(如接触石棉)以及肺癌家族史等，年龄在 45 岁以上者，是肺癌的高危人群。

肺癌组织学分类参照 2004 版 WHO 肺癌组织学分类，分为鳞癌、腺癌、小细胞癌、大细胞癌、腺鳞癌、肉瘤样癌、类癌、唾液腺肿瘤、癌前病变等。

(一)诊断标准

1.临床表现

(1)肺癌早期可无明显症状。当病情发展到一定程度时，可出现刺激性干咳、痰中带血或血痰、胸痛、发热、气促。

当呼吸道症状超过两周，经治疗不能缓解，尤其是痰中带血、刺激性干咳或原有的呼吸道症状加重，要高度警惕肺癌存在的可能性。

(2)当肺癌侵及周围组织或转移时，可出现如下症状：

①癌肿侵犯喉返神经出现声音嘶哑。

②癌肿侵犯上腔静脉，出现面、颈部水肿等上腔静脉梗阻综合征表现。

③癌肿侵犯胸膜引起胸膜腔积液，往往为血性；大量积液可以引起气促。

④癌肿侵犯胸膜及胸壁，可以引起持续剧烈的胸痛。

⑤上叶尖部肺癌可侵入和压迫位于胸廓入口的器官组织，如第一肋骨、锁骨下动、静脉、臂丛神经、颈交感神经等，产生剧烈胸痛，上肢静脉怒张、水肿、臂痛和上肢运动障碍，同侧上眼睑下垂、瞳孔缩小、眼球内陷、面部无汗等颈交感神经综合征表现。

⑥近期出现的头痛、恶心、眩晕或视物不清等神经系统症状和体征应当考虑脑转移的可能。

⑦持续固定部位的骨痛、血浆碱性磷酸酶或血钙升高应当考虑骨转移的可能。

⑧右上腹痛、肝肿大、碱性磷酸酶、谷草转氨酶、乳酸脱氢酶或胆红素升高应当考虑肝转移的可能。

⑨皮下转移时可在皮下触及结节。

⑩血行转移到其他器官可出现转移器官的相应症状。

2.体格检查

(1)多数肺癌患者无明显相关阳性体征。

(2)患者出现原因不明,久治不愈的肺外征象,如杵状指(趾)、非游走性肺性关节疼痛、男性乳腺增生、皮肤黝黑或皮肌炎、共济失调、静脉炎等。

(3)临床表现高度可疑肺癌的患者,体检发现声带麻痹、上腔静脉梗阻综合征、Horner 征、Pancoast 综合征等提示局部侵犯及转移的可能。

(4)临床表现高度可疑肺癌的患者,体检发现肝肿大伴有结节、皮下结节、锁骨上窝淋巴结肿大等提示远处转移的可能。

3.辅助检查

(1)影像检查

①胸部 X 线检查:胸片是早期发现肺癌的一个重要手段,也是术后随访的方法之一。

②胸部 CT 检查:胸部 CT 可以进一步验证病变所在的部位和累及范围,也可大致区分其良、恶性,是目前诊断肺癌的重要手段。低剂量螺旋胸部 CT 可以有效地发现早期肺癌,而 CT 引导下经胸肺肿物穿刺活检是重要的获取细胞学、组织学诊断的技术。

③B 型超声检查:主要用于发现腹部重要器官以及腹腔、腹膜后淋巴结有无转移,也用于双锁骨上窝淋巴结的检查;对于邻近胸壁的肺内病变或胸壁病变,可鉴别其囊实性及进行超声引导下穿刺活检;超声还常用于胸腔积液抽取定位。

④MRI 检查:MRI 检查对肺癌的临床分期有一定价值,特别适用于判断脊柱、肋骨以及颅脑有无转移。

⑤骨扫描检查:用于判断肺癌骨转移的常规检查。当骨扫描检查提示骨可疑转移时,可对可疑部位进行 MRI 检查验证。

⑥PET-CT 检查:不推荐常规使用。在诊断肺癌纵隔淋巴结转移时较 CT 的敏感性、特异性高。

(2)内窥镜检查

①纤维支气管镜检查:纤维支气管镜检查技术是诊断肺癌最常用的方法,包括纤支镜直视下刷检、活检以及支气管灌洗获取细胞学和组织学诊断。上述几种方法联合应用可以提高检出率。

②经纤维支气管镜引导透壁穿刺纵隔淋巴结活检术(TBNA)和纤维超声支气管镜引导透

壁淋巴结穿刺活检术(EBUS-TBNA):经纤维支气管镜引导透壁淋巴结穿刺活检有助于治疗前肺癌 TNM 分期的精确 N_2 分期。但不作为常规推荐的检查方法,有条件的医院应当积极开展。经纤维超声支气管镜引导透壁淋巴结穿刺活检术(EBUS-TBNA)更能就肺癌 N_1 和 N_2 的精确病理诊断提供安全可靠的支持。

③纵隔镜检查:作为确诊肺癌和评估 N 分期的有效方法,是目前临床评价肺癌纵隔淋巴结状态的金标准。尽管 CT、MRI 以及近年应用于临床的 PET-CT 能够对肺癌治疗前的 N 分期提供极有价值的证据,但仍然不能取代纵隔镜的诊断价值。

④胸腔镜检查:胸腔镜可以准确地进行肺癌诊断和分期,对于经纤维支气管镜和经胸壁肺肿物穿刺针吸活检术(TTNA)等检查方法无法取得病理标本的早期肺癌,尤其是肺部微小结节病变行胸腔镜下病灶切除,即可以明确诊断。对于中晚期肺癌,胸腔镜下可以行淋巴结、胸膜和心包的活检,胸腔积液及心包积液的细胞学检查,为制定全面治疗方案提供可靠依据。

(3)其他检查技术

①痰细胞学检查:痰细胞学检查是目前诊断肺癌简单方便的无创伤性诊断方法之一,连续三天留取清晨深咳后的痰液进行痰细胞学涂片检查可以获得细胞学的诊断。

②经胸壁肺内肿物穿刺针吸活检术(TTNA):TTNA 可以在 CT 或 B 超引导下进行,在诊断周围型肺癌的敏感度和特异性上均较高。

③胸腔穿刺术:当胸腔积液原因不清时,可以进行胸腔穿刺,以进一步获得细胞学诊断,并可以明确肺癌的分期。

④胸膜活检术:当胸腔积液穿刺未发现细胞学阳性结果时,胸膜活检可以提高阳性检出率。

⑤浅表淋巴结活检术:对于肺部占位病变或已明确诊断为肺癌的患者,如果伴有浅表淋巴结肿大,应当常规进行浅表淋巴结活检,以获得病理学诊断,进一步判断肺癌的分期,指导临床治疗。

(4)血液免疫生化检查

①血液生化检查:对于原发性肺癌,目前无特异性血液生化检查。肺癌患者血浆碱性磷酸酶或血钙升高考虑骨转移的可能,血浆碱性磷酸酶、谷草转氨酶、乳酸脱氢酶或胆红素升高考虑肝转移的可能。

②血液肿瘤标志物检查:目前尚并无特异性肺癌标志物应用于临床诊断,故不作为常规检查项目,但有条件的医院可以酌情进行如下检查,作为肺癌评估的参考。

a.癌胚抗原(CEA):目前血清中 CEA 的检查主要用于判断肺癌预后以及对治疗过程的监测。

b.神经元特异性烯醇化酶(NSE):是小细胞肺癌首选标志物,用于小细胞肺癌的诊断和治疗反应监测。

c.细胞角质蛋白 19 片段抗原 21-1(CYFRA21-1):对肺鳞癌诊断的敏感性、特异性有一定参考意义。

d.鳞状细胞癌抗原(SCC):对肺鳞状细胞癌疗效监测和预后判断有一定价值。

(5)组织学诊断：组织病理学诊断是肺癌确诊和治疗的依据。活检确诊为肺癌时，应当进行规范化治疗。如因活检取材的限制，活检病理不能确定病理诊断时，建议临床医师重复活检或结合影像学检查情况进一步选择诊疗方案，必要时临床与病理科医师联合会诊确认病理诊断。

(二)鉴别诊断

1.良性肿瘤

常见的有肺错构瘤、支气管肺囊肿、巨大淋巴结增生、炎性肌母细胞瘤、硬化性血管瘤、结核瘤、动静脉瘘和肺隔离症等。这些良性病变在影像检查上各有其特点，若与恶性肿瘤不易区别时，应当考虑手术切除。

2.结核性病变

是肺部疾病中较常见也是最容易与肺癌相混淆的病变。临床上容易误诊误治或延误治疗。对于临床上难于鉴别的病变，应当反复做痰细胞学检查、纤维支气管镜检查及其他辅助检查，直至开胸探查。在明确病理或细胞学诊断前禁忌行放射治疗(以下简称放疗)或化学药物治疗(以下简称化疗)，但可进行诊断性抗结核治疗及密切随访。结核菌素试验阳性不能作为排除肺癌的指标。

3.肺炎

大约有 1/4 的肺癌早期以肺炎的形式出现。对起病缓慢，症状轻微，抗炎治疗效果不佳或反复发生在同一部位的肺炎应当高度警惕有肺癌可能。

4.其他

包括发生在肺部的一些少见、罕见的良、恶性肿瘤，如肺纤维瘤、肺脂肪瘤等，术前往往难以鉴别。

(三)肺癌的分期

1.非小细胞肺癌

目前非小细胞肺癌的 TNM 分期采用国际肺癌研究协会(IASLC)2009 年第七版分期标准(IASLC 2009)。

(1)肺癌 TNM 分期中 T、N、M 的定义

①原发肿瘤(T)分期

T_x：原发肿瘤大小无法测量；或痰脱落细胞或支气管冲洗液中找到癌细胞，但影像学检查和支气管镜检查未发现原发肿瘤。

T_0：没有原发肿瘤的证据。

T_{is}：原位癌。

T_{1a}：原发肿瘤最大径≤2cm，局限于肺和脏胸膜内，未累及主支气管；或局限于气管壁的肿瘤，不论大小，不论是否累及主支气管，一律分为 T_{1a}。

T_{1b}：原发肿瘤最大径>2cm，≤3cm。

T_{2a}：肿瘤有以下任何情况者：最大直径>3cm，≤5cm；累及主支气管，但肿瘤距离隆凸≥2cm；累及脏胸膜；产生肺段或肺叶不张或阻塞性肺炎。

T_{2b}：肿瘤有以下任何情况者：最大直径 5cm，≤7cm。

T_3:任何大小肿瘤有以下情况之一者:原发肿瘤最大径>7cm,累及胸壁或横膈或纵隔胸膜或支气管(距隆凸<2cm,但未及隆凸)或心包;产生全肺不张或阻塞性肺炎;原发肿瘤同一肺叶出现卫星结节。

T_4:任何大小的肿瘤,侵及以下之一者:心脏,大气管,食管,气管,纵隔,隆凸或椎体;原发肿瘤同侧不同肺叶出现卫星结节。

②淋巴结转移(N)分期

N_x:淋巴结转移情况无法判断。

N_0:无区域淋巴结转移。

N_1:同侧支气管或肺门淋巴结转移。

N_2:同侧纵隔和/隆凸下淋巴结转移。

N_3:对侧纵隔和(或)对侧肺门,和(或)同侧或对侧前斜角肌或锁骨上区淋巴结转移。

③远处转移(M)分期

M_x:无法评价有无远处转移。

M_0:无远处转移。

M_{1a}:胸膜播散(恶性胸腔积液、心包积液或胸膜结节)。

M_{1b}:原发肿瘤对侧肺叶出现卫星结节;有远处转移(肺/胸膜外)。

(2)肺癌 TNM 分期(IASLC 2009)(表 2-2)

表 2-2 肺癌 TNM 分期(IASLC 2009)

分期	TNM
隐形肺癌	T_x,N_0,M_0
0	T_{is},N_0,M_0
ⅠA	$T_{1a,b}$,N_0,M_0
ⅠB	T_{2a},N_0,M_0
ⅡA	$T_{1a,b}$,N_1,M_0
	T_{2a},N_1,M_0
	T_{2b},N_0,M_0
ⅡB	T_{2b},N_1,M_0
	T_3,N_0,M_0
ⅢA	T_1,N_2,M_0
	T_2,N_2,M_0
	T_3,N_1,M_0
	T_3,N_2,M_0
	T_4,N_0,M_0
	T_4,N_1,M_0
ⅢB	T_4,N_2,M_0
	任何 T,N_3,M_0

续表

分期	TNM
Ⅳ	任何 T,任何 N,M_{1a},b

2.小细胞肺癌

小细胞肺癌分期:对于接受非手术的患者采用局限期和广泛期分期方法,对于接受外科手术的患者采用国际肺癌研究协会(IASLC)2009 年第七版分期标准。

(四)治疗

1.治疗原则

应当采取综合治疗的原则,即:根据患者的机体状况,肿瘤的细胞学、病理学类型,侵及范围(临床分期)和发展趋向,采取多学科综合治疗(MDT)模式,有计划、合理地应用手术、化疗、放疗和生物靶向等治疗手段,以期达到根治或最大程度控制肿瘤,提高治愈率,改善患者的生活质量,延长患者生存期的目的。目前肺癌的治疗仍以手术治疗、放射治疗和药物治疗为主。

2.外科手术治疗

(1)手术治疗原则:手术切除是肺癌的主要治疗手段,也是目前临床治愈肺癌的唯一方法。肺癌手术分为根治性手术与姑息性手术,应当力争根治性切除。以期达到最佳、彻底的切除肿瘤,减少肿瘤转移和复发,并且进行最终的病理 TNM 分期,指导术后综合治疗。对于可手术切除的肺癌应当遵守下列外科原则:

①全面的治疗计划和必要的影像学检查(临床分期检查)均应当在非急诊手术治疗前完成。充分评估决定手术切除的可能性并制订手术方案。

②尽可能做到肿瘤和区域淋巴结的完全性切除;同时尽量保留有功能的健康肺组织。

③电视辅助胸腔镜外科手术(VATS)是近年来发展较快的微创手术技术,主要适用于Ⅰ～Ⅱa 期肺癌患者。

(2)手术适应证

①Ⅰ、Ⅱ期和部分Ⅲa 期($T_3N_{1\sim2}M_0$;$T_{1\sim2}N_2M_0$;$T_4N_{0\sim1}M_0$ 可完全性切除)非小细胞肺癌和部分小细胞肺癌($T_{1\sim2}N_{0\sim1}M_0$)。

②经新辅助治疗(化疗或化疗加放疗)后有效的 N_2 期非小细胞肺癌。

③部分Ⅲb 期非小细胞肺癌($T_4N_{0\sim1}M_0$)如能局部完全切除肿瘤者,包括侵犯上腔静脉、其他毗邻大血管、心房、隆凸等。

④部分Ⅳ期非小细胞肺癌,有单发对侧肺转移,单发脑或肾上腺转移者。

⑤临床高度怀疑肺癌的肺内结节,经各种检查无法定性诊断,可考虑手术探查。

(3)手术禁忌证

①全身状况无法耐受手术,心、肺、肝、肾等重要脏器功能不能耐受手术者。

②绝大部分诊断明确的Ⅳ期、大部分Ⅲb 期和部分Ⅲa 期非小细胞肺癌,以及分期晚于 $T_{1\sim2}N_{0\sim1}M_0$ 期的小细胞肺癌。

(4)VATS 肺叶切除术:VATS 基本上涉及所有开胸肺手术范围。根据术者熟练程度可予单孔,双孔,三孔,多孔。现最为常规开展的为胸腔镜下肺叶切除术,予着重介绍。

①适应证：Ⅰa 期非小细胞肺癌。从技术和经验上已经证实 VATS 肺叶切除术加纵隔淋巴结清扫是可行的。

②方法和步骤

双腔气管插管静脉复合麻醉，健侧卧位。

a.切口选择：VATS 肺叶切除术的切开选择包括 1 个长 1.5cm 的胸腔镜置入孔（一般在腋中线第 7 或第 8 肋间），1 个长 5～8cm 的胸壁小切口，有时需补加 1～2 个长 1.5cm 的器械操作孔。切口位置根据手术需要而定，目前无同一模式。对小切口位置比较一致的观点是：距肺门近，便于手术操作；对胸壁组织损伤小；切口疤痕符合美容要求，一般认为腋前线第 4 肋间胸大肌后缘至背阔肌前缘 5～8cm 的小切口较为理想。随着手术熟练程度的掌握，出现单孔、双孔，小切口基本到 3cm 左右。

b.解剖方法：根据术者习惯及熟练程度可予电凝钩、超声刀或两者结合进行解剖分离。同时可结合吸引器、卵圆钳及血管钳进行钝性分离。

各个肺叶解剖顺序：根据患者肺裂发育情况及操作者个人习惯，在 VATS 肺叶切除操作过程中，解剖分离顺序可有变化，在此介绍一种经肺门单向式解剖肺叶切除术，其优点解剖相对固定清晰，叶间裂发育情况对手术解剖影响不大，叶间裂操作采用直线切割吻合器闭合，防止叶间创面漏气、出血。

c.手术方式（如下所述 5 种）

右肺上叶切除术：将右中上叶向后方牵引，经膈神经及肺门间打开纵隔胸膜，显露右上肺静脉，分离右上肺静脉，注意保护右中叶肺静脉，予直线切割吻合器离断，上叶静脉后方即显露右肺动脉主干及尖前支，沿肺动脉分离，分离显露后升支，逐一离断尖前支及后升支动脉。动脉后方即显露右上叶支气管，沿支气管分离，充分游离，直线切割吻合器离断右上叶支气管。充分打开肺门后方纵隔胸膜，沿叶间裂用直线切割吻合器离断切除右上肺。用直线切割吻合器离断叶间裂应注意防止损伤肺门血管。

右中叶切除术：将右肺中上叶向后方牵引，同样在膈神经及肺门之间打开纵隔胸膜，显露右肺上静脉，中叶静脉为右肺上静脉最下一支，根据叶裂也可判断，充分游离后予腔镜下直线切割吻合器离断。分离静脉后方组织，即可显露右肺动脉中间段，上下游离显露中叶动脉往往分为两支，予腔镜下直线切割吻合器离断，亦可在 hemolok 近端夹闭，远端超声刀离断。在动脉内侧找到中间段支气管，向下游离找到走向中叶的中叶支气管，予直线切割吻合器离断。叶间裂予腔镜下直线切割吻合器离断，切除中叶。避免肺门血管损伤。

右下叶切除术：分离右下肺韧带，电凝或超声刀离断，游离至下肺静脉水平，充分游离右下肺静脉，予腔镜下直线切割吻合器离断，打开肺门后方纵隔胸膜至奇静脉水平，下肺叶向头侧牵引，分离下肺静脉旁结缔组织即显露右肺下叶支气管，游离右肺下叶支气管周围组织，钝性分离右下叶支气管，注意保护中叶支气管，同时避免损失其后方的下叶动脉，予腔镜下直线切割吻合器离断右下叶支气管。夹闭直线切割吻合器后予鼓肺，确认右肺中叶扩张，然后再离断。提起远端支气管残端，即显露其后方右下肺动脉，钝性分离右下肺动脉，注意保护右肺中叶动脉，予腔镜下直线切割吻合器离断。叶间裂予腔镜下直线切割吻合器离断，切除右肺下叶，注意避免肺门血管损伤。

左肺上叶切除术：将左上叶向后方牵引，在膈神经及肺门之间打开纵隔胸膜显露右肺上叶静脉，分离左肺上叶静脉周围组织，直角血管钳钝性分离充分游离左肺上叶静脉，带线牵引，予腔镜下直线切割吻合器离断。提起左上肺静脉远端，其后方显露左主支气管，向右端分离，充分显露左下叶支气管，并确认左上叶支气管，分离左上叶支气管周围组织，直角血管钳钝性分离充分游离左上叶支气管，注意避免损伤其后方肺动脉，左上叶支气管游离后带线牵引，再予直线切割吻合器离断。提起左上叶支气管远端其后方即为左肺动脉主干，分离其周围组织，即可显露左上肺动脉各个分支，最常见为4支，第一支尖前支动脉及舌段动脉较为固定。逐一游离后，予腔镜下直线切割吻合器离断，如动脉直径小亦可hemolok近端夹闭，远端超声刀离断。打开肺门后方纵隔胸膜，直线切割吻合器离断叶间裂，注意避免损伤肺门血管。

左肺下叶切除术：将左下肺叶向头侧牵引，分离左下肺韧带，电凝或超声刀离断，游离至下肺静脉水平，充分游离左下肺静脉，予腔镜下直线切割吻合器离断，打开肺门后方纵隔胸膜，将左下肺叶充分向头侧牵引，显露左下肺叶支气管，充分游离其周围组织，直角血管钳钝性分离左下叶支气管，注意避免损伤其后方肺动脉，充分游离后带线牵引，予腔镜下直线切割吻合器离断。提起左下叶支气管远端，其后方显露为左下肺动脉，充分游离后予腔镜下直线切割吻合器离断，直线切割吻合器离断叶间裂，注意避免损伤肺门血管，切除左下叶。

d.如果患者身体状况允许，应当行解剖性肺切除术（肺叶切除、支气管袖状肺叶切除或全肺切除术）。如果身体状况不允许，则行局限性切除，肺段切除（首选）或楔形切除，亦可选择VATS术式。

e.完全性切除手术（Ro手术）除完整切除原发病灶外，应当常规进行肺门和纵隔各组淋巴结（N_1和N_2淋巴结）切除并标明位置送病理学检查。最少对3个纵隔引流区（N_2站）的淋巴结进行取样或行淋巴结清除，尽量保证淋巴结整块切除。建议右胸清除范围为：2R、3a，3p、4R、7～9组淋巴结以及周围软组织；左胸清除范围为：4L、5～9组淋巴结以及周围软组织。

f.术中依次处理肺静脉、肺动脉，最后处理支气管。

g.袖状肺叶切除术在术中快速病理检查保证切缘（包括支气管、肺动脉或静脉断端）阴性的情况下，尽可能行保留更多肺功能（包括支气管或肺血管），术后患者生活质量优于全肺切除术患者。

h.肺癌完全性切除术后6个月复发或孤立性肺转移者，在排除肺外远处转移情况下，可行复发侧余肺切除或肺转移病灶切除。

i.心肺功能等机体状况经评估无法接受手术的Ⅰ期和Ⅱ期的患者，可改行根治性放疗、射频消融治疗以及药物治疗等。

3.放射治疗

肺癌放疗包括根治性放疗、姑息放疗、辅助放疗和预防性放疗等。

（1）放疗的原则

①对根治性放疗适用于KPS评分≥70分的患者，包括因医源性或/和个人因素不能手术

的早期非小细胞肺癌、不可切除的局部晚期非小细胞肺癌以及局限期小细胞肺癌。

②姑息性放疗适用于对晚期肺癌原发灶和转移灶的减症治疗。对于非小细胞肺癌单发脑转移灶手术切除患者可以进行全脑放疗。

③辅助放疗适应于术前放疗、术后切缘阳性的患者，对于术后 pN_2 阳性的患者，鼓励参加临床研究。

④术后放疗设计应当参考患者手术病理报告和手术记录。

⑤预防性放疗适用于全身治疗有效的小细胞肺癌患者全脑放疗。

⑥放疗通常联合化疗治疗肺癌，因分期、治疗目的和患者一般情况的不同，联合方案可选择同步放化疗、序贯放化疗。建议同步放化疗方案为 EP 和含紫杉类方案。

⑦接受放化疗的患者，潜在毒副反应会增大，治疗前应当告知患者；放疗设计和实施时，应当注意对肺、心脏、食管和脊髓的保护；治疗过程中应当尽可能避免因毒副反应处理不当导致的放疗非计划性中断。

⑧建议采用三维适型放疗（3DCRT）与调强放疗技术（IMRT）等先进的放疗技术。

⑨接受放疗或放化疗的患者，治疗休息期间应当予以充分的监测和支持治疗。

（2）非小细胞肺癌（NSCLC）放疗的适应证：放疗可用于因身体原因不能手术治疗的早期 NSCLC 患者的根治性治疗、可手术患者的术前、术后辅助治疗、局部晚期病灶无法切除患者的局部治疗以及晚期不可治愈患者的重要姑息治疗方式。

Ⅰ期不能接受手术治疗的 NSCLC 患者，放射治疗是有效的局部控制病灶的手段之一。对于接受手术治疗的 NSCLC 患者，如果术后病理手术切缘阴性而纵隔淋巴结阳性（pN_2），除了常规接受术后辅助化疗外，也建议加用术后放疗。对于切缘阳性的 pN_2 肿瘤，如果患者身体许可，建议采用术后同步放化疗。对切缘阳性的患者，放疗应当尽早开始。

对于因身体原因不能接受手术的Ⅱ～Ⅲ期 NSCLC 患者，如果身体条件许可，应当给予适形放疗结合同步化疗。在有治愈希望的患者，在接受放疗或同步放化疗时，通过更为适行的放疗计划和更为积极的支持治疗，尽量减少治疗时间的中断或治疗剂量的降低。

对于有广泛转移的Ⅳ期 NSCLC 患者，部分患者可以接受原发灶和转移灶的放射治疗以达到姑息减症的目的。

（3）小细胞肺癌（SCLC）放疗的适应证：局限期 SCLC 经全身化疗后部分患者可以达到完全缓解，但是如果不加用胸部放疗，胸内复发的风险很高，加用胸部放疗不仅可以显著降低局部复发率，而且死亡风险也显著降低。

在广泛期 SCLC 患者，远处转移灶经化疗控制后加用胸部放疗也可以提高肿瘤控制率，延长生存期。

如果病情许可，小细胞肺癌的放射治疗应当尽早开始，可以考虑与化疗同步进行。如果病灶巨大，放射治疗导致肺损伤的风险过高的话，也可以考虑先采用 2～3 周期的化疗，然后尽快开始放疗。

（4）预防性脑照射：局限期小细胞肺癌患者，在胸内病灶经治疗达到完全缓解后推荐加用预防性脑照射。广泛期小细胞肺癌在化疗有效的情况下，加用预防性脑照射亦可降低小细胞肺癌脑转移的发生的风险。

而非小细胞肺癌全脑预防照射的决定应当是医患双方充分讨论，根据每个患者的情况权衡利弊后确定。

(5)晚期肺癌患者的姑息放疗：晚期肺癌患者的姑息放疗主要目的是解决因原发灶或转移灶导致的局部压迫症状、骨转移导致的疼痛以及脑转移导致的神经症状等。对于此类患者可以考虑采用低分割照射技术，使患者更方便得到治疗，同时可以更迅速地缓解症状。

(6)治疗效果：放射治疗的疗效评价参照 WHO 实体瘤疗效评价标准或 RECIST 疗效评价标准。

(7)防护：采用常规的放疗技术，应当注意对肺、心脏、食管和脊髓的保护，以避免对身体重要器官的严重放射性损伤。急性放射性肺损伤参照 RTOG 分级标准。

4.药物治疗

肺癌的药物治疗包括化疗和分子靶向药物治疗(EGFR-TKI 治疗)。化疗分为姑息化疗、辅助化疗和新辅助化疗，应当严格掌握临床适应证，并在肿瘤内科医师的指导下施行。化疗应当充分考虑患者病期、体力状况、不良反应、生活质量及患者意愿，避免治疗过度或治疗不足。应当及时评估化疗疗效，密切监测及防治不良反应，并酌情调整药物和(或)剂量。

化疗的适应证为：PS 评分≤2(ZPS 评分，5 分法)，重要脏器功能可耐受化疗，对于 SCLC 的化疗 PS 评分可放宽到 3。鼓励患者参加临床试验。

(1)晚期 NSCLC 的药物治疗

①一线药物治疗：含铂两药方案为标准的一线治疗；EGFR 突变患者，可选择靶向药物的治疗；有条件者，在化疗基础上可联合抗肿瘤血管药物。对一线治疗达到疾病控制(CR＋PR＋SD)的患者，有条件者可选择维持治疗。

②二线药物治疗：二线治疗可选择的药物包括多烯紫杉醇、培美曲塞以及靶向药物 EGFR-TKI。

③三线药物治疗：可选择 EGFR-TKI 或进入临床试验。

(2)不能手术切除的 NSCLC 的药物治疗：推荐放疗、化疗联合，根据具体情况可选择同步或序贯放化疗。同步治疗推荐化疗药物为足叶乙苷/顺铂或卡铂(EP/EC)与紫杉醇或多烯紫杉醇/铂类。序贯治疗化疗药物见一线治疗。

(3)NSCLC 的围手术期辅助治疗：完全切除的Ⅱ-Ⅲ期 NSCLC，推荐含铂两药方案术后辅助化疗 3～4 个周期。辅助化疗始于患者术后体力状况基本恢复正常，一般在术后 3～4 周开始。

新辅助化疗：对可切除的Ⅲ期 NSCLC 可选择含铂两药、2 个周期的术前新辅助化疗。应当及时评估疗效，并注意判断不良反应，避免增加手术并发症。手术一般在化疗结束后 2～4 周进行。术后辅助治疗应当根据术前分期及新辅助化疗疗效，有效者延续原方案或根据患者耐受性酌情调整，无效者则应当更换方案。

(4)小细胞肺癌(SCLC)的药物治疗：局限期小细胞肺癌(Ⅱ～Ⅲ期)推荐放、化疗为主的综合治疗。化疗方案推荐 EP 或 EC 方案。

广泛期小细胞肺癌(Ⅳ期)推荐化疗为主的综合治疗。化疗方案推荐 EP、EC 或顺铂加拓扑替康(IP)或加伊立替康(IC)。

二线方案推荐拓扑替康。鼓励患者参加新药临床研究。

(5)肺癌化疗的原则

①KPS<60 或 ECOG>2 的肺癌患者不宜进行化疗。

②白细胞少于 3.0×10^9/L,中性粒细胞少于 1.5×10^9/L、血小板少于 6×10^9/L,红细胞少于 2×10^{12}/L、血红蛋白低于 8.0g/dL 的肺癌患者原则上不宜化疗。

③肺癌患者肝、肾功能异常,实验室指标超过正常值的 2 倍或有严重并发症和感染、发热,出血倾向者不宜化疗。

④在化疗中如出现以下情况应当考虑停药或更换方案:治疗 2 周期后病变进展或在化疗周期的休息期中再度恶化者,应当停止原方案,酌情选用其他方案;化疗不良反应达 3~4 级,对患者生命有明显威胁时,应当停药,下次治疗时改用其他方案;出现严重的并发症,应当停药,下次治疗时改用其他方案。

⑤必须强调治疗方案的规范化和个体化。必须掌握化疗的基本要求。除常规应用止吐药物外,铂类药物除卡铂外需要水化和利尿。化疗后每周两次检测血常规。

⑥化疗的疗效评价参照 WHO 实体瘤疗效评价标准或 RECIST 疗效评价标准。

5.非小细胞肺癌的分期治疗模式

(1)Ⅰ期非小细胞肺癌的综合治疗

①首选手术治疗,包括肺叶切除加肺门、纵隔淋巴结清除术,可采用开胸或 VATS 等术式。

②对于肺功能差的患者可以考虑行解剖性肺段或楔形切除术加肺门、纵隔淋巴结清除术。

③完全切除的ⅠA 期肺癌患者不适宜行术后辅助化疗。

④完全切除的ⅠB 期患者,不推荐常规应用术后辅助化疗。

⑤切缘阳性的Ⅰ期肺癌推荐再次手术。其他任何原因无法再次手术的患者,推荐术后化疗加放疗。

(2)Ⅱ期非小细胞肺癌的综合治疗

①首选手术治疗,包括肺叶、双肺叶或全肺切除加肺门、纵隔淋巴结清除术。

②对肺功能差的患者可以考虑行解剖性肺段或楔形切除术加肺门、纵隔淋巴结清除术。

③完全性切除的Ⅱ期非小细胞肺癌推荐术后辅助化疗。

④当肿瘤侵犯壁层胸膜或胸壁时应当行整块胸壁切除。切除范围至少距病灶最近的肋骨上下缘各 2cm,受侵肋骨切除长度至少应当距肿瘤 5cm。

⑤切缘阳性的Ⅱ期肺癌推荐再次手术,其他任何原因无法再次手术的患者,推荐术后化疗加放疗。

(3)Ⅲ期非小细胞肺癌的综合治疗:局部晚期非小细胞肺癌是指 TNM 分期为Ⅲ期的肺癌。采取综合治疗模式是晚期非小细胞肺癌治疗的最佳选择。将局部晚期 NSCLC 分为可切除和不可切除两大类。其中:

①可切除的局部晚期非小细胞肺癌包括:a.T_3N_1 的 NSCLC 患者,首选手术治疗,术后行辅助化疗。b.N_2 期肺癌患者的手术切除是有争议的。影像学检查发现单组纵隔淋巴结肿大或两组纵隔淋巴结肿大但没有融合估计能完全切除的病例,推荐行术前纵隔镜检查,明确诊断

后行术前新辅助化疗，然后行手术治疗。c.一些 $T_4N_{0\sim1}$ 的患者：相同肺叶内的卫星结节：在新的分期中，此类肺癌为 T_3 期，首选治疗为手术切除，也可选择术前新辅助化疗，术后辅助化疗。其他可切除之 $T_4N_{0\sim1}$ 期非小细胞肺癌，可酌情首选新辅助化疗，也可选择手术切除。如为完全性切除，考虑术后辅助化疗。如切缘阳性，术后行放疗和含铂方案化疗。d.肺上沟瘤的治疗：部分可手术患者，建议先行同步放化疗，然后再手术＋辅助化疗。对于不能手术的肺上沟瘤，行放疗加化疗。

②不可切除的局部晚期非小细胞肺癌包括：a.影像学检查提示纵隔的团块状阴影，纵隔镜检查阳性的非小细胞肺癌。b.大部分的 T_4 和 N_3 的非小细胞肺癌。c.$T_4N_{2\sim3}$ 的患者。d.胸膜转移结节、恶性胸腔积液和恶性心包积液的患者，新分期已经归类为 M_1，不适于手术切除。部分病例可采用胸腔镜胸膜活检或胸膜固定术。

(4)Ⅳ期非小细胞肺癌的治疗：Ⅳ期肺癌在开始治疗前，建议先获取肿瘤组织进行表皮生长因子受体(EGFR)是否突变的检测，根据 EGFR 突变状况制定相应的治疗策略。

Ⅳ期肺癌以全身治疗为主要手段，治疗目的为提高患者生活质量、延长生命。

①孤立性转移Ⅳ期肺癌的治疗：a.孤立性脑转移而肺部病变又为可切除的非小细胞肺癌，脑部病变可手术切除或采用立体定向放射治疗，胸部原发病变则按分期治疗原则进行。b.孤立性肾上腺转移而肺部病变又为可切除的非小细胞肺癌，肾上腺病变可考虑手术切除，胸部原发病变则按分期治疗原则进行。c.对侧肺或同侧肺其他肺叶的孤立结节，可分别按两个原发瘤各自的分期进行治疗。

②Ⅳ期肺癌的全身治疗：a.EGFR 敏感突变的Ⅳ期非小细胞肺癌，推荐吉非替尼或厄洛替尼一线治疗。b.对 EGFR 野生型或突变状况未知的Ⅳ期非小细胞肺癌，如果功能状态评分为 PS＝0～1，应当尽早开始含铂两药的全身化疗。对不适合铂类治疗的患者，可考虑非铂类两药联合化疗。c.PS＝2 的晚期非小细胞肺癌患者应接受单药化疗，但没有证据支持对 PS＞2 的患者使用细胞毒类药化疗。d.目前的证据不支持将年龄因素作为选择化疗方案的依据。e.一线化疗失败的非小细胞肺癌，推荐多西紫杉醇、培美曲赛二线化疗，以及吉非替尼或厄洛替尼二线或三线口服治疗。f.评分为 PS＞2 的Ⅳ期非小细胞肺癌，可酌情仅采用最佳支持治疗。在全身治疗基础上针对具体的局部情况可以选择恰当的局部治疗方法以求改善症状、提高生活质量。

6.小细胞肺癌分期治疗模式

(1)Ⅰ期 SCLC：手术＋辅助化疗(EP/EC 4～6 周期)。

(2)Ⅱ～Ⅲ期 SCLC：放、化疗联合。

①可选择序贯或同步。

②序贯治疗推荐 2 周期诱导化疗后同步化、放疗。

③经过规范治疗达到疾病控制者，推荐行预防性脑照射(PCI)。

(3)Ⅳ期 SCLC：化疗为主的综合治疗以期改善生活质量。

一线推荐 EP/EC、lP、lC。规范治疗 3 个月内疾病复发进展患者推荐进入临床试验。3～6 个月内复发者推荐拓扑替康、伊立替康、吉西他滨或紫杉醇治疗。6 个月后疾病进展可选择初始治疗方案。

二、肺转移瘤

除在门静脉回流区域生长的恶性肿瘤主要转移至肝脏外，肺是所有恶性肿瘤最主要的转移器官，20%～54%的恶性肿瘤在自然病程中发生肺转移。

（一）诊断标准

1.临床表现及体征

肺转移瘤如果不累及胸膜、胸壁、支气管等器官，早期多无明显临床表现，有症状者占1%～15%，多数患者是在针对原发肿瘤例行复查行胸部线检查时发现。病程中晚期可出现咳嗽、胸闷、气促、痰中带血等症状。

2.检查

（1）胸部X线平片：胸部线检查是发现肺转移瘤的常规手段。典型表现是肺野外1/3出现边界清晰的圆形实质结节影，多数小于2cm，可单发或多发，分布于一侧或两侧肺野，下肺多见。

（2）胸部CT：CT检查由于清晰度高等原因，对于有症状而X线检查阴性的患者意义重大，也有助于发现直径较小的转移瘤，是肺转移瘤重要常规检查方法。

（3）PET-CT：对于了解胸腔外其他部位转移瘤情况有帮助。特别是对于孤立肺内结节鉴别肺转移瘤或良性肿瘤意义较大。

（二）治疗原则

同原发性肺癌相似，对于肺转移瘤也应当采取综合治疗的原则，即：根据患者的机体状况，肿瘤的细胞学、病理学类型，侵及范围和发展趋向，采取多学科综合治疗（MDT）模式，有计划、合理地应用手术、化疗、放疗和生物靶向等治疗手段，以期达到根治或最大程度控制肿瘤，提高治愈率，改善患者的生活质量，延长患者生存期的目的。目前肺转移瘤的治疗也以手术治疗、放射治疗和药物治疗为主。

1.外科手术治疗

目前，对于肺转移瘤，特别是孤立性肺转移瘤的治疗倾向于外科治疗。原则是：在完整切除病灶、保证足够切缘的同时最大限度保留健康肺组织，尽量避免肺叶切除或全肺切除术。大部分肺转移癌位于外周，易于进行楔形切除。当病变接近肺门时，在患者肺功能允许的情况下可进行解剖性切除（肺段切除、肺叶切除、双肺叶切除及全肺切除）。国际肺转移癌登记组织（IRLM）对欧美18个中心共5206例肺转移癌切除的回顾性分析显示，患者生存率最重要的决定因素：完整切除者5年生存率为36%，非完整切除者仅为13%；完整切除的病例中有53%出现再发，再次接受转移癌切除者预后优于未再手术者。手术治疗适应证：

（1）原发肿瘤已完全控制。

（2）影像学检查等证据能够表明符合肺转移瘤诊断。

（3）在保证足够余肺功能的前提下，肺转移瘤能被完整及完全切除。

（4）无胸腔外转移。

（5）患者心肺功能可耐受手术。

随着对肿瘤认识的发展和技术的进步，手术适应证也在不断扩大，对不同期出现的多个肺转移癌反复手术，以及结直肠癌肺、肝两处器官转移，只要两个部位的转移灶均能彻底切除，通过外科治疗仍可获得满意的疗效。手术方法如下。

①胸廓切开术包括传统的侧开胸术、胸骨正中切开术和横断胸骨开胸术（蛤壳式切口）等。传统后外侧切口能够提供良好的术野，并进行触诊以发现影像学漏诊的转移灶；胸骨正中切开术可同时探查、切除双侧病变，术后疼痛比后外侧开胸轻，但对后肺野显露不满意，并且不适合对下肺叶的病变进行解剖性肺段切除；蛤壳式切口能够良好地显露双肺，并适合完成任何解剖性肺切除，缺点是术后疼痛重以及损失双侧乳内动脉。

②胸腔镜手术（VATS）：优点是切口小、疼痛轻、并发症少、住院时间短、再次手术时粘连少等，对肺组织表面观察清晰，尤其适用于周围型肺转移瘤的楔形切除。

③多次手术：对没有胸腔外转移的患者进行多次的再发性肺转移癌切除可以获得生存期改善。据 IRLM 统计，接受二次肺转移癌切除的患者 5 年、10 年生存率分别为 44%和 29%，而进行第一次肺转移癌切除后未再手术患者 5 年、10 年生存率分别为 34%和 25%。

④淋巴结清扫：淋巴结清扫是否能延长生存期目前无定论。

2.放射治疗

肺转移瘤的放射治疗依据原发肿瘤的组织学分型、转移瘤的数量、位置等因素选取普通放射治疗、三维适型放疗（3DCRT）与调强放疗技术（IMRT）及 γ 刀等放射治疗方法。适应证及效果评价和原发性肺癌相似。

3.肺转移瘤的药物治疗

肺转移瘤的药物治疗同样包括化疗和分子靶向药物治疗（EGFR-TKI 治疗）。药物治疗应主要依据原发肿瘤的组织分型及免疫组化等结果，严格掌握临床适应证，并在相应专科医师的指导下施行。化疗应当充分考虑患者病期、体力状况、不良反应、生活质量及患者意愿，避免治疗过度或治疗不足。应当及时评估化疗疗效，密切监测及防治不良反应，并酌情调整药物和（或）剂量。

第三节 纵隔疾病

一、纵隔感染

纵隔感染是由于不同因素导致的急性和慢性炎症性病变过程，急性纵隔感染往往由于细菌感染引起，而慢性纵隔感染则常常由于真菌、组织浆细胞细菌病、结核等病因所致，造成肉芽肿和纤维组织增生。

（一）急性细菌性纵隔炎

常见的致病菌是葡萄球菌，其他是革兰氏阴性肠杆菌；常见的原因是纵隔内脏器破裂和经胸骨路径的切口感染，以食管穿孔以及吻合口瘘最为常见；其次是颈部感染经气管前间隙、咽周间隙、椎前间隙向下蔓延造成的急性下行性坏死性纵隔炎；胸内感染性病变偶尔也可以直接播散达纵隔内。

1.诊断标准

(1)有纵隔内脏器破裂或颈部等部位的感染史。

(2)高热、寒战、胸痛、呼吸急促或呼吸困难、部分患者可出现休克。

(3)颈部皮下气肿及皮下捻发音,皮下气肿迅速向全身弥散。

(4)白细胞有不同程度增高。

(5)X 线检查可见纵隔增宽、纵隔及皮下气肿,有食管破裂者造影时可见造影剂外溢。

(6)CT 检查可见纵隔积液、积气。

2.治疗原则

(1)积极对症治疗,保持呼吸道通畅,必要时气管切开。

(2)早期食管破裂可积极行食管破裂修补。

(3)及时放置引流,保证引流充分、通畅。

(4)选用敏感抗生素治疗。

(二)肉芽肿型纵隔炎

是指各种类型的纵隔慢性淋巴结肉芽肿,大多由组织胞浆细菌病和结核引起。

1.诊断标准

(1)可有胸痛、咳嗽、低热、乏力、体重下降等症状。

(2)X 线检查可见纵隔增宽,最常见的为右侧气管旁肿块,可有钙化。

(3)CT 可见纵隔内肿块。

2.治疗原则

(1)治疗原发病,积极寻找发病原因,结核杆菌引起者应积极行抗结核治疗。

(2)有严重压迫症状者可行手术治疗解除压迫。

(3)病灶累及纵隔内脏器时,可手术治疗,缓解其引起的器质性并发症,如出血、胸膜瘘等。

(三)纤维化性纵隔炎

由纵隔慢性炎症过程导致致密纤维组织在纵隔内大量沉积造成,纵隔内结构被压迫、包绕;多由真菌引起,常见的为组织胞浆细菌病,也可为肉芽肿型纵隔炎的晚期表现。

1.诊断标准

(1)纵隔内脏器受压表现,如上腔静脉综合征,气管受压可出现呼吸困难等。

(2)X 线可见纵隔弥散性增宽,曲度消失,可有钙化。

(3)CT 可显示脏器受压、变形情况。

(4)部分患者组织胞浆细菌病补体结合试验阳性。

2.治疗原则

(1)组织胞浆细菌病补体结合试验阳性者,可用抗真菌治疗。

(2)必要时手术解除压迫症状。

二、重症肌无力

重症肌无力是由自身免疫反应引起的神经骨骼肌接头功能障碍所导致的一组以骨骼肌病

态性疲劳为特征的临床症状。其发病率在0.5～5/10万，最好发于青年女性，其次为中老年男性，男女发病之比约为2∶3。患者同时患有其他自身免疫性疾病的并不罕见，其中最多伴发的为甲状腺疾病，如甲状腺功能亢进和亚急性甲状腺炎等，其他还有风湿性关节炎、系统性红斑狼疮、皮肌炎等。早期的资料显示此病的病死率曾高达30%～60%，至1935年后开始用抗胆碱酯酶药物，特别是呼吸机的应用和胸腺切除术的开展以来，患者的预后有了显著的改善。

（一）病因和发病机制

首次重症肌无力症状的报道至今已逾一个世纪，但该病的病因仍不明确。但在发病过程中有一点是公认的，即自身抗体的致病作用。已发现与重症肌无力有关的抗体有30多种，其中研究较多的有乙酰胆碱受体抗体（AChRab）对乙酰胆碱受体（AChR）的作用。乙酰胆碱受体抗体的a亚单位与重症肌无力的关系最密切。神经-骨骼肌的信号传导主要通过运动神经元释放乙酰胆碱来实现，乙酰胆碱与突触后骨骼肌细胞表面的乙酰胆碱受体结合，导致阳离子（主要是钠离子）内流入肌细胞，形成局部的去极化电位（终板电位），只要有足够的乙酰胆碱受体与乙酰胆碱结合，这些去极化电位之和就可触发一次动作电位，从而引起骨骼肌的收缩。在重症肌无力的患者中，神经肌接头突触后的乙酰胆碱受体的数量明显减少，因而终板电位不宜超过动作电位阈值，引起肌肉收缩障碍。目前认为乙酰胆碱受体的减少系患者体内存在乙酰胆碱受体抗体所致，AChRab与AChR结合，导致AChR的交联，并被细胞内化，最终被降解。另外，AChRab与乙酰胆竞争结合AChR，也减弱了乙酰胆碱对乙酰胆碱受体的激动作用。重症肌无力患者约有85%血清AChRab阳性。将AChR注射至大鼠体内，可复制出重症肌无力的动物模型，并可在大鼠体内检出AChRab。

另外，有关突触前膜受体抗体的研究表明其在重症肌无力的发病中也有一定的作用。还有研究提示在血清AChRab阴性的患者中，针对骨骼肌细胞膜上受体酪氨酸激酶的自身抗体参与重症肌无力（MG）的发病。有关连接素抗体的研究也较受重视，连接素是除粗、细肌原纤维之外的第三种结构蛋白，连接素抗体是针对连接素分子上位于A/I带交界处主要免疫原性区产生的抗体。陈向军2000年报道了一组重症肌无力病例，49例伴发胸腺瘤的重症肌无力患者中83.7%连接素抗体阳性，38例非胸腺瘤患者连接素抗体均为阴性（$P<0.01$），胸腺切除术后原伴发胸腺瘤的患者连接素抗体有显著下降，提示连接素抗体与胸腺瘤有较密切的关系。但也有高龄发病者有连接素抗体滴度增高的报道。

近年来，人们对重症肌无力的相关基因也有了一些认识。这些基因包括：①凋亡相关基因p53，Bcl-2，fas等；②AChR-a亚单位的mRNA在患者骨骼肌中的表达增高；③HLA-A、2HLA-A、3HLA-B8与重症肌无力的发病有关，不同种族、不同胸腺病理类型患者的HLA与疾病的相关性略有差别；④T细胞受体（TCR）基因表达增加；⑤免疫球蛋白的重链基因和细胞因子；⑥武勇琴、周志刚等人对重症肌无力患者和正常人骨骼肌中mRNA进行比较研究，筛选出了LPW1、P9、P10三条基因，并且证实其为与重症肌无力相关的基因。因此，重症肌无力是多基因调控的疾病。

胸腺被认为与重症肌无力有密切的关系，主要原因在于：①80%以上的患者伴有胸腺的异常;②重症肌无力患者胸腺内存在表达 AChR 的细胞,如上皮细胞和肌样细胞,还存在促进 B 细胞分化并产生 AChR 抗体的环境,外周血中已分离到 AChR 特异性 T 细胞,并且发现重症肌无力患者 AChR 特异性 T 细胞选择性增多,20 世纪 90 年代的研究发现胸腺内 AChR 及 Fas 基因表达异常;③切除胸腺后大多数患者的症状得到改善。当然,重症肌无力与胸腺关系的最终结论还有待于更深入的研究。

重症肌无力患者的病理解剖异常主要表现在两个方面:①胸腺的改变:最常见的为胸腺增生,占 60%~75%。增生的胸腺髓质与外周免疫器官非常相似,在血管周围有生发中心形成。重症肌无力患者胸腺内表达 AChR 的细胞与表达 MHCⅡ类分子的抗原递呈细胞联系密切,有助于淋巴细胞识别自身抗原并激活产生抗体,诱发自身免疫反应。其次是胸腺瘤和恶性胸腺瘤,占 10%~15%;还有部分为胸腺萎缩,仅少数患者为正常胸腺。②神经骨骼肌接头(突触)的改变:主要指突触后膜 AChR 的数量减少,突触间隙增宽,这些电镜下改变对临床症状不典型患者的诊断很有帮助。

(二)重症肌无力的自然经过

患病的初始 3 年多可决定病变范围、严重程度及预后。约 14%的病例只局限于眼外肌群,其余 86%的病例在患病 1 年内变为全身型。肌无力的严重程度取决于:①神经肌肉传导的安全系数;②肌肉快速再合成乙酰胆碱受体、代偿受体缺陷的能力;③不同肌肉甚至不同患者,乙酰胆碱受体并不相同。危象多发于病程早期,发病后 2 年内发生率较高,男性肌无力发生率约为 31%,女性患者约为 10%。危象死亡率约 40%。胆碱危象发生率约 2%,男性病死率高于女性,青年病死率较低。约 11%的原发眼肌型病例可完全自发缓解。青年发病患者的临床过程较壮年发病者波动大,可以长期缓解或已无症状突然加剧。有些病例变为慢性迁延性,长达 25 年,表现为顽固性肌无力,久治不愈。

(三)临床表现

重症肌无力在普通人群中的发病率为 1/2 万~4/3 万。可发生在任何年龄,以青年女性和老年男性居多。发病第一高峰在 20 岁,第二高峰在 50 岁,男女比例为 1∶2,青年患者中此比例达 1∶4。此病的主要症状为横纹肌无力、疲乏、晨轻暮重、活动后加重、休息后减轻。肌无力发作,每日甚至每小时均有起伏。肌无力可逐渐缓慢发生或迅速发作,可完全恢复或部分恢复。首发症状多为单纯眼外肌麻痹,也有单纯肢体、延髓肌或颈肌无力者。56%~60%的重症肌无力患者眼外肌受累。最后,90%的患者均有眼肌无力症状,表现为上眼睑下垂、复视,在检查过程中眼睑下垂起伏不定。Cogan 征(向上凝视后,提上睑肌下垂)阳性。随着眼肌受累,环眼肌也显得无力,其他脑神经受到影响,可引起吞咽困难及呼吸困难等潜在的致死性并发症。后期发作的患者常影响咀嚼,不能吞咽,靠鼻饲喂养,舌伸不出口外、肌挛缩,表面形成不典型的三条沟。此外,还可有构音障碍,声音低、鼻音重、面肌无力,呈苦笑面容,颈部伸肌无力迫使患者以双手支撑其头颅。80%以上的患者在眼肌受损一年内发展为全身型肌无力。四肢肌肉无力多为对称性,近端肌群较远端重,上臂较下肢重。个别患者有单条肌肉不对称的肌无力症状。深腱反射存在,但重复刺激时可暂时消失。患者常主诉有非特异感觉,但检查感觉正常。自主神经系统改变表现为瞳孔改变、膀胱无力和多汗，但上述症状不常见，仅偶尔发生，并伴锥体束征，表现为四肢腱反射亢进，可引起病理反射。在有精神压力、情绪波动、运动后、过敏接种或妊娠时均可使症状突然发作或逐渐加重。麻醉或使用肌松剂后，重症肌无力表现为顽固性肌无力。

根据病情轻重分型如下所示，此为改良的 Osserman 分型：

Ⅰ型：只有眼肌的症状和体征，无死亡。

ⅡA 型：轻度全身肌无力，发作慢，常累及眼肌，逐渐影响骨骼肌及延髓肌。无呼吸困难，对药物反应好，病死率低。

ⅡB 型：中度全身肌无力，累及延髓肌，呼吸尚好，对药物反应差。活动受限，病死率低。

Ⅲ型：急性暴发性发作，早期累及呼吸肌，延髓和骨骼肌受损严重，胸腺瘤发生率最高。活动受限，对药物治疗疗效差，但病死率低。

Ⅳ型：后期严重的全身型重症肌无力。最少在Ⅰ型或Ⅱ型症状出现后 2 年才达此程度，可逐渐或突发。胸腺瘤发生率占第 2 位。对药物反应差，预后不佳。

重症肌无力在各种年龄的临床症状各异。

1.暂时性新生儿重症肌无力

重症肌无力女性患者中，12%～20%其分娩的新生儿患重症肌无力，通常出生时即有体征，偶尔拖延 12～18h，常合并吸吮困难和下咽困难，哭声无力，呼吸困难需要辅助呼吸，患婴眼睑下垂，面肌无力，表情差。母亲的乙酰胆碱受体抗体通过胎盘进入胎儿血中是主要病因。抗体在胎血中不断被降解、破坏后，临床症状也相应好转，故此型称为暂时性重症肌无力。症状多在 3 周内自然消失，逐步减少药物用量或停药，无复发危险。对危重病婴应立即给予治疗，根据病情口服新斯的明 1～5mg，并维持其呼吸功能及营养支持。

2.先天性重症肌无力

先天性重症肌无力指正常母亲生产的婴儿患重症肌无力，家族中常有重症肌无力患者。42%的病例于 2 岁前，66%的患者于 20 岁以前发病。病婴血中不存有乙酰胆碱受体抗体，其发病机制与遗传有关。突触后膜结构发生畸形，几乎完全缺乏有功能的接头褶，微小结构减少，终板乙酰胆碱受体不足。此型与暂时性新生儿重症肌无力不同，症状为持续性，不能完全缓解。症状多在出生后不久出现，眼外肌受累明显，常可累及面部肌肉而影响摄食。全身肌无力少见。

3.家族性婴儿型重症肌无力

家族性婴儿型重症肌无力指正常母亲生产的婴儿患重症肌无力，家族中有其他重症肌无力患者，如兄弟或姐妹，为常染色体隐性遗传。出生时有严重呼吸困难和摄食困难，尤以呼吸暂停特点而有别于前两型，常因呼吸衰竭致婴儿死亡。多在 2 岁内发作，有自然缓解倾向，随年龄增长而好转，但也可因感染后再次引起窒息致死。抗胆碱酯酶药物治疗有效，故应尽早确诊。

4.胆碱酯酶缺乏

此型重症肌无力因终板亚神经结构缺乏乙酰胆碱酯酶所致，发生于儿童，累及眼肌和脑神经区Ⅸ～Ⅻ支配的肌肉。躯干肌肉也受累，肢体近端较远端重。依酚氯铵试验阴性，用抗胆碱酯酶药物或增加乙酰胆碱释放的药物治疗无效，泼尼松治疗效果明显。

5.青少年重症肌无力

全部肌无力患者中，4%在10岁前发病，24%在20岁前发作，女性多发(女：男为4：1)。此型与婴儿相反，遗传因素相对小，主要是免疫机制在发病中起作用。病程进展慢，有明显起伏。胸腺瘤少见。

6.成人重症肌无力

70%的成人重症肌无力患者有胸腺增生，年轻人多见。10%～15%的病例有胸腺瘤，老年人多见。男性较女性患者发病快、缓解率低、病死率高。临床过程有明显的加剧期和缓解期。3/4眼肌受累的患者在第1～3年内发展成全身型肌无力，咽喉肌受损，严重时可由不同肌群受累而出现不对称的症状组合。存活的大部分患者为慢性迁延性，发作次数减少，症状减轻。

(四)重症肌无力的合并症

重症肌无力可合并其他疾病，如类风湿关节炎、全身性红斑狼疮、多发性肌炎、溃疡性结肠炎等自身免疫性疾病，也可合并维生素B_{12}缺乏、甲状腺疾病、糖尿病、甲状旁腺疾病、肾上腺疾病和白斑等，被认为是多腺体衰竭综合征的一部分。这些可能有遗传因素，基于它们与组织相容性抗原有关，特别是HLA-A1、B8、DW3这些自身免疫性疾病的危险因素，在某一患者，一次特殊的接触即可引起不正常反应。这个推论得出基于研究单卵双生同胞的资料，发现只有其中一位婴儿患重症肌无力。

5%的重症肌无力患者有甲状腺功能低下。有时难以区分是重症肌无力的症状还是甲状腺疾病的症状，因为二者均可引起近端肢体无力和眼病。甲状腺疾病是内分泌性疾患，而重症肌无力更多的是免疫性或遗传性疾病。所有甲状腺病，包括甲状腺肿、黏液水肿性、Graves病和桥本甲状腺炎都可合并重症肌无力。

(五)诊断标准

(1)重症肌无力患者，重复活动后可加重，休息后缓解，常表现为晨轻暮重的特点。

(2)90%的患者发病始于成年期，常在35岁前。

(3)抗胆碱酯酶药物(新斯的明)试验阳性。

(4)电生理肌电图检查：重复电刺激反应减退。

(5)90%以上的患者乙酰胆碱受体抗体和调节抗体水平升高。

(6)X线和CT检查，以确定是否存在胸腺肿瘤或胸腺增生。

(六)治疗

目前对重症肌无力尚无单独一种方法可在大多数病例中取得理想的疗效。因此提倡综合治疗，即胸腺切除术结合药物以及血浆置换、静脉注射免疫球蛋白等。

当前治疗重症肌无力的原则：①用抗胆碱酯酶药物提高神经-肌肉接头处传导的安全系数，其次是纠正低血钙，应用盐酸胍增加乙酰胆释放和增强肌肉反应等措施。②免疫疗法包括摘除胸腺、胸腺放疗和应用抗胸腺淋巴细胞血清等胸腺免疫抑制疗法、肾上腺皮质类固醇、免疫抑制剂、细胞毒素、抗淋巴细胞血清等超胸腺免疫抑制疗法。还包括血浆置换、胸导管淋巴引流、淋巴细胞置换、诱导抗个体基因型抗体等降低血清中乙酰胆碱受体抗体措施。③避免使用产生和释放乙酰胆碱的抑制剂，阻滞乙酰胆碱受体和肌肉反应的药物，以避免降低安全系数。

1.内科治疗

(1)抗胆碱酯酶药物(ChEI)：作用于神经元的终板减少乙酰胆碱的分解。虽非直接作用于本病，但对重症肌无力患者可改善症状。最常用的有：①新斯的明，该药作用快，但持续时间短，毒蕈碱作用大，适合肌内注射。②吡啶斯的明，作用时间较长，可口服，药物毒性少，安全范围大，疗效较好，尤其适用于延髓受累患者，用量60～160mg，每天3～4次。③依氛氯铵(腾喜龙)，起效快，作用时间短，常用作诊断试验。④安贝氯氯铵(酶抑宁)，作用时间最长，但药物毒性安全范围小，易蓄积中毒，用量5～15mg，每天3次。这些制剂的最佳有效剂量因人而异，注意避免腹部痉挛，腹泻，多涎，出汗及心动过缓等不良反应。

胆碱酯酶抑制剂治疗的一项特殊并发症是胆碱能危象，表现为深度肌无力，其机制尚不明了，可能是在神经肌肉接头处过多积聚了乙酰胆碱造成去极化阻滞。鉴别由此药引起胆碱能危象与肌无力危象在临床上较困难，可予短作用药物腾喜龙，在肌无力危象中，肌无力可得以改善，而在胆碱能危象中则无改善。

(2)血浆置换术：血浆置换作用机制是清除周围循环血中乙酰胆碱受体抗体，对45%的病例疗效明显。经数次血浆置换后，抗体水平明显降低，通常在第1～4次置换后开始显效(每周3次)，一疗程约1～2周，共需4～8次。血浆置换量1～4L，以白蛋白、血浆蛋白和生理盐水替代。由于新鲜血浆可能有高敏反应和传播肝炎或艾滋病危险，故不常用。血浆置换后症状改善只持续4d至12周。它可用于急救并发呼吸衰竭的危重患者，也可与皮质类固醇或其他免疫抑制剂合用。目前，血浆置换常用于胸腺切除的术前准备。

(3)皮质类固醇：肾上腺皮质类固醇的作用机制是抑制乙酰胆碱受体抗体的合成，使突触后膜免受或少受自身免疫攻击，使突触前膜易释放乙酰胆碱，促使兴奋传导，终板再生，增加突触后膜乙酰胆碱受体数目。肾上腺皮质类固醇多用于单纯眼肌型重症肌无力患者；应用ChEI治疗不理想，准备做胸腺切除的全身型重症肌无力患者；或病情恶化不适于或拒绝做手术的患者。对高龄合并胸腺瘤患者疗效较好。用肾上腺皮质类固醇开始治疗时，约48%的病例症状加重，其中86%的病例需用人工呼吸机。早期加重与其后的疗效无关。因存在此并发症可能，故治疗应在加强监护病房进行。近年来，主张从大剂量开始，60～100mg/d，当症状持续好转后逐渐减量。早期可配合使用ChEI，待病情好转后渐减乃至停用。一般用药60d内有效，疗效持续3个月至10年，平均3.8年。类固醇疗效明显，不良反应也较重，约70%的病例有不良反应，其中库欣综合征为33%、白内障为26%、体重增加18%、糖尿病和高血压各占12%。

(4)免疫抑制剂：硫唑嘌呤对45%的重症肌无力病例有效，Ⅱ型、迅速发展的病例及高龄合并胸腺瘤患者疗效最好。通常用1.5～3mg/kg，起效时间6～12周，最大疗效需3～12个月。约1/3的Ⅱ型患者可完全恢复，但对硫唑嘌呤有依赖性，2/3的患者明显好转。对Ⅰ型患者硫唑嘌呤疗效较差，但可使患者减少对皮质类固醇或血浆置换的需要。

环孢素比硫唑嘌呤有更多选择性，它抑制 T 辅助淋巴细胞激活和增殖，但有肾毒性，也损害肝功能。因此，只有严重病例用甲硫唑嘌呤治疗无效时或导致特异性反应时才考虑使用此药。

2.外科治疗

(1)胸腺切除手术的指征和切除范围

胸腺切除的手术适应证包括：①MG 伴胸腺瘤；②不伴胸腺瘤的全身型 MG；③不伴胸腺瘤的单纯眼肌型 MG，采用药物治疗效果不佳或无法耐受药物不良反应者。对于儿童则要严格掌握胸腺切除术的指征，由于胸腺切除后会使患儿终身丧失特异性免疫能力，细胞免疫反应严重障碍。另外，不伴有胸腺瘤的儿童患者有 20%～30%的自然缓解率，所以只有在长期用药治疗不佳或病情进展迅速无法药物控制时才考虑手术切除。对于Ⅰ型无瘤 MG，以往对于手术的必要性及效果存有争议，越来越多的文献显示其手术有效率与全身型相当。因为 80%的Ⅰ型患者最终会发展为全身型，而且从发病到接受手术时间的间隔越短，手术效果越好，故对该型也应积极采取手术治疗。

解剖学研究发现，异位胸腺组织可广泛分布于前纵隔、后纵隔、颈部气管旁甚至腹部，由此提出“胸腺扩大切除”的概念，即手术范围除包括胸腺切除以外，还应包括出现异位胸腺概率最高的双侧膈神经前方的前纵隔脂肪组织。故理论上讲完全清除异位胸腺组织是外科技术所达不到的，因而任何技术下的所谓扩大切除都是相对的。手术范围的无限扩大必然带来手术并发症的增多，这也可以部分解释目前报告的上述各种术式在手术效果上为什么没有明显差异的原因。

(2)手术方法的演变：MGFA 2000 年对 MG 手术入路进行了重新分类，概括为 4 大类共 7 种，已被各国广泛采用：①T_{1a}：经颈胸腺切除基本术式(TC)。②T_{1b}：经颈胸腺扩大切除术(TC)。③T_{2a}：胸腔镜辅助胸腺切除标准术式(VATT)。④T_{2b}：胸腔镜辅助胸腺切除扩大切除术式(VATET)。⑤T_{3a}：经胸骨胸腺切除标准术式(TS)。⑥T_{3b}：经胸骨胸腺扩大切除术式(TS)。⑦T_4：颈胸结合胸腺扩大切除术。

其中，经颈部切口胸腺切除术因手术视野狭小，操作不便，目前争议较大。经胸骨正中切开入路胸腺切除术是最为经典的术式，被认为是胸腺切除术的“金标准”。经胸腔镜胸腺扩大切除术因其突出的“微创”优势，近 20 年来受到广泛重视，大量文献证明其近期和远期疗效不劣于胸骨正中切口，正在成为 MC 手术的新标准。

①胸骨正中劈开：全身麻醉，单腔管气管插管，取胸骨正中切口，切口上方起自胸骨颈静脉切迹，下至剑突。依次切开皮肤、皮下组织、胸骨骨膜，以胸骨锯纵行劈开胸骨，完整切除胸腺，清除前纵隔两侧膈神经前方的脂肪组织。该入路优点是显露清楚，操作直观易学，即使伴随侵袭性胸腺瘤也多能顺利完成。但缺点是，手术瘢痕明显，对外观影响大，轻症、女性患者难以接受；为闭合胸骨，需用钢丝永久固定，日后行 CT、MRI 等检查将受到一定影响；重症患者如需气管切开，有可能继发胸骨感染。

②颈部切口手术：最初由Cooper首创，采用类似甲状腺的低领状切口，依次切开颈部软组织直至气管前。采用特殊的拉钩将胸骨柄向上提起，增大胸骨后间隙的空间。先自气管旁游离出双侧胸腺上级，细线结扎向头侧牵引，切断汇入无名静脉下缘的胸腺静脉，再逐渐深入纵隔切除胸腺。近年来引入腔镜技术作为辅助，便于深部结构的显露。优点是不开胸，对心肺功能影响小，尤其适合高龄心肺功能差的患者；缺点是不适合直径大于3cm的胸腺瘤。虽然Cooper报道的单中心试验显示与正中开胸效果相当，但是此入路对于双侧前纵隔脂肪组织清除的彻底性一直被学术界所质疑。

③胸腔镜手术：经胸腔镜胸腺切除术只需在一侧胸壁上做3个直径0.5～1.5cm的小孔，切口隐蔽，经肋间进入一侧胸腔实施手术，不劈开胸骨，也不损伤肋骨，无需钢丝缝合，避免了胸骨正中劈开入路切口长、创伤大、瘢痕难看的缺点。经胸腔镜胸腺切除术的入路有经左胸、经右胸和经双侧胸腔入路，经典的是经右胸入路。由于采用了双腔气管插管全身麻醉，术中显露极佳。胸腔镜手术综合了正中切口的良好显露和颈部切口的微小创伤两方面优点，正受到越来越多的胸外科医生的认可。

Hsu和Zielinski等报告了一种新的改良入路——经剑突下＋颈部切口的"最大化"胸腺切除术，实际上是对Jaretzki所创颈部＋胸骨正中切口入路的改良。优点是不开胸而且清扫范围大。但总体结果和经右侧胸腔的"经典"胸腔镜入路相比较并未显示更大优势。

④机器人胸腔镜手术：手术入路与胸腔镜手术相似，在一侧胸壁做3～4个小切口。不同的是外科医生不直接接触患者，而是通过操作机器人进行手术。目前应用最成熟的是美国的达·芬奇系统，已是第四代。突出优点是拥有立体视角，操作精准，几乎不需助手辅助，学习曲线短。缺点也显而易见，即一次性耗材多，一次手术需加收人民币3万元左右，而且整个设备造价和维护费高昂，目前国内仅有少数中心购入并开展一些尝试性工作。

总之，外科胸腺切除手术切除了产生抗体的来源，属于病因治疗，各型MG均可从手术中获益。大量研究表明，从发病到手术之间的时间间隔越近，手术效果越好。虽然现有技术上无法达到定位及切除所有异位胸腺组织的目的，但外科治疗的效果是各种治疗方法中最好和最持久的。如何在手术创伤与效果之间找到新的平衡是临床上需要权衡的课题。胸腔镜胸腺切除术是近20年来外科技术的主要进步，从根本上改变了以往大切口的创伤，避免了难看的瘢痕，客观上促进了早期外科干预，使手术获益最大化。

(3)术前准备：良好的术前准备是避免MG术后并发症尤其是各种危象发生的最重要因素。术前大剂量的胆碱酯酶抑制剂能增加胆碱能张力，出现呼吸道分泌物增多，导致术后咳痰困难，重者出现肺不张诱发呼吸衰竭；长时间服用糖皮质激素也会给患者带来非特异免疫力的下降，从而增加术后肺部或切口感染概率。

外科手术本身也是诱发肌无力或胆碱能危象的常见原因之一，因为手术尤其是传统的开胸手术往往给患者带来巨大的创伤和应激反应，使药物治疗在短期内几近失效。胸腺切除术后肌无力危象是最严重的并发症，其发生率为14%～21%，病死率为50%，常发生在术后24～72h。近20年外科临床实践最大的进步是手术入路的微创化，伴随着术后疼痛的减轻，带来的是围术期并发症尤其是肌无力危象发生率的明显下降。

人们往往将抗胆碱酯酶药物看作救命良药，殊不知这种药物属于治标不治本，长期大量使用反而会降低乙酰胆碱受体敏感性，使其术后使用时的正作用降低，而拟胆碱能可引起气道分泌物增多的不良反应增加，从而增加术后胆碱能危象的发生率。因此，对于 MGFA 分型中的Ⅰ型或轻症ⅡA 型，术前未服或已停服抗胆碱酯酶药物，临床症状稳定的患者，可直接手术，不用术前“预防性”使用抗胆碱酯酶药物；ⅡB 及以上型患者抗胆碱酯酶药物使用剂量往往较大，为避免术后脱机拔管困难或出现胆碱能危象，应尽量控制在溴吡斯的明 180mg/d 以内。如症状波动或出现抗胆碱酯酶药物的不良反应，则加用激素，方法为泼尼松 40mg/d，顿服或分两次，待症状好转后方可安全接受手术治疗。40mg/d 的泼尼松用量不会增加胸腔镜手术切口的并发症，围术期也不用停药。严重病例往往累及呼吸肌群，尤其是膈肌功能的明显丧失，术后发生肌无力危象无法脱机的可能性极大。这种情况不适合立即手术，而应先采取内科手段控制症状，如免疫球蛋白冲击或血浆置换，待症状明显缓解后再行手术治疗。

值得注意的是，仍有很多单位胸外科或麻醉科沿用老习惯于手术当天早晨口服一次溴吡斯的明，以为能改善患者的肌力，实际结果往往适得其反，没起到正作用反而导致气道分泌物的增加而致脱机困难。凡此细节均应引起注意。

(4)麻醉方法直接影响术后恢复进程：胸腺切除术需全身麻醉。MG 患者由于其自身的病理特点，麻醉也有其特殊性。随着麻醉技术与药物的发展，MG 手术的麻醉方法也在不断改进，目标是减少药物对神经肌肉接头传导的影响，提高术后拔管成功率，减少术后 ICU 时间及呼吸机相关并发症。

去极化肌松药琥珀胆碱被麻醉医生广泛应用于 MG 患者的胸腺切除手术中，曾经被认为是唯一可用于 MG 的肌松药。MG 患者如果术前使用胆碱酯酶抑制剂，则可使血浆胆碱酯酶活性大大降低，从而水解琥珀胆碱能力降低，琥珀胆碱的作用时间大大延长，增加拔管困难。这是琥珀胆碱用于 MG 患者缺陷之一。MG 患者神经肌肉接头的终板处 AChR 数量减少，导致神经肌肉传导受阻，对非去极化肌松药十分敏感，过去认为此类药物应视为禁忌。但由于具有不延长作用时间的优势，有文献报道适量应用还是安全的。

采用丙泊酚等静脉麻醉，通过术中监测麻醉深度，使用少量赛机宁等非去极化肌松剂，同时于手术开始和结束前各使用一次短效激素甲泼尼龙 40mg，有利于患者肌力的迅速恢复，迅速拔除气管插管，减少呼吸机支持概率。

(5)术后处理：MG 是一个全身性疾病，手术切除的只是产生自身抗体的“源头”，而不能立即清除血液循环中的游离抗体(有研究表明，循环中的抗体需长达一年的时间才会被分解代谢)，因此术后仍需使用一些药物治疗，但使用种类和剂量应适时做出调整。

①治疗肌无力药物：Ⅰ型或ⅡA 型术后可直接停用抗胆碱酯酶药物，48～72h 后待应激期结束时视病情可自半量开始使用。ⅡA 及ⅡB 型患者抗胆碱酯酶药物减半，3～5d 后如症状加重再逐渐恢复术前量，如术前使用激素则术后仍按原剂量给药。

②止痛：多种常规镇痛药均可加重肌无力症状。胸腔镜手术由于切口小，无须损伤胸壁肌

肉或骨组织，故切口疼痛明显减轻，留置胸管时间短（平均 2d），故极少需使用止痛药物。如疼痛明显，则可给予布桂嗪肌内注射或口服，疗效肯定而且安全。

③危象的预防：累及呼吸肌的中重度病例（ⅡB 型及以上）术后危象的发生率明显高于轻症患者。除了常见的肌无力危象外，胆碱能危象甚至反拗危象也不鲜见，给治疗带来困难。前两者的鉴别比较容易，但有时由于临床医生经验不足或患者及家属的恐惧，采用加大抗胆碱酯酶药物用量的方法试图迅速改善症状，往往又诱发胆碱能危象使病情进一步复杂，患者陷入"痰多—咳痰—无力—痰多"的恶性循环，二次上机变得不可避免。危象重在预防，如前述所说进行充分的术前准备，精细的手术操作，减少创伤和疼痛，避免使用负性肌力药物，尤其严格控制术后抗胆碱酯酶药物用量，减少气道分泌物，是避免术后危象发生的重要举措。

④危象的治疗：国内很多单位采用立即气管切开治疗危象，优点是便于呼吸道管理，方便吸痰和脱机训练。缺点是增加了新的手术创伤，增加了气道感染甚至胸骨不愈合的机会。我们的做法是积极气管插管，呼吸机完全控制呼吸（CMV 模式），使患者得到充分休息。为了迅速洗脱药物的影响，使胆碱酯酶受体得到休息，应坚决停用抗胆碱酯酶药物，不用再浪费时间去鉴别什么类型的危象。同时留置鼻胃管改善营养状况，维持水电平衡。这种做法又称为"干涸疗法"。一般呼吸机支持 72h 左右开始脱机尝试，大多数患者会一次成功。无力症状仍较严重者，可按术前半量鼻饲抗胆碱酯酶药物。现代呼吸机治疗已十分成熟，随着低压套囊的普遍采用，呼吸机相关并发症发生率也明显下降，一般上机两周内是安全的，绝大多数患者会在此期间顺利脱机。如超过两周，则再做气管切开也不迟，此时第一次手术创伤也已基本恢复。

第四节　冠状动脉硬化性心脏病

一、冠状动脉性心脏病

冠状动脉粥样硬化性心脏病（以下简称冠心病）又称缺血性心脏病，是由于冠状动脉粥样硬化病变引起冠状动脉的管腔狭窄或闭塞，导致心肌缺血缺氧，从而出现心绞痛、心肌梗死、心律失常、心力衰竭或猝死。心肌梗死可引起室间隔穿孔、房室瓣关闭不全、顽固心律失常、室壁瘤等严重并发症，危及生命。冠心病是中老年的常见病，目前我国冠心病的发病率和死亡率有逐年增高的趋势，已成为严重影响生活质量和威胁生命的主要疾病之一。

（一）诊断标准

1.症状与体征

（1）心绞痛：稳定型心绞痛常在劳累后突然发生心前区绞痛或闷痛，也可出现上腹部闷痛。一般持续 2～3min，疼痛可向左肩及左臂放射，停止活动、休息或口服硝酸甘油片后，可于数分钟内缓解。不稳定型心绞痛的发作与活动无明显关系，发作次数较多，持续时间延长，休息或口含硝酸甘油常不能缓解。

(2)急性心肌梗死:剧烈心绞痛持续时间较长,常伴恶心、呕吐、大汗淋漓、心律失常、血压下降,心衰或休克等表现,甚至可引起猝死。

(3)体检:通常无特殊体征。发作时部分患者可有房性奔马律。心肌梗死时,心音常减弱,心律不齐,血压下降;可听到心包摩擦音。

(4)并发症:心源性休克、室间隔穿孔、室壁瘤、二尖瓣乳头肌功能不全等可出现相应的临床表现和体征。

2.实验室检查

急性心肌梗死时,肌酸激酶同工酶(CK-MB)增高;肌钙蛋白I或肌钙蛋白T的升高,它们是心肌的特异蛋白,对心肌损伤的判断极敏感。

3.辅助检查

(1)X线胸片:可见左心缘较饱满,主动脉弓略增宽。心绞痛发作时,心脏搏动减弱。

(2)心电图:心绞痛发作时,有ST-T改变,ST段异常压低或抬高,T波倒置。急性心肌梗死时有异常Q波、ST段抬高或缺血性T波。可伴有各种心律失常,特别是室性心律失常和传导阻滞。缓解期心电图负荷试验常为阳性。

(3)超声心动图:节段性室壁运动异常。存在心肌梗死并发症时,可有相应的发现。

(4)冠状动脉CT显像(CTA):可用于冠心病的初步检查。冠脉CTA正常者,罹患冠心病的可能性不大;冠脉CTA异常者建议进行冠状动脉造影。

(5)选择性冠状动脉造影和左心室造影:是诊断冠心病的金标准。能清楚地显示病变的部位、范围和程度,病变远端的血管情况,反映心脏收缩功能,左心室射血分数及冠脉以外的病变,是手术适应证及手术方式的选择、预测手术效果的重要依据。

(6)放射性核素血管造影术:核素心肌灌注显像、心脏功能测定及心脏断层显像属于无创检查,可反映心肌缺血、心脏收缩功能,心室容积测定、室壁运动状况,有无并发症,有助于鉴别诊断。

(7)正电子发射体层扫描(PET):用于检测心肌灌注尤其是心肌代谢,是评估存活心肌的可靠指标。

(8)磁共振成像(MRI):可观察冠状动脉情况、评估心肌功能状况的无创检查,亦有利用MRI对冠状动脉进行解剖形态学诊断者。

(二)治疗原则

药物治疗和介入治疗是冠心病的重要治疗手段。外科治疗目的在于重建冠状动脉血流,为缺血心肌提供足量的氧合血,缓解心肌缺血缺氧,改善心功能、提高生活质量,延长生命。通常采用冠状动脉旁路移植术(CABG)。包括使用体外循环的CABG和不使用体外循环的CABG。

1.CABG的适应证

(1)有心绞痛症状,同时有如下条件。

①内科药物治疗不能控制的稳定型心绞痛,明显影响体力活动和生活质量。

②冠状动脉左主干或多支血管病变引起的稳定型心绞痛。

③短期内科治疗无效的不稳定型心绞痛，心电图有明确的心肌缺血改变。

④心肌梗死后又出现心绞痛，提示有新的心肌缺血区存在，并证实冠状动脉左主干或主要分支有明显狭窄/阻塞病变。

(2)冠状动脉病变情况

①冠状动脉左主干狭窄/阻塞病变大于50%者。

②冠状动脉左前降支近侧高位狭窄/阻塞病变>50%，不适宜做经皮冠状动脉腔内成形术(PTCA)者。

③临床症状明显，冠状动脉造影证实三支或多支病变，非广泛弥散性狭窄病变者。

(3)急诊情况

①心肌梗死后心绞痛反复发作，经溶栓等治疗后病情仍不稳定，冠状动脉造影显示病变符合手术条件者，应争取在急性心肌梗死后6h内进行急诊CABG，以改善梗死区心肌血供，缩小坏死面积。

②PTCA时穿破冠状动脉导致出血或斑块剥脱堵塞远端管腔，心电图有持续缺血改变或心绞痛加重者。

(4)PTCA或支架植入术后出现再狭窄，症状复发。

(5)进行其他心脏手术之前未做冠脉造影检查。

(6)二次手术指征为症状再次加重，证实原血管桥闭塞或出现新的冠状动脉分支阻塞。

2.CABG的相对禁忌证

(1)广泛、弥漫的冠状动脉阻塞性病变。

(2)冠状动脉狭窄远端血管腔过细(直径小于1mm)或显影极差不通畅。

(3)左心室功能低下，左心室射血分数(LVEF)<25%，但无室壁瘤形成，左心室舒张末压(LVEDP)>20mmHg。

(4)合并严重肺或肾功能不全。

(5)药物难以控制的严重高血压、糖尿病、甲状腺功能亢进症等。

3.冠状动脉旁路移植手术要点

(1)术前准备：冠心病患者入院后通常需要作全面的检查，对患者的临床表现、心功能状况、心肌缺血的程度、冠状动脉病变等进行综合分析，以确定与手术相关的危险因素，正确选择手术适应证。

接受冠状动脉旁路移植手术的患者大多年龄较大，且多伴有其他系统的疾患，术前合并高血压、糖尿病者应进行相应的药物治疗加以控制；合并慢性支气管炎伴呼吸功能低下者，应选择抗生素控制呼吸道炎症，并指导患者进行呼吸功能锻炼并戒烟；对合并左心功能不全者，术前应通过强心、利尿及扩张血管药物的治疗进行调整，术前不要停药，术前使用的钙通道阻滞药及β受体阻断药，现在主张可一直延用至手术当日，阿司匹林等抗血小板药物通常需要提前停药，但抗血小板类药物对预防围术期心肌梗死和提高早期血管桥通畅率作用，是否停药和时间仍有争议。对心肌有明显抑制作用的抗心律失常药物如普罗帕酮等,若术前心律失常控制满意,则应于术前2d停药。术前应给充分镇静药物以解除患者紧张情绪。

(2)旁路材料的选择和获取:用于冠状动脉旁路移植的旁路材料可分为静脉和动脉两种:①静脉可取材于双下肢的大隐静脉或双上肢的前臂静脉,由于静脉位于体表,采取方便,长度不受限制可供任意裁剪,适合于各支冠状动脉任何部位的旁路移植,但由于静脉动脉化后,组织结构发生改变,静脉内膜发生纤维化增生而导致狭窄式闭塞,作为旁路其远期通畅率不如动脉。②动脉最常用的是内乳动脉,由于内乳动脉的组织结构和血管口径均与冠状动脉相似,与静脉相比其术后不易形成狭窄,远期通畅率高,且只需做一个远端吻合。因此从20世纪80年代开始被广泛采用,但内乳动脉长度和条数有限,只能用于前降支、对角支和右冠状动脉主干等处的旁路移植,若取双侧内乳动脉,创伤亦较大,尤其是对老龄者,可增加术后胸骨不易愈合,甚至感染的机会。除内乳动脉外,胃网膜右动脉、桡动脉以及腹壁下动脉亦可用作动脉旁路材料。

(3)手术方法:早年冠状动脉旁路移植手术问世之初,人们曾尝试在跳动的心脏上进行,但跳动的心脏和血液模糊的手术野,增加了吻合技术的难度,使吻合的通畅率下降,遂放弃了这种手术方式。随着体外循环技术的进步,可以在安静、无血的环境中完成血管吻合,成为冠心病外科治疗经典的术式。但随着手术器械的发展,非体外循环心脏跳动下的CABG也逐渐完善,并成为常规术式之一。

正中胸骨切口,体外循环下的冠状动脉旁路移植术:此术式为经典方法。手术借助体外循环完成,心脏停搏,手术野静止、无血。患者经正中切口劈开胸骨,内乳动脉离断前给全量肝素(3mg/kg)。升主动脉置双层荷包线,插入主动脉灌注管,经右心房插入单房引流管,若同时合并心内操作则须上下腔静脉分别插管。建立体外循环,在轻中度低温下,阻断升主动脉,经升主动脉根部顺行灌注或经冠状静脉窦逆行灌注心脏停搏液,使心脏停搏。

大隐静脉旁路移植术:大隐静脉需要倒置,即远心端位主动脉根部,近心端位冠状动脉。在冠状动脉病变部位的远端切开小口,大隐静脉斜行切口,并使两者口径相配,用聚丙烯线连续缝合,做静脉与冠状动脉的端侧吻合。有时可以在1根血管桥上做多个吻合口,即序贯桥(蛇形桥),静脉与冠状动脉侧侧吻合。旁路血管远端与冠状动脉吻合完毕后开放主动脉,使心脏复跳、复温的同时在主动脉根部上侧壁钳,部分钳夹主动脉壁,再根据旁路的多少在升主动脉上打数个孔,用0/5或0/6聚丙烯缝线完成旁路血管的近端与升主动脉吻合。

内乳动脉旁路移植术:内乳动脉则只需将内乳动脉的远端与冠状动脉吻合。在冠状动脉病变部位的远端切开的切口,剖开内乳动脉,使两者匹配,聚丙烯线连续缝合。缝毕再固定两针,以防吻合口受牵拉。

经典的冠状动脉旁路移植术适合于有冠状动脉旁路移植手术指征的绝大多数患者,可完成任何冠状动脉病变部位的旁路移植,但对那些有体外循环禁忌的患者,如有凝血功能障碍等,则可选择其他术式。

(4)术后处理:患者术后通常要送监护病房,需要进行机械辅助呼吸一段时间,辅助时间的长短应视患者的呼吸、循环功能状态及麻醉苏醒的情况而定。这期间应进行严密的心电图、血压、心率、尿量、胸腔引流量等监测，对于重症患者则需要放置Swan-Ganz导管进行血流动力学监测，以便对患者的病情变化做出判断，及时调整治疗措施。使用镇静及扩张冠状动脉的药物，预防围术期冠状动脉痉挛，控制高血压，调整心率，保持心脏氧需与氧耗的平衡是患者在监护病房时的基本治疗，对术后伴有低心排综合征者，应合理选用多巴胺类或肾上腺素类正性肌力药物，必要时应尽早放置主动脉内球囊反搏，对术终脱离体外循环机困难者，使用正性肌力药物同时需要考虑安装左心辅助装置。

患者接受冠状动脉旁路移植术术后1～3个月内尚需要服用：

①硝酸酯类药物：以扩张冠状动脉预防冠状动脉痉挛。

②β受体阻断药：术后患者因疼痛、发热等原因造成心率多数偏快，可酌情使用阿替洛尔以控制心率。

③抗血小板药物：阿司匹林或者加用氯吡格雷。

④对伴有心功能不全者可使用利尿剂。

⑤继续控制冠心病发病的危险因素，如合理的膳食，适量运动，治疗高脂血症、高血压、糖尿病等。

二、室间隔穿孔

室间隔急性穿孔常发生于心肌梗死后2周内，由透壁性心肌梗死所致，多发于室间隔前尖部，发生率约占心肌梗死患者的1%～2%。室间隔穿孔后产生大量左向右分流，心功能迅速恶化，1周内死亡率可达50%。

（一）诊断标准

1.症状及体征

急性心肌梗死后心功能迅速恶化，心前区听到广泛收缩期喷射性杂音伴收缩期震颤。

2.超声心动图

具有确诊作用。可见心室水平由左向右分流，确定穿孔部位和大小。

（二）治疗原则

1.手术适应证

(1)一经确诊应积极手术。手术修补穿孔是唯一有效的方法。但因心肌坏死、质地脆，修补难度大，术后低心输出综合征发生率和死亡率均较高。

(2)少数病情稳定的患者，可延迟到穿孔2周后再手术。此时坏死区室间隔有瘢痕形成，易于修复。

2.手术禁忌证

(1)已发生脏器功能衰竭。

(2)后间隔穿孔伴严重心功能衰竭。

(3)广泛心肌缺血，大面积室间隔穿孔。

3.手术要点

(1)尽量维持循环稳定,迅速建立体外循环,并加强心肌保护。

(2)在透壁性心肌梗死部位做左心室切口,充分显露室间隔缺损。

(3)缝合线应置于能抗张力的心肌组织,以防止缝合口延迟性破裂。

(4)检查二尖瓣的乳头肌,如有完全断裂,同时替换二尖瓣。

(5)用补片闭合室间隔穿孔,缝线必须穿过健康心肌组织,并用垫片固定。前间隔的小穿孔可采用直接缝合法。

(6)适当延长辅助循环时间。难以脱离体外循环者,应及时植入主动脉内球囊反搏或左心转流泵或左心室辅助装置。

(7)根据具体情况,决定是否同期进行 CABG 术。

三、室壁瘤

急性心肌梗死后约有 10%～38%的存活患者于 2～8 周后形成室壁瘤,90%以上是左前降支或右后降支闭塞的结果。解剖学上室壁瘤可分为 2 种类型,如下。

(1)真性室壁瘤:壁薄,边界清楚,其中 50%有附壁血栓形成。

(2)假性室壁瘤:因梗死心肌破裂与心包粘连,出血机化包裹形成,自发破裂危险性更大。另有一类功能性室壁瘤,心肌缺血范围大,界限不清,心肌与纤维组织交错。手术效果差不宜手术切除。

室壁瘤形成后常有反常运动,左心室壁受累达 10%以上即可使 LVEF 下降,切除反常的室壁瘤可改善心脏功能。室壁瘤患者 5 年自然存活率为 10%～24%。

(一)诊断标准

1.症状

表现为左心功能不全。可有心绞痛及心肌梗死病史。

2.辅助检查

(1)X 线胸片:心影向左下扩大,心尖膨隆,透视下左心缘活动减弱并有矛盾运动。

(2)心电图:可有 ST-T 改变,异常 Q 波及室性心律失常。

(3)超声心动图:左心腔扩大,左室壁活动减弱,室壁瘤处反常运动及附壁血栓,左心室射血分数明显下降。

(4)冠状动脉及左室造影:冠状动脉闭塞或严重狭窄,左心室病变部膨出及反常运动。

(二)治疗原则

1.手术适应证

(1)心绞痛:室壁瘤切除后,心脏负荷减轻,氧耗量下降,心绞痛可缓解。

(2)充血性心力衰竭:切除室壁瘤可消除左心室矛盾运动,提高射血分数。

(3)顽固室性心律失常:与室壁瘤与心肌交界区域异常电活动有关。

(4)血栓栓塞症状或证实有左心室附壁血栓。

(5)假性室壁瘤:自发破裂可能性大。

应尽可能在心肌梗死发生3个月后手术切除。此时室壁瘤边界清楚，易于缝合修复。3个月内手术死亡率较高。

2.手术高危因素和相对禁忌证

(1)严重心衰伴其他脏器功能衰竭。但LVEF低不是室壁瘤切除的绝对禁忌证。

(2)室壁瘤巨大，占左心室游离壁50%以上。

(3)累及二尖瓣乳头肌。

(4)慢性室壁瘤伴心肌病：可利用放射性核素左心室显像鉴别。

(5)功能性室壁瘤：可利用放射性核素左心室显像鉴别。

3.手术要点

主要术式包括：闭式折叠、标准线性修复(三明治法)、左心室几何重建及心室内环形补片成形(Dor法)。

三明治法使用2块毡片将室壁瘤组织夹于其内缝合；Dor法先做左心室成形，然后再用2块毡片加固瘤壁组织，缝闭心室切口。

(1)手术在低温体外循环下进行。心脏停搏后，分离室壁瘤与心包间粘连。近来也有在心脏空跳状态下切除室壁痛，而不阻断冠脉循环的方法，可能对心肌保护有利。

(2)正确判断室壁瘤范围，彻底清除附壁血栓，同时注意防止损伤乳头肌，尽量保留前降支。

(3)如室壁瘤范围不大，可用“三明治法”。用2条涤纶毡片放在切口缘外侧，第一层用2-0线间断褥式缝合，第二层连续缝合。严密缝合切口，防止术后出血。

(4)如心室扩大，室壁瘤范围较大，可用“Dor法”。在心室内用2-0 prolene线于心肌坏死区和存活区分界处做环缩，使左心室容积缩小，然后用prolene线从心室内闭合心肌坏死区或在心室内正常与坏死心肌之间做补片，使成形后的左心室形态更接近正常左心室，最后用2条涤纶毡片放在切口缘外侧，第一层用2-0 prolene线间断褥式缝合，第二层连续缝合。

(5)若需同期CABG，则在室壁瘤切除后进行。对于不在室壁瘤范围内的血管，可先行CABG，再做室壁瘤切除。

四、缺血性二尖瓣关闭不全

心肌缺血和心肌梗死可影响左室乳头肌、腱索断裂、松弛延长都会引起二尖瓣关闭不全。由于前乳头肌的血供侧支多于后乳头肌，后乳头肌缺血比前乳头肌多3～5倍。

(一)诊断标准

1.症状

有二尖瓣关闭不全或心肌梗死后左心功能不全表现。

2.体征

心尖部闻及收缩期杂音或收缩期喀喇音。

3.辅助检查

(1)X线胸片(心脏远达位)：心影向左下扩大，左心房向后突出。

(2)心电图：可有心肌缺血、心肌梗死的改变，电轴左偏，左心室高电压。

(3)超声心动图:可明确诊断,确定腱索或乳头肌断裂、乳头肌功能障碍及二尖瓣反流程度。

(4)冠状动脉及左心室造影:可明确诊断,确定冠状动脉阻塞、二尖瓣反流及左心室功能状态,并与心肌梗死后室间隔穿孔相鉴别。

(二)治疗原则

1.手术适应证

(1)心肌梗死后急性二尖瓣关闭不全,左心功能恶化,常需紧急手术。

(2)发生急性二尖瓣关闭不全后病情稳定者,可推迟1～2个月后手术。

(3)缺血导致的慢性二尖瓣关闭不全,中度以上反流。

2.手术禁忌证

(1)重度心源性休克。

(2)多脏器功能衰竭。

(3)大面积心肌梗死急性恶化期。

3.手术要点

(1)急诊手术者,宜在主动脉内球囊反搏辅助下,迅速建立中低温体外循环。

(2)采用房间沟或右房-房间隔切口显露二尖瓣。

(3)手术方法:手术尽量采用二尖瓣成形术,难于修复时再选择瓣膜替换术。

单纯瓣环扩大,可加用人工瓣环(目前推荐用硬质全环);单个乳头肌断裂,特别是在心肌梗死2周后手术者,可采用断裂乳头肌修复术;如断裂的乳头肌难以修复,则采用二尖瓣置换术。

第三章 胃肠疾病

第一节 胃及十二指肠疾病

一、胃肿瘤

(一)胃癌

胃癌系指源于胃黏膜上皮细胞的恶性肿瘤,主要是胃腺癌。胃癌占胃部恶性肿瘤的95%以上。2008年全球新诊断出胃癌近100万例,病死人数74万,分别居全部恶性肿瘤诊断病例的第4位和恶性肿瘤病死率的第2位。虽然胃癌全球总发病率有所下降,但2/3胃癌病例分布在发展中国家。地理分布上,以日本、中国等东亚国家高发。胃癌在我国仍是最常见的恶性肿瘤之一,其发病率在不同地区之间有很大差异,北方高于南方,农村高于城市。男性胃癌的发病率和死亡率高于女性,55～70岁为高发年龄段。全国平均年死亡率约为16/10万(男性21/10万,女性10/10万),近年死亡率下降并不明显。

1.病因和发病机制

在不良环境、饮食及幽门螺杆菌(Hp)等多种因素作用下,COX-2及生长因子(表皮生长因子、转化生长因子-α)等介导发生持续慢性炎症,按照Correa描述的肠型胃癌的发生顺序,由慢性炎症-萎缩性胃炎-萎缩性胃炎伴肠化-异型增生而逐渐向胃癌演变。在此过程中,胃黏膜细胞增殖和凋亡之间的正常动态平衡被打破,基因发生突变;与胃癌发生相关的癌基因,如ras基因、c-myc和bcl-2活化;抑癌基因包括野生型p53、APC、DCC等受抑,胃上皮细胞过度增殖又不能启动凋亡信号,逐渐进展为胃癌。

(1)环境和饮食因素:第一代到美国的日本移民胃癌发病率下降约25%,第二代下降约50%,至第三代发生胃癌的危险性与当地美国居民相当。故环境因素在胃癌发生中起重要作用。此外火山岩地带、高泥炭土壤、水土含硝酸盐过多、微量元素比例失调或化学污染等可直接或间接经饮食途径参与胃癌的发生。

流行病学研究提示,多吃新鲜水果和蔬菜可降低胃癌的发生。经常食用霉变食品、咸菜、腌制烟熏食品以及过多摄入食盐,可增加危险性。长期食用含硝酸盐较高的食物后,硝酸盐在胃内被细菌还原成亚硝酸盐,再与胺结合生成致癌物亚硝胺。此外,慢性胃炎及胃部分切除者胃酸分泌减少有利于胃内细菌繁殖。老年人因泌酸腺体萎缩常有胃酸分泌不足,有利于细菌生长。胃内增加的细菌可促进亚硝酸盐类致癌物质产生,长期作用于胃黏膜将导致癌变。

(2)感染因素:Hp 感染与胃癌有共同的流行病学特点,胃癌高发区人群 Hp 感染率高;Hp 抗体阳性人群发生胃癌的危险性高于阴性人群。1994 年世界卫生组织下属的国际癌肿研究机构将 Hp 感染定为人类Ⅰ类(即肯定的)致癌原。此外,EB 病毒和其他感染因素也可能参与胃癌的发生。

(3)遗传因素:胃癌有明显的家族聚集倾向,家族发病率高于人群 2～3 倍。这可能也反映了家庭成员共有的环境因素,少数胃癌属"遗传性胃癌易感综合征"。浸润型胃癌有更高的家族发病倾向,提示该型与遗传因素有关。

(4)癌前状态:分为癌前疾病和癌前病变。前者是指与胃癌相关的胃良性疾病,有发生胃癌的危险性;后者是指较易转变为癌组织的病理学变化,主要指异型增生。

①肠上皮化生、萎缩性胃炎及异型增生。

②胃息肉:炎性息肉约占 80%,直径多在 2cm 以下,癌变率低;腺瘤性息肉癌变的几率较高,特别是直径>2cm 的广基息肉。

③胃溃疡:多因溃疡边缘的炎症、糜烂、再生及异型增生所致。

④残胃炎:Billroth-Ⅱ式胃切除术后,癌变常在术后 10～15 年发生。

2.病理

胃癌的好发部位依次为胃窦(58%)、贲门(20%)、胃体(15%)、全胃或大部分胃(7%)。根据胃癌的进程可分为早期和进展期胃癌。早期胃癌是指病灶局限且深度不超过黏膜下层的胃癌,不论有无局部淋巴结转移。进展期胃癌深度超过黏膜下层,已侵入肌层者称中期;侵及浆膜或浆膜外者称晚期胃癌。

(1)胃癌的组织病理学:WHO 近年将胃癌分为腺癌包括乳头状腺癌、管状腺癌、黏液腺癌、印戒细胞癌、混合型腺癌、腺鳞癌、髓样癌、肝样腺癌、鳞状细胞癌和未分化癌。

根据癌细胞分化程度可分为高分化、中度分化和低分化三大类。

(2)侵袭与转移:胃癌有四种扩散方式。

①直接蔓延:侵袭至相邻器官:胃底贲门癌常侵犯食管、肝及大网膜,胃体癌则多侵犯大网膜、肝及胰腺。

②淋巴结转移:一般先转移到局部淋巴结,再到远处淋巴结;转移到左锁骨上淋巴结时,称为 Virchow 淋巴结。

③血行播散:晚期患者可占 60%以上。最常转移到肝脏,其次是肺、腹膜、及肾上腺,也可转移到肾、脑、骨髓等。

④种植转移:癌细胞侵及浆膜层脱落入腹腔,种植于肠壁和盆腔,如种植于卵巢,称为 Krukenberg 瘤;也可在直肠周围形成结节状肿块。

3.临床表现

(1)症状:早期胃癌多无症状,部分患者可有消化不良症状。进展期胃癌可有上腹痛、餐后加重、纳差、厌食、乏力及体重减轻。

胃癌发生并发症或转移时可出现一些特殊症状,贲门癌累及食管下段时可出现吞咽困难。并发幽门梗阻时可有恶心、呕吐,溃疡型胃癌出血时可引起呕血或黑粪,继之出现贫血。胃癌转移至肝脏可引起右上腹痛,黄疸和(或)发热;转移至肺可引起咳嗽、呃逆、咯血,累及胸膜可产生胸腔积液而发生呼吸困难；肿瘤侵及胰腺时，可出现背部放射性疼痛。

(2)体征：早期胃癌无明显体征，进展期在上腹部可扪及肿块，有压痛。肿块多位于上腹偏右相当于胃窦处。如肿瘤转移至肝脏可致肝大及黄疸，甚至出现腹水。腹膜有转移时也可发生腹水，移动性浊音阳性。侵犯门静脉或脾静脉时有脾脏增大。有远处淋巴结转移时或可扪及 Virchow 淋巴结，质硬不活动。肛门指检在直肠膀胱凹陷可扪及肿块。

4.胃镜检查

胃镜检查结合黏膜活检，是目前最可靠的诊断手段。

(1)早期胃癌：好发于胃窦部及胃体部，特别是小弯侧，可表现为小的息肉样隆起或凹陷；也可呈平坦样，但黏膜粗糙、触之易出血，斑片状充血及糜烂。胃镜下疑诊者，可用美蓝染色，癌性病变处着色，有助于指导活检部位。放大胃镜、窄带光成像和激光共聚焦胃镜能更仔细观察细微病变，提高早期胃癌的诊断率。由于早期胃癌在胃镜下缺乏特征性，病灶小，易被忽略，需要内镜医生细致地观察，对可疑病变多取活检。

(2)进展期胃癌：胃镜下多可做出拟诊，肿瘤表面常凹凸不平，糜烂，有污秽苔，活检时易出血。也可呈深大溃疡，底部覆有污秽灰白苔，溃疡边缘呈结节状隆起，无聚合皱襞，病变处无蠕动。当癌组织发生于黏膜之下，在胃壁内向四周弥漫浸润扩散，同时伴有纤维组织增生；当病变累及胃窦，可造成胃流出道狭窄；当其累及全胃，可使整个胃壁增厚、变硬，称为皮革胃。这种黏膜下弥漫浸润型胃癌，相对较少，胃镜所见黏膜可无明显病变，甚至普通活检也常呈阴性结果。临床疑诊时，可行大块黏膜切除，提高诊断的阳性率。

胃癌病灶处的超声内镜（EUS）检查可较准确地判断肿瘤侵犯深度，有助于区分早期和进展期胃癌；还能了解有无局部淋巴结转移，可作为 CT 检查的重要补充。

5.实验室检查

缺铁性贫血较常见，若伴有粪便隐血阳性，提示肿瘤有长期小量出血。

6.X 线钡餐

当患者有胃镜检查禁忌证时，X 线钡餐可能发现胃内的溃疡及隆起型病灶，分别呈龛影或充盈缺损，但难以鉴别其良恶性；如有黏膜皱襞破坏、消失或中断，邻近胃黏膜僵直，蠕动消失，则胃癌可能性大。

7.诊断

主要依据胃镜检查及病理活检。早期诊断是根治胃癌的前提，我国的胃镜检查已普及至镇、县级医院，对有中上腹痛、消化不良、呕血或黑粪者应及时行胃镜检查。对下列胃癌的高危患者应定期胃镜随访：①慢性萎缩性胃炎伴肠化或异型增生者；②良性溃疡经正规治疗 2 个月无效；③胃切除术后 10 年以上者。

8.治疗

(1)早期胃癌的治疗：早期胃癌的治疗包括：内镜治疗、手术治疗以及 Hpylori 的根除治疗。内镜下切除术已成为无淋巴结转移风险的早期胃癌患者的首选治疗方式。早期胃癌内镜下切除主要包括内镜下黏膜切除术（EMR）和内镜黏膜下剥离术（ESD），并已在我国得到了广泛应用。

①早期胃癌内镜治疗的适应证：根据日本胃癌学会最新制定的《胃癌治疗指南 2018》（第

5版)以及日本临床肿瘤研究小组关于扩大内镜切除适应证的多中心前瞻性研究结果(JCOG0607),早期胃癌内镜治疗的适应证如下:

a.绝对适应证:无合并溃疡的分化型黏膜内癌(cT_{1a});病灶大小≤3cm、有溃疡的分化型黏膜内癌(cT_{1a});胃黏膜高级别上皮内瘤变(HGIN)。

b.扩大适应证:病灶大小<2cm、无溃疡的未分化型黏膜内癌(cT_{1a})。

②内镜下黏膜切除术(EMR):EMR的原理是胃肠道黏膜层发生于内胚层,而肌层发生于中胚层,中间以疏松结缔组织相连构成黏膜下层,两层之间容易被外力分开。黏膜下层注射生理盐水后,黏膜层和肌层分离,黏膜层向腔内隆起,这样病变容易定位、并利于用圈套器固定,且电凝时不容易累及肌层,避免穿孔和出血。注射时应注意使针斜面对着病灶方向,如果注射后病灶不隆起,则提示病变已侵及肌层,为EMR的禁忌证。EMR的方法包括非吸引法和吸引法,前者包括内镜双圈套息肉切除术、局部注射高渗肾上腺素盐水切除术、剥离活检术,后者包括透明帽置内镜前端内镜下黏膜切除术、内镜下吸引黏膜切除术、内镜下圈套结扎法、套管吸引法等。根据2018年日本胃癌协会制定的胃癌治疗原则,EMR的绝对适应证为隆起型病变长径<20mm;平坦或凹陷型病变长径<10mm;无溃疡或溃疡瘢痕;局限于黏膜内长径<30mm的肠型腺癌,无淋巴结转移。另外,年老体弱、有手术禁忌证或可疑有淋巴结转移的黏膜下癌拒绝手术者可作为相对禁忌证。内镜下病变表面合并糜烂或溃疡,则提示肿瘤浸润深度已超过黏膜下层,适宜手术切除;同时可以用超声内镜辅助诊断肿瘤浸润深度。EMR并发症发生率为2.24%,其中术中出血发生率为1.3%~4.0%,穿孔率为0.8%,术后出血主要发生于术后5d结痂脱落时。

EMR治疗后的复发率:大病灶一次往往难以全部切除,但在ESD内镜技术飞速发展后,此类情况已较为少见,多数发生在仅能进行EMR治疗的单位。若一次难以切除时,分次切除最好在1周内完成,否则第1次切除后形成的溃疡瘢痕在下一次切除时不容易将病变与黏膜下层分离,从而造成切除不完全和残留切除。而是否能够一次性完整切除(en-bloc)也决定了内镜治疗后的复发率。长南明道对日本10所医疗机构进行统计显示,EMR的残癌复发率为11.9%,其中一次性全部切除病例的残癌复发率为1.3%,分次切除残癌复发率为29.6%。由于分片切除(piecemeal)后的残癌复发率较高,因此en-bloc切除非常重要。日本胃癌协会认为长径2cm是一次性完整切除的最大范围。由于EMR治疗方法和器械的局限性,无法对于长径>2cm的病变做到一次性完整切除,后续逐渐开发出ESD。

③早期胃癌内镜治疗术后病理标本的评估:1992年日本Hamada教授提出病变切除标准的评估方法,内镜下切除标本应常规做组织病理学检查,每隔2mm做连续切片,以确定病变是否完全切除及病变浸润深度。内镜切下的标本边缘无癌细胞存在应该符合以下标准:每一切片边缘均未见癌细胞;各切片长度应该大于相邻切片中癌的长度;癌灶边缘距切除标本的断端在高分化管状腺癌应为1.4mm,中分化管状腺癌则2.0mm。

我国早期胃癌内镜下切除后的病理评估标准延续日本评估标准,具体如下:

a.整块切除:病灶在内镜下整块切除,并获得单块标本。

b.完全切除:水平和垂直切缘均为阴性的整块切除。

c.治愈性切除:病灶整块切除,大小<2cm、垂直切缘与水平切缘阴性、无合并溃疡且无脉

管浸润的分化型黏膜内癌。

d.相对治愈性切除：病灶整块切除、垂直切缘与水平切缘阴性且无脉管浸润的且满足以下条件的早期胃癌：长径＞2cm，无溃疡的分化型黏膜内癌；长径≤3cm，可伴溃疡的分化型黏膜内癌；长径≤2cm，无溃疡的未分化型黏膜内癌；长径≤3cm，分化型浅层黏膜下癌。

e.非治愈性切除：指除治愈性切除和相对治愈性切除以外的早期胃癌的内镜下切除。

④ESD：ESD是在EMR基础上发展起来的技术，已成为内镜下治疗早期胃癌的标准治疗方式。ESD的优势在于不受病变大小限制，可以实现病变的整块切除，有利于术后的病理评估，其肿瘤治愈性切除率明显提高。Meta分析显示，ESD在整块切除率和完全切除率明显高于EMR(92.4% vs.51.7%，82.1% vs.42.2%)，局部复发率也明显降低(0.6% vs.6%)。在治愈性切除率方面，ESD具有明显优势(79.5% vs.59.0%)。具体操作步骤为：a.环周标记：通过染色或放大内镜等，明确病变边界，距离病变边界3～5mm处，使用电刀或APC等进行电凝标记，两个标记点间隔约2mm。b.黏膜下注射：按先远侧后近侧的顺序，于病变周围分多点行黏膜下注射，使黏膜层与固有肌层分离，病变充分抬举。c.环形切开：病变充分抬举后，使用电刀沿标记点外约3mm处，环周切开病变黏膜。一般由远端开始切开，过程中一旦出现出血，冲洗以明确出血点，后使用电刀或电凝钳止血。d.黏膜下剥离：使用电刀于病变下方行黏膜下剥离，直至完全剥离病变。过程中，及时进行黏膜下注射以保证黏膜下抬举充分，同时电刀或电凝钳及时处理暴露的血管。此外，在剥离过程中，采用钛夹联合丝线等牵引技巧，可有助于改善黏膜下剥离视野，降低ESD操作难度，提高手术效率。e.创面处理：使用电凝钳或APC等对创面，尤其是切缘周围暴露血管进行充分电凝处理，必要时可喷洒生物蛋白胶、黏膜保护剂等保护创面。

⑤内镜黏膜下隧道剥离术(ESTD)：ESTD是消化内镜隧道技术(DETT)的分支之一，是通过建立黏膜下隧道，完整切除消化道早癌的新方法，主要适用于切除病变横径＞3cm的大面积早期胃癌，贲门部、胃体小弯侧和胃窦大弯侧是比较合适的操作部位。ESTD的标准操作步骤：a.环周标记。b.黏膜下注射。c.黏膜切开：按照先肛侧后口侧的顺序，使用电刀沿着标记切开肛侧及口侧黏膜，1.5～2.0cm。d.隧道建立：从口侧开口处行黏膜下剥离，边注射、边剥离，建立一条由口侧开口至肛侧开口的黏膜下隧道。建立隧道过程中注意观察两侧标记点，并保证隧道建立方向同病变形态及走行一致，避免黏膜的过多剥离。e.病变切除：电刀沿边界同步切开两侧黏膜，直至病变完整切除。f.创面处理。ESTD相比ESD的优势在于，隧道内剥离可减少黏膜下注射次数、两边组织互相牵拉利于操作视野暴露，而且内镜前端透明帽具有一定的钝性分离作用，从而提高了剥离效率、降低并发症发生率。

⑥内镜下治疗的并发症：主要包括出血和穿孔。

a.急性术中出血指术中活动性渗血或喷射性出血且内镜下止血困难，需中断手术和/或需输血治疗。迟发性出血指内镜治疗术后出血且需要再次行内镜下止血的情况，一般具备以下至少2项者即可诊断：有呕血、黑便、头晕等症状；内镜治疗前后血红蛋白下降＞20g/L；内镜下治疗前后血压下降＞20mmHg或心率增加＞20次/min；胃镜检查提示ESD术后溃疡出血。出血整体发生率为0.5%～13.8%。术中进行充分的创面止血是降低迟发性出血的有效方法。病变大小以及是否应用抗凝药是术后出血的高危因素。一旦出现迟发性出血，应尽快行急诊内镜止血处理。如内镜下止血困难或失败,需及时转向外科行于术或介入栓塞治疗。

b.穿孔的发生率为0.5%～4.1%。病灶长径超过20mm、病变位于胃腔上1/3和术中过度电凝止血是发生穿孔的危险因素。术中穿孔首先推荐内镜下处置,多可成功封闭。术后迟发性穿孔可能是由于大范围肌肉层剥脱引起,若内镜下封闭失败或合并严重腹膜炎的患者,应及时进行外科干预。另外,对于贲门或幽门区病变,切除范围超过3/4环周时可能并发狭窄。主要治疗方法是内镜下球囊扩张治疗和激素治疗。

⑦腹腔镜下楔形切除(LWR):LWR是治疗EGC的另一种方法。对胃镜下行EMR或ESD困难的病例,例如病变位于胃体小弯和体后壁处,或者应用EMR或ESD无法完整切除可以选择在腹腔镜下完成。LWR不仅可以进行全腹探查,而且操作灵便,切除充分,病理组织检查全面,同时可对胃前哨淋巴结进行切除或活检,基本上可以保证手术的根治性。最近Abe等提出在ESD之后进行腹腔镜淋巴结清扫,均进行ESD联合腹腔镜淋巴结清扫,根据原发肿瘤的位置和胃的淋巴引流来决定腹腔镜所要切除的淋巴结群。通过术中胃镜在ESD后溃疡瘢痕周围黏膜下注射吲哚菁绿来确定淋巴引流,结果显示ESD能完整切除病灶,且无任何并发症,腹腔镜下淋巴结清扫平均切除淋巴结15枚(16～22枚),其中4例切除的淋巴结中未发现癌细胞,1例发现癌细胞,但未进行手术治疗,随访发现肿瘤未再复发,因此,认为ESD联合腹腔淋巴结清扫能完整切除病灶,并从组织学上了解淋巴结状态。这种联合治疗是一种有潜力的微创方法,可避免不必要的胃切除术,治疗具有淋巴结转移危险的EGC患者;而且可以在腹腔镜下行保留幽门的胃切除术、胃分节切除、保存迷走神经的胃切除术等,明显改善患者术后的生活质量。因此,Rosch等认为,腹腔镜下LWR手术既具创伤较小,又有较高的根治性,具有补充和替代胃镜下胃癌切除的潜力,将来有可能成为治疗早期胃癌的常规方法之一。迄今最大型的随机试验纳入了韩国1416例临床Ⅰ期胃癌患者,结果显示,腹腔镜远端胃切除术与开腹远端胃切除术相比,切口并发症发生率更低(3.1%与7.7%)、腹内并发症发生率更低(7.6%与10.3%),总体并发症发生率也更低(13%与20%)。

⑧内镜下治疗后的随访:我国早期胃癌治疗规范研究专家组结合日本的早期胃癌指南建议,治愈性切除的监测与随访:治愈性切除和相对治愈性切除患者,建议分别于术后第3个月、6个月、12个月进行内镜随访,此后每年复查1次胃镜,并进行肿瘤标志物和CT等相关影像学检查。非治愈性切除的治疗策略:非治愈性切除,由于大多情况下存在较高的复发或淋巴结转移风险,建议追加外科手术治疗。然而,非治愈性切除的患者追加外科手术,仅5%～10%的患者发现淋巴结转移。我国专家组建议以下病变再次行内镜下切除或者密切观察随访:a.水平切缘阳性且病变长径<6mm的分化型癌,但满足其他治愈性切除的标准;b.分块切除的分化型癌,但满足其他治愈性切除的标准。

⑨早期胃癌的预后:Hosokawa等报道190例EGC行EMR,21例在平均术后2年发现新的癌灶,其中14例位于原发癌灶附近。因此,EMR术后的内镜复查非常重要,术后1个月复查胃镜应注意人工溃疡愈合及残留和复发情况,若无上述情况则在3个月后再次复查,若仍无复发可半年后再次复查,之后可1年复查1次,最少追踪5年,尤其要注意原发癌灶附近的区域。EGC内镜治疗的5年生存率与胃壁浸润深度、受累淋巴结范围有关。丸山雅一等报道249例EGC接受内镜治疗中,完全切除者无一例复发,5年生存率达88.1%。随着内镜技术的

不断成熟。目前,EGC无淋巴结转移者内镜治疗后5年生存率可达95%,有1~3组淋巴结转移者5年生存率小于90%,3组以上淋巴结转移者5年生存率则小于80%,与手术切除效果相似。然而也存在长径>2cm但无淋巴结转移的EGC。肠型胃癌无论癌灶大小,如果不合并溃疡或不累及淋巴或静脉血管则淋巴结转移很少。

(2)外科治疗:目前有可能治愈进展期胃癌的方法就是进行根治性手术,因此,如果确诊为进展期胃癌,患者可耐受手术且病变周围解剖情况允许,均需行R0级根治性切除及一定范围的淋巴结清扫。胃癌手术彻底根除伴邻近淋巴结切除可使患者的长期生存机会最大。除非有明确的肿瘤播散及大血管受累证据、考虑进行新辅助治疗或有手术禁忌证,否则均应行治疗性腹部探查。唯一被广泛接受的不能切除胃癌的标准是存在远处转移、侵犯大血管结构(如主动脉),以及肿瘤包绕或阻塞肝动脉或腹腔干/近端脾动脉。远端脾动脉受累并不是不能切除的指征;可在行左上腹脏器清除术(胃、脾和远端胰腺)时将远端脾动脉全部切除。经典的外科治疗为开腹手术,后续腔镜技术飞跃发展,目前腹腔镜手术治疗进展期胃癌已成为大型医院的主要治疗手段。本节重点介绍腹腔镜手术在进展期胃癌治疗中的作用。

①开腹手术:全胃切除术常用于治疗胃近端(上1/3)的病灶,而胃部分切除术(远端胃切除术、胃大部切除术)伴邻近淋巴结切除用于治疗胃远端(下2/3)的病灶。前者的吻合方式主要为Roux-en-Y吻合,后者的吻合方式包括Billroth Ⅰ、Billroth Ⅱ和Roux-en-Y吻合。未侵犯胃食管交界的近端胃肿瘤可采用全胃切除术或近端胃大部切除术进行治疗。多数选择全胃切除术,一方面由于全胃切除术中行Roux-en-Y重建引起的反流性食管炎发生率极低(2%)。近端胃大部切除术后有2/3的患者会发生反流性食管炎。近端胃大部切除术可能会残留沿胃小弯的淋巴结,而该处是淋巴结转移最常见的部位。与全胃切除术相比,近端胃大部切除术的5年生存率与之相近(61%与64%),但癌症复发率更高(39%与24%)。近端胃切除术的并发症也更多,包括吻合口狭窄(27%与7%)和反流性食管炎(20%与2%)。因此,全胃切除术仍是近端胃癌的首选治疗方法。

②腹腔镜治疗:20世纪90年代初,日本Kitano等施行首例腹腔镜辅助远端胃大部切除术治疗胃癌,开始初步将腹腔镜应用于胃癌手术治疗领域。我国在20世纪90年代前期将腹腔镜应用于胃部良性肿瘤切除术,2000年以后则逐步开始应用于进展期胃癌的治疗。腹腔镜进展期胃癌根治术的优势在于可视化、创伤小、视野广,但由于腹腔镜胃癌手术操作难度大、技术要求高、学习曲线长,临床上又缺乏成熟的质量控制体系等一系列问题,使得腹腔镜胃癌手术仍存在技术开展的地区间差距,甚至在同一地区不同医师之间亦存在较大差异,导致我国腹腔镜胃癌外科发展不均衡,地区之间差距明显。胃癌的根治性原则包括:整块切除,包括原发灶及罹患的周围组织器官;广泛的胃切除范围,保证足够的切缘(肿块型>3cm,浸润性>5cm);系统、彻底的胃周淋巴结清除;肿瘤的隔离及腹腔内脱落癌细胞的完全消灭。

a.腹腔镜治疗进展期胃癌的适应证和禁忌证:根据我国腹腔镜胃癌手术操作指南,已被认可并应用于临床实践的手术适应证:胃癌探查及分期;胃癌肿瘤浸润深度<T_{4a}期并可达到D2根治性切除术;胃癌术前分期为Ⅰ~Ⅲ期;晚期胃癌短路手术。

以下可作为临床探索性手术适应证:胃癌术前评估肿瘤浸润深度为T_{4a}期并可达到D2根治性切除术;晚期胃癌姑息性胃切除术。

但对于以下情况属于腹腔镜治疗胃癌的禁忌证：肿瘤广泛浸润周围组织；胃癌急诊手术（如上消化道大出血）；有严重心、肺、肝、肾疾病，不能耐受手术；凝血功能障碍；⑤妊娠期患者；不能耐受 CO_2 气腹。

b.腹腔镜治疗进展期胃癌的手术方式

全腹腔镜胃癌根治术：胃切除、淋巴结清扫、消化道重建均在腹腔镜下完成，技术要求较高。

腹腔镜辅助胃癌根治术：又称小切口辅助手术，胃游离、淋巴结清扫在腹腔镜下完成，胃切除或吻合经腹壁小切口辅助完成，是目前应用最多的手术方式。

手辅助腹腔镜胃癌根治术：在腹腔镜手术操作过程中，经腹壁小切口将手伸入腹腔，进行辅助操作，完成手术。切除范围包括切除＞2/3 胃和 D2 淋巴结清扫。

不同部位胃癌淋巴结清扫范围参考日本第 14 版胃癌治疗规约：全胃切除术：DO 根治术淋巴结清扫范围小于 D1 根治术；D1 根治术清扫第 1～7 组淋巴结；D1＋根治术在 D1 根治术淋巴结清扫范围基础上，清扫第 8a、9、11p 组淋巴结；D2 根治术在 D1 根治术淋巴结清扫范围基础上，清扫第 8a、9、10、11P、11d、12a 组淋巴结；侵犯食管的胃癌 D1＋根治术淋巴结清扫应增加第 110 组淋巴结，D2 根治术应增加第 19、20、110、111 组淋巴结。远端胃大部切除术：D0 根治术淋巴结清扫范围小于 D1 根治术；D1 根治术清扫第 1、3、4sb、4d、5、6、7 组淋巴结；D1＋根治术在 D1 根治术淋巴结清扫范围基础上，清扫第 8a、9 组淋巴结；D2 根治术在 D1 根治术淋巴结清扫范围基础上，清扫第 8a、9、11p、12a 组淋巴结。保留幽门的胃大部切除术：D0 根治术淋巴结清扫范围小于 D1 根治术；D1 根治术清扫第 1、3、4sb、4d、6、7 组淋巴结；D1＋根治术在 D1 根治术淋巴结清扫范围基础上，清扫第 8a、9 组淋巴结。近端胃大部切除术：D0 根治术淋巴结清扫范围小于 D1 根治术；D1 根治术清扫第 1、2、3、4sa、4sb、7 组淋巴结；D1＋根治术在 D1 根治术淋巴结清扫范围基础上，清扫第 8a、9、11P 组淋巴结；侵犯食管的胃癌 D1＋根治术淋巴结清扫应增加第 110 组淋巴结。

c.腹腔镜治疗进展期胃癌的并发症：腹腔镜治疗进展期胃癌的并发症包括两方面，一方面为腹腔镜特有的并发症，包括：气腹相关并发症，可能出现高碳酸血症或心、肺功能异常。穿刺相关并发症，建立气腹或 Trocar 穿刺入腹腔时，可能损伤腹腔内血管及肠管。Trocar 疝口，好发于老年、腹壁薄弱患者。关闭＞10mm 的 Trocar 孔时，应行全层缝合，不能仅缝合皮肤层，同时去除引起患者腹内压升高的因素。一旦发生 Trocar 疝，应手术修补腹壁缺损。另一方面为胃手术相关的并发症，包括腹腔内出血、术中相邻脏器损伤、术中血管损伤、吻合口出血、吻合口漏、十二指肠残端漏、胰液漏和胰腺炎、淋巴漏、肠梗阻、术后胃轻瘫。

d.腹腔镜治疗进展期胃癌的疗效：一项在我国进行的多中心试验中，1056 例临床分期为 T_2～T_{4a}，N_0～N_3，M_0 的胃癌患者被随机分配至腹腔镜远端胃切除术组或开腹远端胃切除术。腹腔镜手术组与开腹手术组患者的术后死亡率相近（0.4％与 0），术后并发症发病率相近（15％与 13％），并发症严重程度相近，而且 D2 淋巴结清扫术的完成率也相近（99.4％与99.6％）。一项 Meta 分析主要纳入回顾性研究，这些研究比较了接受腹腔镜胃癌手术与开腹胃癌手术治疗所有分期可切除性胃癌患者的结局，结果显示这两种术式的 5 年总体生存率（OR＝1.07，95％CI：0.90～1.28）、无复发生存率（OR＝0.83，95％CI：0.68～1.02）和疾病特异性生存率

(OR=0.86,95%CI:0.65~1.13)差异无统计学意义。目前很多研究已经证实了腹腔镜切除进展期胃癌的可行性和短期优势,但尚无对于肿瘤预后和结局的远期研究结果。一项研究应用倾向性匹配评分方法,分析了1848例接受开腹胃切除术或腹腔镜胃切除术治疗Ⅰ期胃癌的患者,并针对可能影响手术结局的30种变量,在匹配的研究人群中,开腹胃切除术组与腹腔镜胃切除术组的5年总体生存率(96.3%与97.1%)、3年无复发生存率(97.4%与97.7%)及复发率(2.4%与2.3%)均相当。

由此可见,腹腔镜治疗进展期胃癌是一种具有前景的治疗手段,相比开腹手术短期优势显著,是否远期会优于开腹手术,仍需随访数据进行评估。

(3)化学治疗:早期胃癌且不伴有任何转移灶者,术后一般不需要化疗。尽管胃癌对化疗不够敏感,但术前、术中、术后化疗仍有一定作用。术前化疗即新辅助化疗可使肿瘤缩小,增加手术根治及治愈机会;术后辅助化疗方式主要包括静脉化疗、腹腔内化疗、持续性腹腔温热灌注和淋巴靶向化疗等。单一药物化疗只适合于早期需要化疗的患者或不能承受联合化疗者。常用药物有5-氟尿嘧啶(5-FU)、替加氟(FT-207)、丝裂霉素(MMC)、阿霉素(ADM)、顺铂(DDP)或卡铂、亚硝脲类(CCNU,MeCCNU)、足叶乙甙(VP-16)等。联合化疗多采用2~3种联合,以免增加药物毒副作用。化疗失败与癌细胞对化疗药物产生耐药性或多药耐药性有关。

(4)其他治疗:基础及临床前期研究表明,生长抑素类似物及COX-2抑制剂能抑制胃癌生长,改善患者生活质量,不良反应少,临床疗效还有待广泛临床研究。其他尚包括中医中药治疗、光动力学治疗、介入治疗和营养支持治疗等。

(二)胃的胃肠道间质瘤

胃肠道间质瘤(GIST)是消化道最常见的间叶源性肿瘤,其中60%~70%发生在胃,20%~30%发生在小肠,曾被认为是平滑肌肉瘤。研究表明,这类肿瘤起源于胃肠道未定向分化的间质细胞,具有c-kit基因突变和KIT蛋白(CD117)表达的生物学特征。胃的GIST约占胃肿瘤的3%,可发生于各年龄段,高峰年龄50和70岁,男女发病率相近。

1.病理

本病呈膨胀性生长,可向黏膜下或浆膜下浸润形成球形或分叶状的肿块。肿瘤可单发或多发,直径从1~20cm或以上不等,质地坚韧,境界清楚,表面呈结节状。瘤体生长较大可造成瘤体内出血、坏死及囊性变,并常有上消化道出血、坏死及囊性变,并在黏膜表面形成溃疡导致消化道出血。

2.诊断

(1)症状与体征:瘤体小症状不明显,可有上腹部不适或类似溃疡病的消化道症状;瘤体较大可扪及腹部肿块,常有上消化道出血的表现。

(2)影像学检查:钡剂造影胃局部黏膜隆起,呈向腔内的类圆形充盈缺损,胃镜下可见黏膜下肿块,顶端可有中心溃疡。黏膜活检检出率低,超声内镜可以发现直径<2cm的胃壁肿瘤。CT、MRI扫描有助于发现胃腔外生长的结节状肿块以及有无肿瘤转移。组织标本的免疫组化显示CD117和CD34过度表达,有助于病理学最终确诊。GIST应视为具有恶性潜能的肿瘤,肿瘤危险程度与有无转移、是否浸润周围组织显著有关。肿瘤长径>5cm和核分裂数>5个/50高倍视野是判断良恶性的重要指标。

3.治疗

首选手术治疗,手术争取彻底切除,瘤体与周围组织粘连或已穿透周围脏器时应将粘连的邻近组织切除,不必广泛清扫淋巴结。姑息性切除或切缘阳性可给予甲磺酸伊马替尼以控制术后复发,改善预后。伊马替尼能针对性地抑制 c-kit 活性,治疗进展期转移的 GIST 总有效率在 50%左右,也可用以术前辅助治疗。完全切除的存活期明显高于不完全切除的病例。

(三)胃淋巴瘤

胃是结外型淋巴瘤的好发器官,原发恶性淋巴瘤占胃恶性肿瘤的 3%～5%,仅次于胃癌而居第 2 位。发病年龄以 45～60 岁居多。男性发病率较高。近年发现幽门螺杆菌感染与胃的黏膜相关淋巴样组织(MALT)淋巴瘤发病密切相关,低度恶性胃黏膜相关淋巴瘤 90%以上合并幽门螺杆菌感染。

1.病理

95%以上的胃原发性恶性淋巴瘤为非霍奇金淋巴瘤,组织学类型以 B 细胞为主;大体所见黏膜肥厚、隆起或形成溃疡、胃壁节段性浸润,严重者可发生溃疡、出血、穿孔。病变可以发生在胃的各部分,但以胃体后壁和小弯侧多发。恶性淋巴瘤以淋巴转移为主。

2.诊断

(1)症状与体征:早期症状类似一般胃病,患者可有胃纳下降、腹痛、消化道出血、体重下降、贫血等表现。部分患者上腹部可触及包块,少数患者可有不规则发热。

(2)影像学检查:X 线钡剂检查可见胃窦后壁或小弯侧面积较大的浅表溃疡、胃黏膜有形似卵石样的多个不规则充盈缺损以及胃黏膜皱襞肥厚,肿块虽大仍可见蠕动通过病变处是其特征。胃镜检查可见黏膜隆起、溃疡、粗大肥厚的皱襞、黏膜下多发结节或肿块等;内镜超声除可发现胃壁增厚外,还可判断淋巴瘤浸润胃壁深度与淋巴结转移情况,结合胃镜下多部位较深取材活组织检查可显著提高诊断率。CT 检查可见胃壁增厚,并了解肝脾有无侵犯、纵隔与腹腔淋巴结情况,有助于排除继发性胃淋巴瘤。

3.治疗

早期低度恶性胃黏膜相关淋巴瘤可采用抗幽门螺杆菌治疗,清除幽门螺杆菌后,肿瘤一般在 4～6 个月消退。抗生素治疗无效或侵及肌层以下的病例可以选择放、化疗。手术治疗胃淋巴瘤有助于准确判断临床病理分期,病变局限的早期患者可获得根治机会。姑息性切除也可减瘤,结合术后化疗而提高疗效,改善预后。常用化疗方案为 CHOP 方案,胃淋巴瘤对化疗反应较好,近年有单独采用系统化疗治疗胃淋巴瘤获得较好的疗效的报告。

(四)胃的良性肿瘤

胃的良性肿瘤约占全部胃肿瘤的 2%。按其组织来源可分为上皮细胞和间叶组织瘤。前者常见的有胃腺瘤和腺瘤性息肉,占良性肿瘤的 40%左右。外观呈息肉状,单发或多发,有一定的恶变率;胃的间叶源组织肿瘤 70%为胃肠道间质瘤,其他有脂肪瘤、平滑肌瘤、纤维瘤、血管瘤、神经纤维瘤等。

胃良性肿瘤一般体积小,发展较慢,胃窦和胃体为多发部位。

1.诊断

(1)症状与体征:①上腹不适、饱胀感或腹痛;②上消化道出血;③腹部包块,较大的良性肿瘤上腹部可扪及肿块；④位于贲门或幽门的肿瘤可引起不全梗阻等。

(2)影像学检查：X线钡剂检查、胃镜、超声及CT检查等有助于诊断。纤维胃镜检查大大提高了胃良性肿瘤的发现率，对于黏膜起源瘤活检有助确诊；黏膜下的间叶组织瘤超声胃镜更具诊断价值。

2.治疗

手术切除是胃良性肿瘤的主要治疗方法，由于临床上难以除外恶性肿瘤，且部分良性胃肿瘤还有恶变倾向以及可能出现严重并发症，故主张确诊后积极地手术治疗，根据肿瘤的大小、部位以及有无恶变的倾向选择手术方式，小的腺瘤或腺瘤样息肉可行内镜下套切术，较大的肿瘤可行胃部分切除术、胃大部切除术等。

二、胃和十二指肠溃疡及其并发症

(一)胃十二指肠溃疡

1.胃十二指肠溃疡诊断及治疗

(1)诊断

①症状：a.胃十二指肠溃疡症状多表现为慢性经过，多数病程已长达几年、十几年或更长时间。大多数为反复发作，病程中出现发作期与缓解期互相交替。发作可能与下列诱因有关：季节(秋末或冬天发作最多，其次是春季)、精神紧张、情绪波动、饮食不调或服用与发病有关的药物等，少数也可无明显诱因。b.胃溃疡疼痛通常表现为进食后上腹痛，疼痛多在餐后半小时出现，持续1～2h，逐渐消失，直至下次进餐后重复上述规律。十二指肠溃疡疼痛多有规律性，疼痛多在餐后2～3h出现，持续至下次进餐，进食或服用制酸剂后完全缓解。腹痛一般在午餐或晚餐前及晚间睡前或半夜出现，空腹痛及夜间痛。胃溃疡位于幽门管处或同时并存十二指肠溃疡时，其疼痛节律可与十二指肠溃疡相同。疼痛可呈烧灼性或饥饿性钝痛、胀痛或隐痛。c.可出现反酸、嗳气、呕吐、黑便、贫血、乏力等临床表现。

②体检：a.胃溃疡可有左上腹和(或)剑突下压痛，十二指肠溃疡可有右上腹和(或)剑突下压痛。b.查体可伴贫血貌，睑结膜、皮肤苍白。

③实验室检查：a.血常规中可出现血红蛋白降低。b.胃酸分析可出现基础胃酸排出量和最大胃酸排出量异常。c.溃疡活动期大便潜血阳性。

④辅助检查：a.溃疡的X线征象有直接和间接两种，上消化道造影龛影或钡斑是溃疡的直接征象，可见边缘光滑、整齐的龛影或钡斑。胃溃疡多在小弯侧突出腔外，球部前后壁溃疡的龛影常呈圆形密度增加的钡斑，周围环绕月晕样浅影或透明区，可见黏膜皱襞聚集征象。间接征象多系溃疡周围的炎症、痉挛或瘢痕引起，钡餐检查时可见局部变形、激惹、痉挛性切迹。b.纤维胃十二指肠镜不仅可以清晰、直接观察胃十二指肠黏膜变化及溃疡大小、形态，还可直视下刷取细胞或钳取组织行病理学检查。对胃十二指肠溃疡做出准确诊断及良恶性溃疡的鉴别诊断，还能动态观察溃疡的活动期及愈合过程。观察药物治疗效果等。

(2)鉴别诊断

胃癌：胃溃疡患者中10%可为恶性，胃癌患者中25%可表现为溃疡，可通过上消化道造影胃癌征象协助诊治,通过胃镜检查活检确诊。

(3)治疗原则

①原则上内科治疗为主,给予 H_2 受体阻断剂或质子泵抑制剂、胃黏膜保护剂,同时若幽门螺杆菌阳性,应予以除菌治疗。

②外科治疗其手术适应证包括以下内容:a.正规、严格内科治疗(包括根治幽门螺杆菌措施)8~12 周,溃疡不愈合或溃疡愈合后,6 个月内复发者。b.胃十二指肠复合性溃疡,及溃疡合并穿孔、出血、幽门梗阻者。c.直径大于 2.5cm 巨大溃疡或高位溃疡者。d.溃疡可疑癌变者。

2.手术治疗理论基础及手术方式选择

(1)理论基础:治疗胃十二指肠溃疡,手术方式主要包括胃大部切除术、迷走神经切断加胃窦切除术、胃空肠吻合加迷走神经切断术及选择性迷走神经切断术(或加幽门成形术)等。

①胃大部切除术为我国最常使用的手术方法,其理论基础为:a.切除了胃窦部,消除了由胃泌素引起的胃相胃酸分泌。b.切除了大部分胃体,减少了分泌胃酸、胃蛋白酶的壁细胞、主细胞数目,既阻断了胃相胃酸分泌,又去除了大部分头相胃酸分泌的靶器官。c.切除了溃疡的好发部位。d.切除了溃疡病变本身。

②胃迷走神经切断术为国外广泛使用,用于治疗十二指肠溃疡,其理论基础为:a.消除了头相胃酸分泌。b.消除了迷走神经引起的胃泌素分泌,从而阻断胃相胃酸分泌。

(2)手术方式

①胃大部切除术:胃大部切除术包括胃切除及胃肠重建两大部分。根据重建的方式可分为 Billroth Ⅰ型(胃十二指肠吻合)和Ⅱ型(胃空肠吻合)两类。胃空肠吻合又可按吻合口的位置(结肠前或后)、吻合口的大小(全口或半口)以及蠕动方向的不同(空肠近端对大弯为顺蠕动,对小弯为逆蠕动)分成许多种术式。其中 Billroth Ⅰ型手术比较适合胃酸分泌量较低、十二指肠组织基本正常的胃溃疡患者选用;而十二指肠溃疡由于胃酸分泌量高,需切除较多的胃组织才能达到降酸要求,因此残胃与十二指肠之间距离较远、张力较大,加上十二指肠有溃疡和炎性瘢痕,致使胃十二指肠吻合很不安全,故多选用 Billroth Ⅱ型手术。归纳起来,胃大部切除术的技术要点包括胃切除及胃肠吻合两大部分。

a.胃切除要点:经切口切开、进腹、探查后,先游离胃大弯侧,后小弯侧。注意避免损伤系膜内的结肠中动、静脉。然后沿着胃网膜左、右动脉游离胃大弯缘。向左结扎胃网膜左动脉,直至其倒数 1~2 分支处,向右游离至溃疡远端距幽门静脉以远约 3cm 为标志的十二指肠球部。再游离小弯缘,近端应游离至胃左动脉第 1~2 分支处,远端则在与大弯侧相对应的十二指肠球部近端,应注意避免损伤胰腺及胆总管。(图 3-1)

切胃的轴线要稍倾斜,注意充分切除小弯侧胃组织,以确保切除足够的壁细胞区并使胃空肠吻合的输出端略低于输入端。胃断端的处理无论是 Billroth Ⅰ式或 Billroth Ⅱ式均行半口吻合,故胃离断后应将胃小弯侧缝闭,留下大弯侧的一半做胃十二指肠或胃空肠吻合。对于十二指肠后壁的慢性愈着性溃疡切除有困难时,不宜勉强从事,可行溃疡旷置性胃切除术。其要点是在幽门前打开胃壁,从黏膜下剥离至幽门环见到环形括约肌,完整切除全部胃窦黏膜,最后在靠近幽门处将此黏膜管做荷包缝合,再做浆肌层内翻缝合。

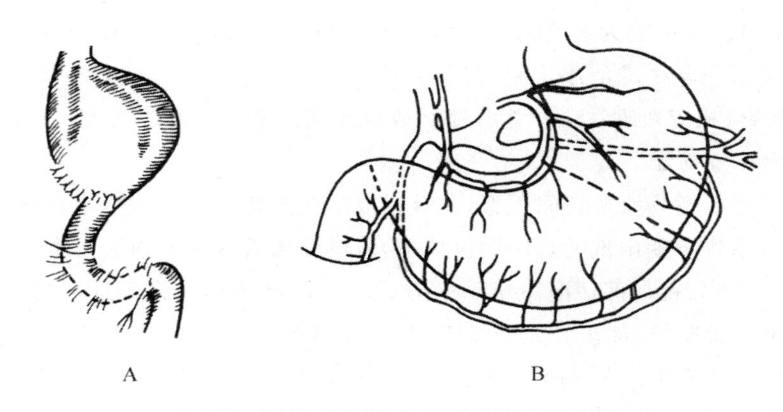

A.毕Ⅰ式胃大部切除术；B.胃大部切除范围

图 3-1　胃大部切除术的范围及 Billroth Ⅰ型胃十二指肠吻合术

b.胃十二指肠吻合术的要点：胃与十二指肠二者的口径应当匹配，若十二指肠口径较小，可行背侧小切开，以扩大吻合口。吻合时应施行内翻缝合，以免发生瘘，但也不宜内翻过多，造成梗阻。

c.十二指肠残端的闭合：可选择连续或间断或头尾两端各用半个荷包缝合，将尖端埋入当中用内翻间断缝合，外面加浆肌层间断内翻缝合，最后用胰腺被膜包背遮盖原缝闭线，以免并发十二指肠瘘。

d.胃空肠吻合：不论所采用是哪种类型的胃空肠吻合，均应注意：输入段肠襻勿过长，以免发生输入襻梗阻；胃空肠吻合口勿内翻过多以免造成吻合口水肿及梗阻；结肠后吻合者，结肠系膜的造孔要大小适当，吻合后要将结肠系膜固定于吻合口近端胃壁上；吻合后注意要将内角向小弯侧悬吊 1～2 针以维持输出端低于输入端。

②胃迷走神经切断术

包括：迷走神经切断加胃窦切除术、胃空肠吻合加迷走神经切断术。其他手术方式还包括选择性迷走神经切断术（或加幽门成形术）等。

③胃十二指肠溃疡腹腔镜手术：随着微创外科的发展，腹腔镜手术已扩大至胃切除术、穿孔修补术以及各类迷走神经切除术等。具有术中出血少、术后疼痛轻、胃肠道功能恢复快等优点。Goh 于 1993 年经腹腔镜行 Billroth Ⅱ式胃大部切除术成功，Ablassmaier 于 1994 年报道了经腹腔镜行 Billroth Ⅰ式胃大部切除术成功，Mayer 等于 1998 年完成了全腹腔镜下 Billroth Ⅰ式胃次全切除术。随着微创手术技巧、操作技术和器械设备的迅速发展，胃十二指肠溃疡腹腔镜手术必将得到迅猛发展，但疗效尚需大规模临床随机对照研究证实。

3.术后并发症诊断及治疗

（1）胃切除术后并发症

①术后胃出血

a.诊断：胃大部切除术后 24h 内，胃管内出现暗红色或咖啡色胃液，量一般不超过 300mL，以后色泽逐渐变浅，为正常现象。若术后仍不断有新鲜出血，尤其是 24h 后上述现象仍然存在，即可确诊。术后 24h 内发生，多系术中吻合口止血不确切所致。术后 4～6d 出现，多系黏膜坏死脱落后出血。也可能为旷置高位胃溃疡或旷置十二指肠溃疡出血。

b.治疗：多可采用非手术治疗止血，若非手术治疗不能止血或出血量大于500mL/h时，可行选择性血管造影，相应血管注入血管收缩剂或行栓塞或手术止血。

②十二指肠残端破裂

a.诊断：多系十二指肠溃疡切除困难，残端瘢痕组织封闭不满意或血供障碍所致。多发生于术后24～48h，患者早期出现明显腹膜炎体征，若有引流管可见管内流出十二指肠液。

b.治疗：立即手术，视局部情况决定手术方式。若局部情况允许可试行残端再缝合，并在十二指肠腔内置T管减压，加腹腔充分引流；若局部情况不允许或感染较重或超过48h，应于破裂处及腹腔内置管充分引流，行胃及胆道引流，同时可行空肠造瘘以行肠内营养支持，若瘘口不能自愈，二期手术修补。

③胃肠吻合口瘘

a.诊断：多因吻合口张力较大或吻合不当所致，也可因患者一般状况较差所致组织愈合能力差而出现吻合口瘘。患者早期出现可有明显腹膜炎体征，晚期形成者可出现局限性脓肿。

b.治疗：治疗原则同十二指肠残端破裂。

④术后呕吐

a.诊断：多因胃排空障碍或术后梗阻所致，术后梗阻根据其梗阻部位可分为输入段、吻合口及输出段梗阻。根据患者症状、呕吐物性状、消化道X线、泛影葡胺造影即可确诊。

b.治疗：胃排空障碍患者可通过禁食、胃肠减压、营养支持、促胃肠道动力药物治疗；输入段梗阻多见于毕Ⅱ式结肠前输入段对胃小弯术式，若保守治疗症状不能缓解或症状严重，应行输入输出段之间空肠吻合或改行Roux-en-Y吻合。吻合口机械梗阻多因吻合技术所致，输出段梗阻多因粘连、大网膜水肿、结肠系膜裂孔压迫等造成，若保守治疗无效，可行手术解除梗阻。

⑤倾倒综合征

a.诊断：倾倒综合征与胃快速排空有关，早期倾倒综合征在进食后30min内出现，表现为心血管功能紊乱综合征及以腹泻为主的胃肠道症状。晚期倾倒综合征（低血糖综合征）多在餐后2～4h出现，胃肠道症状则不明显。

b.治疗：饮食治疗为主，主要采用低糖饮食、少食多餐，吃脂肪、蛋白质含量较高的膳食，进食后立即平卧对减轻症状有利。很少需要手术治疗，若保守治疗无效，且症状较重时可手术治疗，可根据情况将毕Ⅱ式改为毕Ⅰ式或Roux-en-Y术式。

⑥反流性胃炎

a.诊断：多因毕Ⅱ式手术后胆汁、胰液进入残胃所致，临床表现为上腹部或胸骨后持续性灼痛，进食后加重，呕吐物中含胆汁，体重减轻，制酸剂无效。胃镜示黏膜充血、糜烂，活检为慢性萎缩性胃炎。

b.治疗：症状较轻者采用制酸剂、黏膜保护剂、考来烯胺（消胆胺）治疗。严重者需采用手术治疗，可将毕Ⅱ式吻合改为Roux-en-Y吻合。

⑦吻合口溃疡

a.诊断：大部分发生于胃切除术后2年内，多因胃切除不足，胃窦黏膜残留过多所致。临床症状与溃疡相似，疼痛更重。X线钡餐或胃镜检查即可明确诊断。

b.治疗：行迷走神经切断或符合标准的胃大部切除术。

⑧营养性并发症

a.诊断：胃大部切除术后，患者出现体重减轻、贫血、腹泻与脂肪泻、骨病等营养障碍性疾病。根据病史、临床表现、相应实验室检查即可诊断。

b.治疗：长期饮食调节，多给予高蛋白、富维生素、低脂、高钙饮食，少食多餐，口服胰酶、胆盐，补充相应维生素治疗。

⑨残胃癌

a.诊断：胃大部切除术后5年以上，残胃发生的原发癌称残胃癌。多发生于术后20～25年，与残胃萎缩性胃炎相关。临床表现为上腹痛、进食后饱胀、消瘦和消化道出血。胃镜活检可确诊。

b.治疗：按胃癌根治术原则手术治疗。

(2)迷走神经切断术后并发症

①吞咽困难：多见于迷走神经干切断术后。多由于术中食管下段剥离所致食管局部水肿、痉挛，一般术后2周之内可逐渐恢复。若迷走神经Harkins支损伤，术后可造成较长时间痉挛性狭窄，可慎重行食管扩张治疗。

②胃小弯缺血坏死：多见于高选择性迷走神经切断术时，分离结扎胃左血管剥离较深所致。溃疡直径在0.4～2.0cm时多无症状，大于3cm易发生溃疡出血。保守治疗为主，若出现穿孔则手术修补。

③腹泻：迷走神经切断术后，1/3可出现大便次数增加，可能与胆酸代谢改变有关，服用考来烯胺可有效改善症状。

（二）急性胃十二指肠溃疡穿孔

胃十二指肠急性穿孔是消化性溃疡的严重并发症。该病病情急，发展快，严重者可危及生命，因此需要紧急处理。近年来随着高效的抗酸药物以及抗幽门螺杆菌的治疗，溃疡穿孔的发生率有所下降，但临床还是比较常见。

1.病因及病理

胃十二指肠穿孔可分为游离穿孔与包裹穿孔。游离穿孔时，胃及十二指肠内容物流入腹膜腔，引起弥散性腹膜炎；包裹性穿孔同样形成侵蚀胃或十二指肠壁全层的溃疡孔洞，但为邻近的脏器或大网膜包裹。90%的十二指肠穿孔发生在球部前壁，而胃溃疡穿孔则60%发生在胃小弯，40%分布于胃窦部及其他部位。急性穿孔后，胃酸、胆汁、胰液等刺激性消化液引起化学性腹膜炎。导致剧烈腹痛和腹腔大量渗出；6～8h后细菌开始繁殖并逐渐转化为化脓性腹膜炎，病原菌以大肠埃希菌，链球菌多见。由于强烈的化学刺激，细胞外液的丢失及细菌毒素吸收可引起休克。

2.诊断

(1)症状与体征：胃、十二指肠急性穿孔患者中多有溃疡病史，并在穿孔前常有溃疡病症状加重及复发的表现。穿孔多在夜间或饱食后发生，腹痛是溃疡病穿孔的最突出症状。穿孔发生时，患者突然感觉上腹部剧烈疼痛，呈持续性刀割样或撕裂样剧痛，可阵发性加剧，部分患者疼痛可放射至右肩。当渗出物沿有结肠旁沟向下流注时可有右下腹痛。可伴有恶心,呕吐。穿孔可引起患者烦躁不安、面色苍白、四肢厥冷、心悸、出汗,体温下降、脉搏细弱增快、血压下降等休克症状。当腹腔内渗出液增多时,稀释了流入腹腔的胃内容物,以上各种症状可有不同程度的缓解,腹痛和腹肌紧张有所减轻,休克症状亦自行好转,但压痛仍很明显。6~8h 患者出现化脓性腹膜炎,腹痛可再次加重,可进入腹膜炎晚期,出现寒战、高热,甚至发生中毒性肠麻痹、败血症、脓毒血症,最终因中毒性休克而死亡。老年及体弱患者对穿孔的反应及耐受性与青壮年患者不同。其腹痛症状不太明显和剧烈,但呕吐、腹胀较重,容易休克,病情发展较快,预后差。

查体时患者表情痛苦,仰卧微屈膝,不愿移动,腹式呼吸减弱或消失,全腹压痛,反跳痛及肌紧张,呈“板状腹”。尤其右上腹最明显。叩诊肝浊音界减小或消失,可有移动性浊音。听诊肠鸣音弱或消失。患者发热,白细胞计数增加,立位腹平片可见膈下游离气体。

(2)影像学检查:既往有溃疡病史,突发上腹或右上腹剧痛并迅速扩展为全腹,伴有腹膜刺激征等消化道穿孔典型表现,结合影像学检查膈下游离气体,诊断性腹腔穿刺抽出液含胆汁或食物残渣,可做出诊断,并须与急性胆囊炎、胰腺炎及阑尾炎鉴别。

3.治疗

(1)非手术治疗:适应证包括:①一般情况良好,临床表现轻,腹膜炎体征趋于局限或穿孔超过 24h 腹膜炎局限者;②空腹穿孔;③不属于顽固性溃疡,不伴有溃疡出血、幽门梗阻、可疑癌变等情况;④全身条件差,难以耐受麻醉与手术者。

包括禁食水、胃肠减压,应用抗生素、质子泵抑制药以及加强营养支持等。期间应严密观察症状和体征变化,6~8h 腹痛减轻或缓解,腹膜炎体征范围缩小是非手术方法治疗有效的表现;若腹部体征未见好转或加重,应考虑中转手术。切不可因一味保守治疗而耽误了手术时机,导致感染加重甚至休克。注意胃肠减压引流情况,如果引流量突然减少,应及时调整胃肠减压管,确保其通畅,胃液的蓄积会加重对穿孔处的刺激,极有可能影响非手术治疗效果。禁食期间,要注意水、电解质平衡,出现紊乱及时纠正。非手术治疗少数患者可出现膈下脓肿或腹腔脓肿。痊愈的患者应胃镜检查排除胃癌,根治幽门螺杆菌并采用制酸药治疗。

(2)手术治疗:仍为胃十二指肠溃疡穿孔的主要治疗方法。

①单纯穿孔修补术。适应证为:a.对于年老体弱或有较严重的并发症,不能耐受较复杂的手术患者;b.穿孔时间长(>8h),局部化脓,感染重,高度水肿者;c.术中见穿孔小,周边无硬结,患者年轻,无慢性溃疡病史者;d.有中毒性休克,生命危险者。进行单纯修补术后,配以内科药物有效治疗溃疡病,术后注意饮食调养,穿孔修补术仍不失为一种有价值的术式。对年龄大、并发症多、心肺功能不好、腹腔污染严重者尽量缩短手术时间为宜,而行单纯穿孔修补缝合加术后正规的抗 Hp 治疗是一种较理想的治疗方案。

②彻底性溃疡手术:优点是一次同时解决了穿孔和溃疡两个问题,如果患者一般情况良好,胃十二指肠溃疡穿孔在 8h 内或超过 8h 但腹腔污染不重;慢性溃疡特别是胃溃疡患者,曾行内科治疗或治疗期间穿孔;十二指肠溃疡穿孔修补后再穿孔,有幽门梗阻或出血病史者可行彻底性溃疡手术。

彻底性溃疡手术包括胃大部分切除外,对十二指肠溃疡穿孔可选用穿孔修补加高选择性迷走神经切断术。但因操作复杂耗时，手术风险加大，对于休克，化脓性腹膜炎或合并其他严重疾病者不宜。

（三）胃十二指肠溃疡大出血

1.病因与病理

出血是消化性溃疡最常见的并发症，十二指肠溃疡并发出血的发生率略高于胃溃疡。大出血主要见于慢性溃疡，一般位于十二指肠球部后壁或胃小弯处。出血的量及程度取决于被侵蚀的血管，动脉呈搏动性喷射，而静脉出血则较为缓慢。出血是溃疡病活动的表现，当情绪紧张、过度疲劳、饮食不当及服用非甾体抗炎药时均可诱发消化性溃疡活动并出血，且均好发于男性，其原因可能为男性嗜好烟酒有关及社会心理压力较女性大有关。

2.诊断

（1）症状与体征：上消化道出血是临床上常见的急重症，上消化道出血的主要症状取决于出血的速度和量的多少，主要包括呕血和黑便以及由于大量出血而引起的全身症状。如果出血很急，量很多，则既有呕血又有便血；由于血液在胃内停滞的时间短，呕血多为鲜血；因肠道蠕动加快，便血也相当鲜红。反之，出血较慢，量较少，则出现黑便，而很少出现呕血。由于血液在胃肠道内存留的时间较长，经胃液及肠液的作用，便血常呈柏油便。幽门以下出血时常以黑便为主，而幽门以上出血则引起呕血，并伴有黑便，量小时可不引起呕血。十二指肠出血量较多时，部分血反流至胃内，亦可引起呕血。胃管内抽取物，如为鲜红色或咖啡色物或隐血实验阳性可诊断为消化道出血。有尿素氮升高时提示上消化道出血。

（2）实验室与影像学检查：呕血或黑便（便血）肉眼可确定或实验室检查可表现为隐血（＋）。血红蛋白、红细胞计数、血细胞比容可估计出血程度。血浆胃蛋白酶原增高，有利于溃疡病出血的诊断。纤维胃十二指肠镜检查安全可靠，是当前首选的诊断方法。如果没有严重的伴发疾病，血流动力学相对稳定，患者应在住院后立即行纤维胃十二指肠镜检查，也可在6～12h进行，检查越及时，阳性检出率越高，一般达80％～90％。选择性动脉造影，胃管或三腔二囊管也可用于诊断或治疗上消化道出血。

3.治疗

临床表现具有低血容量休克时，首先建立两条静脉通路，十分重要的是建立一条够大的通道，例如经颈内静脉或锁骨下静脉达上腔静脉之途径，以便监测中心静脉压。先滴注平衡盐溶液及血浆代用品，备够可能需要的全血或红细胞。留置尿管观察每小时尿量。有条件应给予患者血压、脉搏、血氧饱和度监测或每15～30min测定血压、脉率，并观察周围循环情况，作为补液，输血的指标。强调不要一开始单独输血而不输液，因为患者急性失血后血液浓缩，血较黏稠，此时输血并不能更有效地改善微循环的缺血、缺氧状态。因此主张先输晶体后输胶体或者紧急时输液、输血同时进行。如果在输入平衡盐溶液1500～2000mL血压和脉搏仍不稳定，说明失血量大或存在继续出血，此时除了继续输平衡盐溶液，还应同时输注全血、血浆等。当收缩压在50mmHg以下时，输液、输血速度要适当加快，甚至需加压输血，以尽快把收缩压升高至80～90mmHg水平，脉率在100次/min以下。血压能稳住则减慢输液速度。输入库存血较多时，每600mL血应静脉补充葡萄糖酸钙溶液10mL。对肝硬化或急性胃黏膜损害的患者，尽可能采用新鲜血。临床应用的电解质溶液与胶体溶液的比例以3∶1～4∶1为宜，只要保持血细胞比容不低于30%，大量输入平衡盐溶液以补充功能性细胞外液丧失和电解质，是有利于抗休克治疗的。如血小板<50×10^9/L或长期服用阿司匹林者则应输入血小板。凝血功能障碍者应输入新鲜血浆。

抑酸药物如H_2受体拮抗药和抗酸药在上消化道出血发病中起重要作用，因为抑制胃酸分泌及中和胃酸可达到止血的效果。H_2受体拮抗药包括西咪替丁及雷尼替丁、法莫替丁等，已在临床广泛应用。去甲肾上腺素可以刺激α2肾上腺素能受体，使血管收缩而止血。胃出血时可用去甲肾上腺素8mg，加入冷生理盐水100～200mL，经胃管灌注或口服，每0.5～1h灌注1次，必要时可重复3～4次，也可注入凝血酶等药物。应激性溃疡或出血性胃炎避免使用。在内镜检查时，对看到的活动性出血部位或在溃疡基底的血管，可经内镜下直接对出血灶喷洒止血药物，如孟氏液或去甲肾上腺素，一般可收到立即止血的效果或者采用高频电凝止血、激光止血方法。也可经内镜用稀浓度即1/10000肾上腺素做出血灶周围黏膜下注射，使局部血管收缩，周围组织肿胀压迫血管，起暂时止血作用。继之局部注射硬化剂如1%十四烃基硫酸钠，使血管闭塞。条件允许可经内镜直视下放置缝合夹子，把出血的血管缝夹止血，伤口愈合后金属夹子会自行脱落，随粪便排出体外。该法安全、简便、有效，可用于消化性溃疡出血，特别对小动脉出血效果更满意。出血的动脉直径>4mm，不宜采用内镜止血。

如果患者的年龄在45岁以上，病史较长，多系慢性溃疡，这种出血很难自止，经过初步处理，待血压，脉率有所恢复后，应早期手术。有如下表现的也应手术治疗：①出血后迅速出现休克或反复呕吐者；②在6～8h输血600mL或24h内需要输血2500mL以上，而血压、脉率仍不稳定或止血后再次发生者；③年龄50岁以上，伴有动脉硬化者；④曾反复大出血，特别是近期反复出血者；⑤住院治疗期间发生出血后又需再次输血者；⑥慢性十二指肠后壁或胃小弯溃疡出血，可能来自较大动脉，不易止血者；手术可采用胃大部分切除术，切除出血的溃疡是防止再出血最可靠的办法。出血点缝扎，迷走神经切断术创伤程度比胃大部切除术小，适用于年老体弱或有重要器官功能不全的患者。倘若十二指肠溃疡位置低，靠近胆总管或已穿入胰头或溃疡周围有严重炎症、瘢痕，常使切除有困难，可切开十二指肠球部前壁，缝扎溃疡面的出血点，并在十二指肠上下缘结扎胃十二指肠动脉和胰十二指肠动脉，再做旷置溃疡的胃大部切除术。

（四）胃十二指肠溃疡瘢痕性幽门梗阻

胃十二指肠溃疡患者因幽门管溃疡、幽门溃疡或十二指肠球部溃疡反复发作形成瘢痕狭窄，合并幽门痉挛水肿可以造成幽门梗阻。

1.诊断及鉴别诊断

(1)症状与体征：主要表现为腹痛和反复发作的呕吐。患者最初有上腹胀，不适等表现，伴嗳气，恶心呕吐。呕吐多发生在下午或晚间，呕吐量大，一次可达1000～2000mL，呕吐物含有宿食及明显酸臭味，不含胆汁。呕吐后腹胀明显缓解。常有少尿、便秘、贫血等慢性消耗表现。查体时患者有营养不良、消瘦明显、皮肤干燥、弹性消失，上腹可见胃型及由左向右的蠕动波，上腹部可闻及振水音。

(2)影像学检查：根据长期溃疡病史，特征性呕吐和体征，即可诊断幽门梗阻。X线钡剂检查有助于诊断，正常人胃内钡剂4h排空，如6h尚有1/4钡剂存留者，提示胃潴留，24h仍有钡剂存留者，提示有瘢痕性幽门梗阻。胃镜检查可确定诊断并明确梗阻原因。此并发症须与痉挛水肿型幽门梗阻、十二指肠球部以下梗阻性病变及胃窦部与幽门部癌引起的梗阻相鉴别。

2.治疗

瘢痕性幽门梗阻是外科手术治疗的绝对适应证。术前需要禁食水、胃肠减压、温生理盐水洗胃以减轻胃壁水肿，直至胃液澄清。纠正贫血、低蛋白血症、改善营养状态。维持水和电解质平衡、纠正脱水、低钾低氯性碱中毒。手术的目的在于解除梗阻，消除病因。术式以胃大部切除为主，也可行迷走神经干切除加胃窦部切除术。如患者高龄，全身状况极差，不能耐受较大手术或合并严重内科疾病者可行胃空肠吻合加迷走神经切断术治疗。

（五）胃溃疡恶变

胃溃疡出现癌变者应行胃癌根治术。

三、十二指肠憩室

（一）流行病学

十二指肠憩室是肠壁上向外的袋状突出，相当常见，但因近 90%的憩室不产生临床症状，因而不容易及时发现。按钡剂 X 线检查的资料，发现 1%～2%的人有十二指肠憩室；按尸检资料，则发生率可高至 10%～20%。十二指肠是憩室的好发部位，仅次于结肠，大多数在降部，60%～70%憩室发生在十二指肠内侧壁，约 20%在横部、10%在上升部，发生在十二指肠球部者少见。憩室多为单个，少数患者可以有多个。十二指肠溃疡周围瘢痕收缩而形成的牵引性憩室，由于其发生的原因不同，一般不将其包括在十二指肠憩室范围内。

将十二指肠憩室分为真性和假性的分类方法无实际意义，十二指肠球部溃疡所引起的牵引性憩室其室壁大多包括完整的肠壁各层，而先天的真性憩室其室壁可以仅有很少肌纤维。

另有一类所谓十二指肠腔内憩室，是向肠腔内突出的、内外两面均有黏膜覆盖，并开口与十二指肠腔相通。此类憩室少见，实际上是肠管畸形，与前述的憩室性质不同，但也可以引起类似前类憩室的症状和并发症，在外科处理上，原则相同。

（二）病因和病理

憩室的形成与先天因素有关，其基本原因是十二指肠壁局限肌层缺陷。在胆管、胰管、血管穿过处的肠壁较易有缺陷，憩室也多发生在这些部位。但在儿童及青年时期十二指肠憩室很少见，而多见于 50 岁以上的人，因此一般认为长时期肠腔内压增高是促成憩室出现的直接诱因。

十二指肠憩室多为单个，在 10%～15%患者同时有 2 个以上憩室或胃肠道其他部分（胃、空肠、结肠）也有憩室存在。憩室多为圆形或呈分叶状，颈部较窄，憩室壁主要有黏膜、黏膜下层及浆膜，肌纤维较少。由于多数憩室位于十二指肠降部内侧，因此在解剖上与胰腺关系密切，多数在胰腺后方，甚至可伸入胰腺组织内。

大的憩室可以继发一些病理变化。由于憩室颈部狭小，肠内容物进入憩室后，可能因排空不畅而滞留在腔内，使憩室发生急性或慢性炎症、溃疡、结石形成甚至出血和穿孔。憩室膨胀时可以压迫十二指肠腔引起部分梗阻。在十二指肠乳头附近的憩室也可能压迫胆总管和胰管，引起继发性胆道和胰腺的病变。憩室内也可能生长腺癌或肉瘤，但极罕见。

（三）诊断鉴别诊断

1.症状与体征

绝大多数十二指肠憩室没有任何症状，仅是在X线钡剂检查时、手术时或尸检时偶然发现。憩室本身也没有特殊体征。十二指肠憩室引起症状者不超过5%。症状的出现有两种原因，一种原因是食物进入憩室内，由于颈部狭小不易排出，使憩室膨胀而引起间歇性症状。最常见的症状为上腹胀感不适或疼痛，并可有恶心、嗳气，在饱食后加重，空腹时较轻，服抗痉挛药物或改变体位时常可缓解。另一种原因是憩室并发炎症、溃疡或结石，症状较重且较为持续，憩室部位可有压痛。憩室内滞留食物的腐败和感染也可引起腹泻。十二指肠乳头附近的憩室，特别是乳头在憩室内者可以并发胆道感染、胆石症、梗阻性黄疸和急、慢性胰腺炎而出现相应症状。憩室也可能出血或穿孔，出血可以是经常小量出血引起贫血或大量出血引起呕血或便血。十二指肠降部憩室穿孔至腹膜后可引起腹膜后严重感染。十二指肠腔内憩室多位于十二指肠乳头邻近，也并发十二指肠降部梗阻或急性胰腺炎。

2.影像学检查

十二指肠憩室的存在在X线钡剂检查或胃镜才能证实，小的憩室甚至在X线检查时也不能发现。X线所见为与十二指肠腔相连的圆形或分叶状充钡阴影，轮廓整齐，外形可能随时改变，阴影内可能有气液面影。十二指肠钡剂排空后，憩室内可仍有钡剂存留。在有并发症时，憩室部位常有局限压痛。

在X线检查时，先天性憩室须与后天原因所形成的憩室相鉴别，后者多为十二指肠溃疡愈合过程中瘢痕收缩或十二指肠外炎性粘连牵扯肠壁所形成，因而最常见于十二指肠第一部，外形狭长，憩室颈部宽，周围肠壁有不规则变形。

十二指肠腔内憩室有典型的X线征，当钡剂充盈十二指肠和憩室时，憩室周围可见一窄透亮带（憩室壁），钡剂从十二指肠排出后，仍可见存钡的憩室影。

X线腹部平片对十二指肠憩室穿孔的诊断也有一定的帮助。X线片上可见十二指肠部位有不规则的积气，其形状不随体位的改变而变化。

3.鉴别诊断

鉴别诊断上的一个重要问题为患者的症状与十二指肠憩室的关系，即患者的症状是否为憩室所致。这个问题常不易肯定，但是有一定的实际意义，因为对决定是否应采用手术治疗具有指导性作用。多数意见认为单纯性憩室并无症状，单纯滞留不能作为憩室引起症状的依据。如憩室与腹腔内其他病变同时存在，症状多为后者所致。如患者有腹部症状，而仅发现有憩室存在，则应该进一步详细检查，有无其他病变，并排除胃肠道功能性疾病的可能。若憩室很大，外形不整齐，有明显压痛及滞留，即可认为症状是憩室所致。如有胆道和胰腺疾病，同时发现十二指肠乳头旁有憩室存在，应考虑胆道和胰腺疾病与憩室的关系。

（四）治疗

1.内科治疗

如有临床症状而未发现其他病变，症状可能为憩室所致，可先采用内科疗法，调节饮食，给予抗痉挛药物，利用体位姿势引流，避免憩室内淤积。在一部分患者，症状可因之而减轻或得到控制，即不需要手术治疗。

2.手术治疗

(1)如有症状,憩室和其他腹腔内病变同时存在,应先按其他病变进行治疗,如治疗后症状缓解,即不需要对憩室进行手术治疗。但如十二指肠乳头旁憩室和胆道或胰腺疾病同时存在,则为手术治疗的指征。

(2)如有症状,且发现憩室有并发病变证据,未发现腹腔内有其他病变,可进行手术治疗。

(3)如发现憩室出血、穿孔或十二指肠梗阻,则必须手术治疗。

(4)十二指肠憩室手术治疗尚存在着一定的困难和危险性。憩室多位于胰腺后方或包围在胰腺组织内,手术中可能不易发现憩室。手术前服少量钡剂,手术时注射空气至十二指肠内或切开肠壁用指探查,可帮助确定憩室的部位。

十二指肠降部外侧和横部、升部的憩室,手术较为简单。小的单纯憩室可向肠腔翻入,颈部缝合结扎,既可避免肠瘘的并发症,也不致造成肠腔梗阻。有炎症、溃疡、结石的憩室以及大的憩室以切除为宜。憩室黏膜壁切除后应将肠壁肌层的缺损仔细修补缝合,再将黏膜缝合。手术的主要并发症为十二指肠瘘,因此,术中可将鼻胃管放置于十二指肠内,术后持续减压数日;憩室切除部位可放置引流物。憩室的另一种切除方法是在切开十二指肠后,用纱布填塞憩室腔内,然后将憩室内黏膜层完全剔除,再将肠壁黏膜缝合,此法如能成功可以避免缝合部位肠瘘的形成。

十二指肠乳头旁憩室的切除难度较大,有损伤胆总管和胰管的可能,损伤后并发胆瘘、胰瘘,较为严重。但如有胆道胰腺疾病并发存在,又常必须切除憩室,比较安全的方法是经十二指肠做胆总管括约肌成形术,胆总管和胰管内放置导管,再切除憩室,术后保持胆管和胰管的引流。但有时胆管胰管开口于憩室腔内,切除憩室需要切断和移植胆管和胰管,操作技术上很困难,术后发生胆瘘、胰瘘的可能性较大。在显露困难或切除憩室危险性过大时,可以考虑采用憩室旷置手术,即胃部分切除和胃空肠吻合术。手术方法上应注意尽可能避免食物进入近侧输入襻空肠。如胆道有梗阻,可做胆总管肠道内引流术。

(5)憩室穿孔必须及早进行手术。穿孔的临床表现与其他上腹部急腹症相似,如无十二指肠憩室的病史,往往误诊为胃十二指肠溃疡穿孔、急性胆囊炎等而进行手术,手术中如发现十二指肠旁腹膜后有炎性水肿、胆汁黄染或积气,即应考虑憩室穿孔的可能。此时须切开十二指肠侧腹膜,将肠管向左侧翻转,可发现穿孔的憩室和脓性渗液。

如全身或局部条件许可,可做憩室切除,腹膜后放置引流,否则可将导管插入十二指肠内做减压性的造口,并做空肠造口以供给营养或缝合幽门胃空肠吻合术。

(6)憩室溃疡出血,可按单纯性憩室予以切除。

第二节 小肠疾病

一、肠梗阻

任何原因引起的肠内容物通过障碍统称肠梗阻。它是常见的外科急腹症之一。有时急性肠梗阻诊断困难,病情发展快,常致患者死亡。目前的死亡率一般为5%～10%,有绞窄性肠梗阻者为10%～20%。死亡的原因往往是由于诊断错误，延误手术时机，手术方式选择不当，水、电解质与酸碱平衡失调，以及患者年龄大合并心肺功能不全等。

对肠梗阻的分类是为了便于对病情的认识、指导治疗和对预后的估计，通常有下列几种分类方法：

(1)按病因分类

①机械性肠梗阻：临床上最常见，是由于肠内、肠壁和肠外各种不同机械性因素引起的肠内容通过障碍。

②动力性肠梗阻：是由于肠壁肌肉运动功能失调所致，并无肠腔狭窄，又可分为麻痹性和痉挛性两种。前者是因交感神经反射性兴奋或毒素刺激肠管而失去蠕动能力，以致肠内容物不能运行；后者系肠管副交感神经过度兴奋，肠壁肌肉过度收缩所致。有时麻痹性和痉挛性可在同一患者不同肠段中并存，称为混合性动力性肠梗阻。

③血运性肠梗阻：是由于肠系膜血管内血栓形成，血管栓塞，引起肠管血液循环障碍，导致肠蠕动功能丧失，使肠内容物停止运行。

(2)按肠壁血液循环情况分类

①单纯性肠梗阻：有肠梗阻存在而无肠管血液循环障碍。

②绞窄性肠梗阻：有肠梗阻存在同时发生肠壁血液循环障碍，甚至肠管缺血坏死。

(3)按肠梗阻程度分类：可分为完全性肠梗阻、不完全性肠梗阻和部分性肠梗阻。

(4)按梗阻部位分类：可分为高位小肠梗阻、低位小肠梗阻和结肠梗阻。

(5)按发病轻重缓急分类：可分为急性肠梗阻和慢性肠梗阻。

(6)闭袢性肠梗阻：是指一段肠袢两端均受压且不通畅者，此种类型的肠梗阻最容易发生肠壁坏死和穿孔。

肠梗阻的分类是从不同角度来考虑的，但并不是绝对孤立的。如肠扭转既可是机械性、完全性，也可是绞窄性、闭袢性。不同类型的肠梗阻在一定条件下可以转化，如单纯性肠梗阻治疗不及时，可发展为绞窄性肠梗阻。机械性肠梗阻近端肠管扩张，最后也可发展为麻痹性肠梗阻。不完全性肠梗阻时，由于炎症、水肿或治疗不及时，也可发展成完全性肠梗阻。因此对肠梗阻早期治疗是很重要的。

(一)粘连性肠梗阻

1.诊断

(1)临床表现

①以往有慢性梗阻症状和多次反复急性发作的病史。

②多数患者有腹腔手术、创伤、出血、异物或炎性疾病史。

③临床症状为阵发性腹痛，伴恶心、呕吐、腹胀及停止排气排便等。

(2)体检

①全身情况：梗阻早期多无明显改变，晚期可出现体液丢失的体征。发生绞窄时可出现全身中毒症状及休克。

②腹部检查应注意如下情况：a.有腹部手术史者可见腹壁切口瘢痕；b.患者可有腹胀，且腹胀多不对称；c.多数可见肠型及蠕动波；d.腹部压痛在早期多不明显，随病情发展可出现明

显压痛；e.梗阻肠袢较固定时可扪及压痛性包块；f.腹腔液增多或肠绞窄者可有腹膜刺激征或移动性浊音；g.肠梗阻发展至肠绞窄、肠麻痹前均表现为肠鸣音亢进，并可闻及气过水声或金属音。

(3)实验室检查：梗阻早期一般无异常发现。应常规检查白细胞计数，血红蛋白，血细胞比容，二氧化碳结合力，血清钾、钠、氯及尿便常规。

(4)辅助检查：X线立位腹平片检查：梗阻发生后的4～6h，腹平片上即可见胀气的肠袢及多数气液平面。如立位腹平片表现为一位置固定的咖啡豆样积气影，应警惕有肠绞窄的存在。

2.鉴别诊断

(1)术后麻痹性肠梗阻：在手术后两周内发生的早期粘连性肠梗阻，需与术后麻痹性肠梗阻相鉴别。术后麻痹性肠梗阻多发生在手术后3～4d，当自肛门排气排便后，症状便自行消失。发病情况为术后梗阻现象持续存在，表现为持续性胀满不适，腹胀明显，呕吐不显著。腹部检查示肠鸣音减弱消失。X线胃肠造影检查示整个肠道有严重胀气，肠积液较少，胃胀气明显，U形肠袢横过中腹，规则。

(2)术后早期粘连性肠梗阻应注意与其他原因引起的机械性肠梗阻相鉴别，如胃大部切除毕Ⅱ式吻合术后的输入输出袢梗阻、吻合口梗阻、肠扭转、内疝、肠套叠等。在老年患者还应注意与假性结肠梗阻鉴别。术后远期粘连性肠梗阻需与肠道炎性疾病鉴别，一般并无困难。

(二)绞窄性肠梗阻

1.诊断

(1)临床表现

①腹痛为持续性剧烈腹痛，频繁阵发性加剧，无完全休止间歇，呕吐不能使腹痛腹胀缓解。

②呕吐出现早而且较频繁。

③早期即出现全身性变化，如脉率增快，体温升高，白细胞计数增高或早期即有休克倾向。

④腹胀：低位小肠梗阻腹胀明显，闭袢性小肠梗阻呈不对称腹胀，可触及孤立胀大肠袢，不排气排便。

⑤连续观察：可发现体温升高，脉搏加快，血压下降，意识障碍等感染性休克表现，肠鸣音从亢进转为减弱。

⑥明显的腹膜刺激征。

⑦呕吐物为血性或肛门排出血性液体。

⑧腹腔穿刺为血性液体。

(2)实验室检查

①白细胞增多，中性粒细胞核左移，血液浓缩。

②代谢性酸中毒及水电解质平衡紊乱。

③血清肌酸激酶升高。

(3)辅助检查：X线立位腹平片表现为固定孤立的肠袢，呈咖啡豆状、假肿瘤状及花瓣状，且肠间隙增宽。

2.鉴别诊断

(1)急性肠系膜上动脉闭塞：绞窄性小肠梗阻需与急性肠系膜上动脉闭塞相鉴别。急性肠系膜上动脉闭塞是肠缺血最常见的原因。无论是栓塞或血栓形成所引起的急性肠系膜缺血的症状,其临床表现是相同的。腹痛多为全腹痛或脐周痛。腹痛性质初因肠痉挛为绞痛,其后肠坏死转为持续性。半数以上的患者有呕吐,1/4患者可有腹泻,并可排出鲜红血便,大汗淋漓。极度痛苦面容,体征与症状不一致,患者的痛苦表情和剧烈程度往往超过腹部体征表现,此为肠缺血的特征。若有上述的症状和体征,50岁以上的患者,如存在心肌梗死史、心律失常、低血压等疾病的危险因素时,若突然出现剧烈腹痛,就应考虑到急性肠系膜缺血的可能性。选择性动脉造影可获得明确诊断。

(2)妇科急腹症:女性绞窄性肠梗阻的患者,如肠梗阻的原因不明显,诊断性腹穿抽出血性腹水,容易误诊为妇科急腹症如黄体破裂、宫外孕。详细询问病史,仔细的腹部及妇科检查,结合腹部与盆腔B超以及血和尿人绒毛膜促性腺激素水平,有助于正确诊断。

(三)肠扭转

1.小肠扭转

(1)诊断

①症状:a.多见于重体力劳动青壮年,饭后即进行劳动,姿势体位突然改变等病史。b.临床表现为突发持续性剧烈腹痛,伴阵发性加重,可放射至腰背部,早期腹痛在上腹和脐周,肠坏死、腹膜炎时有全腹疼痛,呕吐频繁,停止排气排便。

②体征:扭转早期常无明显体征,扭转肠袢绞窄坏死时出现腹膜炎和休克。

③辅助检查:X线腹平片:全部小肠扭转,仅见胃十二指肠充气扩张,而小肠充气不多见,部分小肠扭转见小肠普遍充气,并有多个液平面或者巨大扩张的充气肠袢固定于腹部某一部位,并且有很长的液平面。

(2)鉴别诊断:小肠扭转应注意与胃十二指肠溃疡穿孔等其他急腹症鉴别。还需与其他原因如粘连性肠梗阻、肠套叠等病情进展所致的绞窄性肠梗阻鉴别。另外,应注意与结肠扭转如乙状结肠扭转和盲肠扭转鉴别。一般来讲,不论是全小肠扭转还是部分小肠扭转,术前往往只能做出绞窄性肠梗阻的诊断,它的确切病因只有在剖腹探查时才能明确。

2.乙状结肠扭转

(1)诊断

①症状:a.多见于有习惯性便秘的老年人,可以有过类似发作史。b.临床表现为中下腹急性腹痛,阵发性绞痛,无排气排便,明显腹胀是突出特点。

②体检:见明显的不对称性腹胀,左下腹有明显压痛,扭转早期肠鸣音活跃;扭转肠袢绞窄坏死时出现腹膜炎和休克。

③辅助检查

a.X线腹平片:腹部偏左可见一巨大的双腔充气孤立肠袢自盆腔直达上腹或膈肌,降、横、升结肠和小肠可有不同程度的胀气。

b.X线钡灌肠:可见钡液止于直肠上端,呈典型的“鸟嘴”样或螺旋形狭窄。

(2)鉴别诊断

①急性假性结肠梗阻:急性假性结肠梗阻(或称Ogilvie综合征)表现为急性广泛的结肠扩

张而缺乏机械梗阻的证据。如果没有得到及时治疗，易于发生结肠穿孔而出现腹膜刺激征，有时与乙状结肠扭转不易鉴别。大多数急性假性结肠梗阻的患者在50岁以上，最明显的症状是进行性腹胀，持续3～4d。50%～60%的患者有恶心和呕吐。一些人可有顽固性便秘。绝大多数患者中可听到肠鸣音，一般无高调肠鸣音。典型的X线腹平片表现为盲肠、升结肠和横结肠明显扩张，远段结肠常缺乏气体。可以通过泛影葡胺灌肠或结肠镜检查排除机械性肠梗阻而获得确诊。

②缺血性结肠炎：缺血性结肠炎是一种由于肠系膜血管闭塞、狭窄或全身低血压引起结肠供血不足，肠壁缺血甚至梗死，继而并发细菌感染而引起的结肠炎。大部分坏疽型缺血性结肠炎起病急，腹痛剧烈，伴有严重的腹泻，便血和呕吐。临床表现与乙状结肠扭转相似。早期即可出现明显的腹膜刺激征。病变广泛的患者还可伴明显的麻痹性肠梗阻。结肠镜检查是诊断缺血性结肠炎最有效的检查方式。

3.盲肠扭转

(1)诊断

①症状：中腹或右下腹急性腹痛，阵发性加重，恶心呕吐，不排气排便。

②体检：右下腹可触及压痛，腹部不对称隆起，上腹部触及一弹性包块，扭转早期肠鸣音活跃。

③辅助检查

a.X线腹平片：示单个卵圆形胀大肠袢，左上腹有气液平面，可见小肠胀气，但无结肠胀气。

b.X线钡灌肠：可见钡剂在横结肠或肝区处受阻。

(2)鉴别诊断

①急性阑尾炎：盲肠扭转的症状是中腹部或右下腹急性腹痛发作，为绞痛性质，阵发性加重，并伴有恶心呕吐。早期易误诊为急性阑尾炎。但是急性阑尾炎一般有转移性右下腹痛，右下腹压痛较局限、固定，白细胞计数增加较显著。

②急性胃扩张：盲肠扭转X线腹平片显示单个卵圆形胀大肠袢，有气液面，其部位及形状提示有可能为胀大盲肠。位于上腹的游离盲肠当胀气积液重时，X线影像有可能被误认为是急性胃扩张。但经鼻胃管抽吸后，影像无改变。借此可以鉴别。

③盲肠扭转仍需与急性假性结肠梗阻和缺血性结肠炎鉴别。

(四)肠套叠

1.诊断

(1)临床表现

①多发于婴幼儿，特别是2岁以下的儿童。

②典型表现：腹痛、呕吐、便血及腹部包块。

③成人肠套叠：临床表现不如幼儿典型，往往表现为慢性反复发作，较少发生血便。成人肠套叠多与器质性疾病有关(尤其是肠息肉和肿瘤)。

(2)辅助检查：空气或钡剂灌肠X线检查可见空气或钡剂在套叠处受阻，梗阻端钡剂呈

“杯口状”,甚至呈“弹簧”状阴影。

2.鉴别诊断

(1)急性出血性肠炎:小儿肠套叠临床表现与急性出血性肠炎相似,易被误诊。急性出血性肠炎发病急骤,开始以腹痛为主,多在脐周或遍及全腹,为阵发性绞痛或持续性疼痛伴阵发性加重。往往有寒战、发热。多伴腹泻,80%的患者有血便,呈血水样或果酱样,有时为紫黑色血便。60%的患者有恶心、呕吐。约1/4的患者病情较严重,可伴有中毒性休克。体检有不同程度的腹胀、腹肌紧张及压痛,肠鸣音一般减弱。有时可触及伴压痛的包块。X线腹部平片检查可见小肠扩张、充气并有液平,肠间隙增宽显示腹腔内有积液。

(2)成人肠套叠往往表现为慢性反复发作,较少发生血便。多呈不完全性肠梗阻,症状较轻,表现为阵发性腹痛发作。需与其他原因所致的慢性腹痛如慢性阑尾炎等相鉴别。而且成人肠套叠多与器质性疾病有关(尤其是肠息肉和肿瘤),如怀疑成人肠套叠,需进一步行X线钡灌肠检查和内镜检查鉴别不同原发病。手术复位:有困难时切开外鞘颈部使之复位,然后修补肠壁;已有坏死或合并其他器质性疾病者可行肠切除吻合术或造瘘术。

(五)治疗

肠梗阻的治疗原则是矫正因肠梗阻所引起的全身生理紊乱和解除梗阻。具体治疗方法要根据肠梗阻的类型、部位和患者的全身情况而定。

1.基础疗法

无论采用非手术或手术治疗,这是必要的基本处理。

(1)胃肠减压:一般采用较短的单腔胃管,吸出胃肠道内的气体和液体,可以减轻腹胀,降低肠腔内压力,减少肠腔内的细菌和毒素,改善肠壁血液循环,有利于改善局部病变和全身情况,同时也降低呕吐导致误吸的危险,是治疗肠梗阻的重要方法之一。但对低位肠梗阻,可应用较长的双腔 Miller-Abbott 管,对较大的腔用于吸引胃肠道内容物,另一个腔可向其下端的薄膜囊注气,借蠕动推动气囊通过幽门进入小肠将导管带到梗阻部位,对小肠减压效果较好,但胃减压效果差,常需另置一较短的单腔胃管。

(2)补液疗法:纠正水、电解质紊乱和酸碱失衡,如果失衡明显,建议放置中心静脉插管,以便于术前、术后补液及监测疗效。最常用的是静脉输注等渗盐水及葡萄糖;如梗阻已存在数日需补钾,这在高位小肠梗阻以及呕吐频繁的患者尤为重要。但输液所需容量和种类须根据呕吐情况、缺水体征、血液浓缩程度、尿排出量和比重,并结合血清钾、钠、氯和血气分析监测结果而定。单纯性肠梗阻,特别是早期,上述生理紊乱较易纠正,而在晚期单纯性肠梗阻和绞窄性肠梗阻,尚需输给血浆、全血或血浆代用品,以补偿丧失至肠腔或腹腔内的血浆和血液。

(3)防治感染:应用抗生素对于防治细菌感染、减少毒素的产生有一定作用。一般单纯性肠梗阻可不用,但对晚期单纯性肠梗阻,特别是绞窄性肠梗阻以及手术治疗的患者,应该使用抗生素。

(4)对症治疗:可应用镇静剂、解痉剂等,但应用止痛剂则应遵循急腹症治疗的原则。

2.解除梗阻

可分手术治疗和非手术治疗两大类。

(1)手术治疗:手术与否主要取决于临床评价。下列情况可不行进一步的影像学检查,尽早剖腹探查：如持续性剧烈疼痛或持续疼痛阵发性加重；呕吐出现早、剧烈而频繁；早期出现休克，且抗休克治疗无效；有明显腹膜刺激征，体温上升、脉率增快、白细胞计数增高；腹胀不对称，腹部有局部隆起或触及有压痛的肿块（胀大的肠襻）；呕吐物、胃肠减压抽出液、肛门排出物为血性或腹腔穿刺抽出血性液体；腹部X线检查见孤立、突出胀大的肠襻且不因时间而改变位置或有假肿瘤状阴影等，应考虑绞窄性肠梗阻的可能，须及早进行手术治疗。此外，肿瘤及先天性肠道畸形引起的肠梗阻以及非手术治疗无效的患者也应手术治疗。具体手术方法根据梗阻的病因、性质、部位及患者全身情况而定。

①肠切除肠吻合术：如肠管因肿瘤、炎性狭窄或局部肠襻已经失活坏死，则应行肠切除肠吻合术。成人肠套叠多存在引起套叠的病理因素，一般主张手术为宜；肠扭转是一种较严重的机械性肠梗阻，常可在短时期内发生肠绞窄、坏死，病死率为15%～40%。死亡的主要原因常为就诊过晚或治疗延误，一般应及时手术治疗。对于绞窄性肠梗阻，应争取在肠坏死以前解除梗阻，恢复肠管血液循环，但需要正确判断肠管的活力：a.肠壁呈黑色并塌陷；b.肠壁已失去张力和蠕动，对刺激无收缩反应；c.相应的肠系膜终末小动脉无搏动，说明肠管已坏死，应行肠切除术。粘连性肠梗阻如一组肠襻紧密粘连成团引起梗阻，又不能分离，可将此段肠襻切除做一期肠吻合。

②短路手术：当肠管与周围组织粘连成团或晚期肿瘤已浸润固定，梗阻的原因既不能简单解除也不能切除时，可做梗阻近端与远端肠襻的短路手术。

③肠造瘘或肠外置术：当患者一般情况极差不能耐受复杂手术、肠管局部水肿较重或病变不能切除时，可行造瘘术或肠外置术。此类手术主要适用于低位肠梗阻如急性结肠梗阻；对单纯性结肠梗阻，一般采用梗阻近侧单腔或双腔造瘘，以解除梗阻；如已有肠坏死，则宜切除坏死肠段并将两断端外置做造瘘，待以后二期手术。

④小肠排列术：不应分离粘连性肠梗阻中未引起梗阻的部分；如因广泛粘连而屡次引起肠梗阻，可采用小肠折叠排列术，将小肠顺序折叠排列，缝合固定，以避免再发生梗阻。

⑤其他术式：如粘连松解术、肠切开异物取出、肠套叠或肠扭转复位术等。

(2)非手术治疗：除前述基础疗法外，还可口服或胃肠道灌注植物油，以及根据不同病因采用低压空气或钡灌肠，经乙状结肠镜插管，腹部按摩及颠簸疗法等各种复位法。主要适用于单纯性粘连性肠梗阻，特别是广泛性粘连不完全性梗阻者、麻痹性或痉挛性肠梗阻、蛔虫或粪块堵塞引起的肠梗阻、肠结核等炎症引起的不完全性肠梗阻及肠套叠早期等。手术后早期发生的粘连性肠梗阻，多为新形成的纤维素性粘连，一般多采用非手术治疗。早期乙状结肠扭转，可在乙状结肠镜直视下，将肛管通过扭转部进行减压，并将肛管保留2～3d。但在这些非手术疗法治疗期间必须严密观察，如症状、体征不见好转反有加重或一旦怀疑有肠绞窄，必须及时改行手术治疗。

随着新型支架与放置系统以及微创治疗理念的发展，放置金属支架已扩展到非手术治疗十二指肠和结直肠梗阻。肠道介入治疗（金属支架）是放置可弯曲、具有膨胀性的金属支架通过肠管病变狭窄处，从而恢复肠腔通畅的新非手术方法。这些设备中已经包括内径大到可以适应结肠肠腔大小的器械。在十二指肠或结肠疾病治疗中应用金属支架的目的不是治愈疾病，而是为缓解十二指肠或结肠梗阻症状的一种姑息方法。主要用于肿瘤无法手术切除的患者或作为外科手术前减压。这种微创方法可使急症患者快速而无损伤地解决肠梗阻,从而避免那些复杂治疗;允许患者有时间改善整体情况以便更好地耐受手术;通过减少分次手术而降低手术的复杂性,争取手术一期完成。非手术治疗急性结肠梗阻的主要目的是,使那些由于身体状况不稳定而未能进行充分结肠准备的患者避免急诊手术。结直肠疾病放置腔内金属支架的主要适应证如下。

①可以手术切除的恶性肿瘤所致急性结肠梗阻患者,暂时行结肠减压以便于口服缓泻剂进行肠道准备和一期手术切除。

②无法手术切除的结直肠恶性病患者行长期结肠减压。

③有憩室炎和梗阻的患者也可以用金属支架治疗,以便在手术前行择期肠道灌洗。临床或影像学证明有穿孔是此种治疗方法的禁忌证。肿瘤过长、扭曲或过分靠近结肠近端也不能用此方法治疗。

二、小肠瘘

(一)病因

小肠瘘原因很多,大致可分为手术、损伤、疾病引起和先天性等。其中绝大部分为手术所引起。

1.手术所致

手术为引起小肠瘘最常见的原因。西安医学院王居邻等报道1957—1983年间收治的82例小肠瘘中95.1%为手术后发生的。Roback等报道55例高位小肠瘘除1例为克罗恩病并发肠援外均发生于手术后。手术后产生肠瘘的原因是多种多样的。

(1)胃肠道吻合口漏:是引起肠瘘的常见原因。很多吻合口漏是因为操作技术上的缺点。例如吻合两端胃肠道管径相差过多,吻合时对合不够均匀使在一处存在较大孔隙;吻合口吻合过密或过疏;吻合口血供不足或张力过高;吻合部肠壁水肿、瘢痕或有癌肿浸润等。手术后吻合口远端肠道梗阻或近侧胃肠道减压不良亦为产生吻合口瘘的原因。

(2)十二指肠瘘:由于仅有部分腹膜覆盖、十二指肠在吻合或缝合后易发生瘘。按瘘发生于残端缝闭处或肠壁切开缝合处可分为端瘘和侧瘘,其中以侧瘘丢失肠液更为严重,预后也更差。端瘘多发生在胃切除术后或因残端有瘢痕组织或因血供不足或因缝合操作不当,如内翻过多、张力过高等引起。侧瘘很大一部分乃经十二指肠肝胰括约肌切开成形术后或因切开缝合时有疏漏产生十二指肠后壁漏或因十二指肠前壁纵切后横缝张力过高而漏;亦可发生于右肾切除术或右侧结肠手术时误伤十二指肠。

(3)手术损伤:腹部手术时如显露不佳或广泛肠粘连或因术者经验不足、动作粗暴时可损伤肠壁或其血供应而造成肠瘘。其中特别以广泛性肠粘连手术分离最易损伤肠壁,需特别予以注意。

(4)手术后遗留纱布等异物或引流管、钢丝缝线等放置不当:腹腔内遗留纱布大多造成肠穿破和腹腔脓肿,脓肿或自行穿破切口或经手术引流后形成外瘘。腹部手术后安放引流管不当(管太硬,导管紧压肠壁上)可压迫、磨损肠壁而形成外瘘。手术后腹壁盲目戳创放入引流管时应小心轻柔以避免损伤。此外腹腔内引流管负压吸引有可能吸住肠壁，引起肠壁缺血坏死穿孔，应予避免。如有必要持续负压吸引，应当用双套管引流。为减张用钢丝缝线最好放在腹膜外，否则当肠过度胀气时钢丝压在肠壁上而发生肠瘘。

2.外伤

腹部锐性或钝性外伤均有可能损伤肠管而成肠瘘。尤其是部分位腹膜后的十二指肠，因固定而易受挤压伤。肠穿破一般进入游离腹腔，造成弥散性腹膜炎；后壁穿破形成腹膜后脓肿，以后可破入游离腹腔。

有报道针刺治疗造成肠瘘的；放射治疗也有可能损伤肠壁而造成瘘。

3.疾病造成小肠瘘

急性阑尾炎穿孔后常形成阑尾周围脓肿，引流后往往形成阑尾残端瘘。炎性肠病如克罗恩病、肠结核等和肠道肿瘤均可形成肠穿破和肠瘘。克罗恩病和腹腔脓肿等炎性疾病尚可造成不同肠段间的内瘘。另一种常见的内瘘为胆囊或胆管与肠段间的内瘘。当胆囊因炎症与十二指肠发生粘连后，胆囊内结石可压迫胆囊粘连处造成缺血、坏死后成为内瘘(胆囊十二指肠瘘)。胆囊瘘也可通入胃或结肠。十二指肠球部溃疡亦可合并胆囊或胆管十二指肠瘘。急性坏死性胰腺炎并发脓肿后也可破溃入肠道而形成肠瘘。

4.先天性异常

脐肠瘘可造成先天性脐部肠瘘。

(二)病理生理

小肠瘘引起的病理生理可因瘘部位的高低而异。一般说高位肠瘘的生理扰乱较低位瘘为重。大致有下述病理生理改变。

1.失水和电解质、酸碱平衡的紊乱

成年人每日胃肠道分泌液量估计为 7000～10000mL，大部分在回肠和结肠近段重新吸收。所以十二指肠和空肠上段的高位小肠瘘每日丧失肠液量较多，可高达 7000mL。因此，如未能得到及时补充，可很快造成脱水、低血容量、周围循环衰竭、休克。

在大量失水的同时尚有电解质的丢失，具体根据瘘的部位而异。如主要丢失胃液则电解质的丢失以 H^+ 和 Cl^- 为主，如损失肠液则以 Na^+、K^+ 和 HCO_3^- 为主。一般小肠瘘可每日丢失 NaCl 20～40g。随着电解质的丢失必然影响酸碱平衡，大量碱性肠液丧失往往引起代谢性酸中毒，如丧失酸性胃液则可产生低钾性碱中毒。

低位肠瘘的水和电解质的丢失较少，如回肠远段瘘每日失液量仅 200mL 左右，很少引起严重的生理扰乱。

高位小肠与结肠间的内瘘将一长段具有重要消化吸收功能的肠段短路，可产生严重腹泻，同样可引起严重的水电解质紊乱和营养障碍。

2.感染

少数小肠瘘乃手术引流处不愈合而形成，如十二指肠或空肠造口不愈合；另有一些内瘘系通过已粘连的两个空腔脏器间逐渐穿通而形成；这些瘘在形成过程中不伴有明显的局部或全身感染。然而大多数肠瘘在形成过程均并发局限性或弥散性腹膜炎，并发单个或多个脓肿。患者有发热、腹痛、腹胀，胃肠道功能紊乱如恶心、呕吐、食欲缺乏、腹泻或无排便排气，消瘦，中毒症状，甚至败血症、休克、死亡；亦可并发应激性溃疡，消化道出血，中毒性肝炎，ARDS，肾衰竭等。

3.营养不良

随着肠液的丢失尚有大量消化酶和蛋白质的丧失，消化吸收功能受到损害，于是造成负氮平衡，维生素缺乏，患者体重急剧减轻，贫血、低蛋白血症，甚至形成恶病质而死亡。

4.瘘口周围皮肤糜烂

由于消化液长时间侵蚀，瘘口周围皮肤极易发生糜烂，患者诉剧烈疼痛。尤其高位肠瘘肠液内含丰富消化酶，更易产生皮肤损害。腹腔内瘘管旁肉芽组织亦可受消化液的腐蚀而出血。

5.肠瘘本身的病理改变

肠瘘的发展变化与其最终结局总是与肠瘘所在部位的肠管与邻近组织的病理情况密切相关。在早期，肠瘘附近的肠管多有水肿和炎症，并常伴有相应的动力障碍，因而导致肠内容物的滞留以及肠内压的增高，使瘘口继续增大，瘘出液亦增加。经过引流及抗感染等其他治疗后，肠壁及周围组织的炎症及水肿逐渐消退，肠道的通畅性恢复，瘘口亦随之缩小，流出量开始减少。肠瘘周围粘连、肉芽组织增生形成管状瘘，最后瘘管被肉芽组织填充并形成纤维瘢痕而愈合。这是小肠瘘由小变大，经过妥善处理后再由大变小而最终愈合的过程。

有一部分瘘不能自然愈合，需进一步手术治疗。为了便于指导临床治疗，根据肠瘘的全身及局部病理变化过程，可把整个病理过程分为3个阶段。

第一阶段：从肠瘘的发生到病情稳定，一般为2～3周。这一阶段的主要矛盾是腹膜炎、腹腔脓肿和由于丢失大量肠液所造成的水、电解质失衡。在治疗上应针对上述几个矛盾采取积极有效的措施，力争使病情早日稳定。

第二阶段：腹膜炎已得到控制，脓肿已被引流，肠液的丢失开始减少，病情相对稳定。随着病期的延长，营养问题将转为主要矛盾，应把减少肠液的丢失、补充营养、促进肠瘘的缩小及伤口愈合放在重要地位。如果此阶段旷日持久，仍可发生其他并发症，甚至导致患者因衰竭而死亡。

第三阶段：全身情况从稳定转向好转，体重开始增加，瘘口局部随着肉芽组织的增生和瘢痕的形成而逐渐缩小，大部分管状瘘可自行闭合。不能自行闭合的管状瘘以及唇状瘘，也具备了进行手术修补的条件，经过必要的准备可择期进行手术治疗。

(三)分类

肠瘘的分类可从不同角度进行，常用的分类方有以下几种。

1.根据病因分类

可分为损伤性、炎症性和肿瘤性3种。

2.根据解剖部位分类

根据瘘的原发部位而命名。如十二指肠瘘、空肠瘘、回肠瘘和结肠瘘等。有人把十二指肠及十二指肠悬韧带以下100cm范围内的肠瘘称为高位小肠瘘，远端回肠瘘则称为低位小肠瘘。这种分类主要着眼于可能引起的水、电解质失衡的性质和程度，便于指导临床治疗。

3.根据肠瘘与皮肤相通的情况分类

可分为间接性(亦称为复杂性)和直接性(亦称为单纯性)两种。一般在瘘的始发阶段多为间接性肠瘘,肠内容物聚集在腹腔某处而间接地引流到腹外,这种肠瘘对患者的危害性最大。

4.根据瘘的形态分类

可分为唇状瘘和管状瘘。前者是指肠黏膜部分外翻与皮肤周边愈合呈唇状而得名,此瘘多不能自愈。后者则不然。此分类对治疗有一定指导意义。

5.根据肠瘘发生在肠管的侧面还是断端分类

可分为侧瘘和端瘘。侧瘘丢失的肠液较为严重,预后也较差。

6.根据空腹时24h内经瘘口的流出量分类

可分为高流量性和低流量性两种。一般在24h内经瘘口流出1000mL以上肠液的称为高流量性肠瘘。

7.根据瘘的数目分类

可分为单发性和多发性。这些分类都是从某一个侧面出发而提出的,其目的是对瘘的各个方面做出估计,以便于指导临床治疗。因此,当肠瘘发生后,经过一个阶段的紧急处理,要尽可能对已发生的肠瘘做出定性、定位以及定量的诊断,综合上述各种分类,做出全面的综合判断,以便更好地安排治疗计划。

(四)临床表现

胃肠道手术或腹部外伤后从切口或创口持续流出肠内容物就提示有肠瘘存在。如手术或伤后出现腹膜炎症状和体征时亦首先应当考虑到有肠瘘的可能而应予以确诊并处理。有时经验不足的外科医师面对一名发热38℃、脉率100次/min、腹胀、腹部压痛的术后患者往往由于其无主诉腹痛、发热不太高,又无腹肌强直而迟疑不决、贻误诊断时机而肇致死亡。实际上腹部手术后患者对腹腔感染的反应与正常人有所不同,发热、腹痛、腹肌收缩等反应均明显减弱。这一点应予注意。遇到这类病例,应做B超和腹部摄片检查,观察有无腹腔或膈下脓肿或膈下游离气体,有阳性发现应予引流;即使无阳性结果仍不能除外,可做腹腔穿刺以证实临床诊断。必要时可重复上述检查。

小肠瘘的临床表现因不同部位、不同病因而异,而且瘘形成的不同时期亦有不同表现。

一般于胃肠道手术后2～7d,患者主诉不适,腹胀,胃肠功能未恢复,体温持续在38℃以上,脉搏每分钟＞100次,白细胞计数增高。表现为恶心、呕吐,无肛门排便、排气或大便次数增多,但量少,为水样稀便,解便后仍感腹部不适。腹部体征呈腹腔感染、腹膜炎、肠麻痹表现。腹部切口红肿,为典型的切口感染。当切口穿破后可排出脓血性液体,24～48h后流出大量液体,即肠液。经引流后,患者发热和白细胞计数增高等症状可有所好转。

由于丢失大量肠液,可造成严重的水、电解质失衡,甚至出现低血容量性休克。患者不能进食,加上营养补充又困难,很快出现体重下降、消瘦,表现为营养不良。患者又可并发脓毒血症和(或)败血症,以致多器官功能衰竭而死亡。如引流通畅,感染得到控制,一般情况好转,又能及时有效地补充营养,瘘口可自行关闭。

另由于大量肠液自瘘口流出,因此瘘口周围皮肤往往潮红、糜烂,呈湿疹样改变。

引流量的多少,对于估计瘘位置的高低很有价值。一般讲,高位小肠瘘引流量多而质稀薄,内含胆汁及胰液;而低位小肠瘘的引流物较少且质稠。切口筋膜裂开的引流液较清,多发生于术后2～5d。因此,发生时间有助于鉴别切口筋膜裂开还是早期肠管破裂。

（五）诊断

腹部外伤或手术后，凡出现以下情况时，即应考虑有肠瘘的可能：①腹部切口或创口和（或）引流管有持续多量的渗液。②自切口或引流管出现胆汁样液体、排出气体或引流出粪便样液体。③术后出现持续的膈肌刺激（如呃逆）、盆腔刺激（如里急后重）或腹膜炎体征。④术后出现不明原因的持续发热以及腹痛。

应当指出，术后出现腹膜炎症状和体征时，应考虑有肠瘘的可能性。腹部手术后的患者对腹腔感染的反应与正常人不同，腹痛以及腹肌收缩等反应均明显减弱。因此，面对一位术后持续体温在38℃以上，脉搏每分钟≥100次，仅有腹胀而无明显腹痛，亦无腹肌强直的患者，应警惕存在腹膜炎的可能。此时B超、腹部X线摄片和诊断性腹腔穿刺常会有阳性发现。必要时可重复检查。当外瘘形成后，诊断已不困难。但为证实诊断和进一步了解其病理，可做下述检查。

1.口服染料试验

是最简便实用的方法。给患者口服染料如亚甲蓝、骨炭末、刚果红或靛胭脂等，观察有无染料从瘘口排出，并根据排出的时间推测瘘的部位高低，排出染料数量的多少也可作为推测瘘口大小的一个指标。

2.瘘管造影

是更可靠更直接的检查方法。从瘘口插入一根细塑料导管，瘘口用金属物作标志。从导管注入造影剂如泛影葡胺、12.5%碘化钠或碘油等，同时在荧光屏上观察造影剂的走向。此时可调节导管插入深度，造影剂注入数量和患者体位。挑选合适时间摄片，并在几分钟后可重复摄片，据此了解瘘管长短，通向何段肠道，有无脓肿存在等。

3.胃肠道钡剂造影

亦可显示肠瘘的部位。但由于钡剂较水溶性造影剂为稠，较难完整显示整个瘘管和脓肿。但可观察有无瘘远侧肠道梗阻。另一方面小肠内瘘无法做上述瘘管造影等检查，胃肠钡餐检查就成为主要的诊断检查措施。如怀疑结肠瘘时也可做钡剂灌肠检查。如为胆系肠道间内瘘，腹部平片就可见到胆道内气体显影，在钡餐时则可见到钡剂通过胃肠道瘘口向上进入胆囊或胆管而证实诊断。

4.CT、B超检查

B超有利于腹腔脓肿的定位诊断。肠袢间隐匿部位的脓肿因肠腔的积气而影响检查时，腹部CT检查帮助诊断。

（六）并发症

小肠瘘每日丧失肠液量较多，如未能得到及时补充，可很快造成脱水、低血容量、周围循环衰竭、休克等并发症。

小肠瘘造成胃肠道功能紊乱，可出现腹泻或无排便排气、消瘦、中毒症状，甚至败血症、休克、死亡；亦可并发应激性溃疡、消化道出血、中毒性肝炎、ARDS、肾衰竭等。

（七）治疗

1.小肠内瘘的治疗

首先要解决原发病变，如为肠克罗恩病或其他腹腔内炎性病变所致，应先控制原发病的急性病变，然后施行手术治疗。可施行单纯瘘口修补术，如胆囊十二指肠瘘可在分离两者间粘连后切除十二指肠瘘口四周的瘢痕组织后横行缝合创口，再切除病变的胆囊。如内瘘处肠管有瘢痕狭窄、肿瘤或重度炎症等，宜切除病变肠段做对端吻合。

2.小肠外瘘的治疗

因不同病期而异。以下分三个时期来叙述，但需指出，下述时间的划分只是大致的，是可以根据不同患者而变化的。

(1)早期：腹膜炎期，大致在发病后2～4周。治疗的关键是及早通畅地引流，控制感染，同时纠正低血容量和水电解质紊乱，注意保护瘘口周围皮肤。

①发现腹腔脓肿，即予彻底引流：诊断腹膜炎或腹腔脓肿后，可做短时间准备后及早剖腹引流。吸尽脓液，找出瘘口，冲洗腹腔后安置双套管引流。注意有多发脓肿的可能而勿遗漏。引流管宜放到瘘口附近的最低位。最好在双套管上另固定一根细塑料管以做冲洗用，可不断用含抗生素的无菌水冲洗脓腔和引流管，以保证良好引流。

②纠正低血容量和水、电解质紊乱：很多肠瘘患者有血管内和组织间液的重度丢失。所以在剖腹引流前应首先纠正低血容量，并补充足量的等渗液。同时安放胃肠减压使胃肠道处于功能静止状态，减少分泌，减低丢失量。引流术后的补液量和组成可参考肠瘘引流量和胃肠减压量，尿量，皮肤的弹性等加以调节，尚可测定电解质和血气分析以了解电解质和酸碱平衡的紊乱程度，必要时亦可测定中心静脉压。一般在治疗头几天内即可完全纠正，以后再根据丧失量予以补充以维持内环境稳定。

③应用抗生素以控制感染扩散：可应用一种广谱抗生素和一种氨基糖苷类药物，如疑有厌氧菌可加用甲硝达唑。必须强调的是，抗生素不能替代手术引流，只能作为手术治疗时的辅助措施。如经过上述治疗后仍继续有感染中毒现象，提示尚有腹腔脓肿存在的可能，须重复摄片及B超检查，必要时做CT检查以发现脓肿予以处理。

④控制肠瘘，防止皮肤糜烂：小肠瘘尤其高位肠瘘由于含大量消化酶，极易引起皮肤糜烂，患者深感痛苦，且影响瘘管的手术治疗。对不同患者应设计不同的收集肠瘘液的方法。除最常用的双套管负压持续吸引的方法外，尚可让患者俯卧在分开的被褥上，让瘘口处于身体的最低位。每日记录引流液量以了解瘘的发展，并据以决定补液量。瘘口周围皮肤必须涂氧化锌软膏、Karaya胶等以防止皮肤糜烂。

(2)中期：大致为病后第2、3个月。腹腔内感染已基本控制，外瘘已形成。此期除继续注意保持良好引流和控制感染外，还应继续保护瘘口旁皮肤。更重要的是补充营养，增强体质，争取肠瘘自行闭合。

肠瘘的死亡原因除感染未能控制而合并脓毒症外，另一重要原因是营养不良、体重减轻、贫血和低蛋白血症。这是由于从肠瘘丧失过多，而热能的摄入不足。很多学者强调治疗肠瘘时改善营养的重要作用。南京军区总院报道血清白蛋白低于2.5g/dL者33.8%死亡，高于2.5g/dL者仅6%死亡。

补充营养的方法有多种，应根据具体情况予以选择。

①静脉营养：肠瘘初期不可经口进食，因为食物可在肠道内刺激消化液分泌而增加肠液的丢失，加重营养不良。所以在肠瘘的初期安放胃肠减压让胃肠道休息是必要的。在水和电解

质紊乱纠正后即可开始静脉营养。只需控制感染，静脉营养完全可以使患者获得正氮平衡并保持满意的营养状态。如有必要，静脉营养可在肠瘘的整个治疗过程继续应用。肠瘘患者每日需要热能12552J以上，外周静脉补液难以完成这一要求，需在中心静脉内插管。长期大静脉内插管要注意防止导管感染。

②经导管或经口进食：从长远看，经消化道给营养优于经静脉营养，因为肠黏膜自身的代谢很大部分依靠肠腔内营养物。方法根据瘘位置而异。高位瘘可经口插管至瘘口下方灌注高热能高蛋白流质食物或混合奶，亦可在瘘远端做空肠造口灌注营养。低位瘘如回肠远段或结肠瘘可经口进正常饮食或要素饮食。中段肠瘘的营养补充较为困难，往往除静脉营养外以给要素饮食效果较好。要素饮食含有大多数为单纯分子形式的营养物，包括寡肽氨基酸，三酸甘油酯、脂肪酸、低聚糖等，并按需加无机物和维生素。

通过以上治疗，有40%～70%的肠瘘可自行愈合。

(3)后期：指肠瘘发生3个月后。此时营养维持满意，胃肠道功能已恢复，如肠瘘未愈合，可进行手术治疗。

在手术前可试用较简单的堵塞疗法：肠瘘远侧应当无梗阻，局部无肿瘤，脓肿或异物。当瘘口不大，瘘管尚未上皮化时，可用各种简单的堵塞瘘口的方法，如油纱布填塞，医用胶填塞，橡胶片堵塞等。如仍无效，可施行手术治疗。

①单纯肠瘘修补术：适用于瘘口较小、周围感染基本控制者，应切除瘘口周围瘢痕后再缝合，否则易失败。多数小的内瘘适宜于施行修补术。一些手术后吻合口漏的早期也可试行修补术，但失败率高。近年来用肠段浆膜片贴补覆盖修补处，可提高修补成功率。

②瘘口部肠段切除吻合：是肠瘘手术治疗最常应用的方法，也是效果最好的方法。

③肠瘘旷置术：适用于瘘口部肠曲粘连成团难以分离时，在粘连团外分离出远近侧两肠段予以切断后将远近两游离肠段对端吻合恢复肠通路，粘连团两端残端或缝闭或做腹壁造口，待瘘愈合后再做二期手术切除粘连肠团。

小肠外瘘多数是在腹部手术发生的，其主要原因有机体内环境、营养状况和免疫功能等。除急诊手术时间紧迫外，对择期手术应做充分的术前准备，纠正水电解质紊乱，改善营养，控制感染，将有效地减少肠瘘的发生。

对广泛的腹腔粘连手术，操作要耐心细致，减少肠壁的损伤，范围小的浆肌层破裂要予修补，损伤范围较大而其累及的肠段不长者，可考虑切除粘连肠段。对炎症性肠梗阻的手术指征要严格掌握。

吻合口破裂是导致肠瘘形成的主要原因之一。吻合口破裂导致肠瘘的原因很多，吻合技术是其中关键，缝合过密反导致局部组织缺血而愈合不良，缝合过疏可引起吻合处渗漏。术后有效的胃肠减压是预防吻合口瘘的有效措施，控制腹腔内感染是保证吻合良好愈合的要素。必要的腹腔引流也是重要的。

(八)预后

小肠外瘘的病死率为10%～20%，在其预后因素中，患者的年龄、肠外瘘的病因、腹腔感染、瘘口的部位和数目、肠液引流量的多少均是影响其预后的因素。如70岁以上患者的小肠外瘘病死率达62%；高流量瘘的病死率超过20%；多发瘘的病死率高于单发瘘；正常肠段的肠瘘病死率不足20%，而病例肠段可达48%，放射性肠炎达77%，新生物肠段为54%；急诊手术引起肠瘘的危险性较择期性手术增加3～4倍；伴有腹腔感染者的肠瘘病死率高。

三、小肠肿瘤

（一）概述

小肠虽然占有胃肠道总长的70%～80%，黏膜面积更占到消化系统总面积的90%，然而小肠肿瘤无论是良性的还是恶性的，都不常见，仅占胃肠道肿瘤的5%左右。肿瘤可以来源于小肠的各类组织，如上皮组织、血管组织、淋巴组织、平滑肌、神经组织、脂肪组织、间质细胞等。小肠肿瘤早期缺乏典型的临床症状及体征，有相当一部分小肠肿瘤被误诊或漏诊，尤其恶性肿瘤，临床手术时多为晚期，因此早期诊断一直是临床医生面临的难题。

1.流行病学

由于小肠肿瘤发生率低，大多数文献即使经过了多年的积累，病例数仍然相对较少，但多数报道中，腺癌、小肠间质瘤、类癌和淋巴瘤是主要的恶性肿瘤类型，并且发生率也大致相同。腺癌位于十二指肠与空肠者较多，而类癌则多以回肠多见。小肠恶性肿瘤患者中，老年人比年轻人更多见。小肠良性肿瘤的发病情况各家报道差异较大。小肠肿瘤的发病在世界范围内有明显差异，也无法满意地解释其原因。类癌在亚洲病例组中报道较少，而小肠间质瘤占有较高的比例，无论良、恶性小肠肿瘤，男性均较女性多见，约为2∶1。

2.病因

小肠肿瘤至今病因不清楚，尽管小肠长度长，黏膜面积大，但小肠恶性肿瘤发病率却相对低。结肠具有腺瘤癌序列，与此不同，小肠没有某种明确的分子生物学发展过程。结肠腺瘤为癌前病变，小肠腺瘤似乎也有恶变的倾向，除十二指肠腺瘤被确认为癌前病变，小肠其他部位的腺瘤是否恶变及其分子生物学机制仍不清楚，有待进一步研究。

小肠恶性肿瘤发病率低可能与其通过率快有关，大约30min到2h，并且健康的小肠肠腔中大多不存在细菌，所以由细菌代谢引起的生物学变异的因素，对于小肠是不存在的，并且暴露在毒素和代谢产物下引起的后果也是有限的。小肠富含碱性的、多黏液的肠液，具有保护能力，具有纤毛缘上皮的肠壁细胞含有苯并芘羟化酶，能够去除苯并芘致癌物，保护黏膜免受损伤。并且小肠上皮和黏膜下组织中含有高水平的IgA和分布更广泛的淋巴样组织，可以通过免疫监控提供更多的保护机制。

胆汁酸和其代谢产物与小肠腺癌的发病有关。胆囊切除术后的患者患小肠恶性肿瘤的风险增高。一些遗传性疾病和炎性病变也可能增加小肠肿瘤的发病风险。

（1）家族性腺瘤性息肉病：家族性腺瘤性息肉病的患者多数合并出现十二指肠腺瘤样息肉，而且病变可能会发展为腺癌，家族性腺瘤性息肉病患者，其十二指肠腺癌的发病风险约是正常人群的300倍。对于已经行结肠切除的患者需常规检查胃十二指肠镜，并应内镜下或手术切除增大的腺瘤。

（2）克罗恩病：患有空回肠活动性克罗恩病的患者，发生腺癌的概率将增加约100倍。有活动性病变的终末段回肠是恶性肿瘤的好发部位。原有疾病所具有的持续性的腹部不适症状可能延误诊断，导致发现肿瘤时已达晚期。由克罗恩病发展而来的腺癌患者预后很差。

(3)乳糜泻：乳糜泻与淋巴瘤发病风险增高有关，对于小麦蛋白或类似蛋白过敏的人，进食小麦蛋白或类似蛋白后引起肠黏膜上皮炎症反应，导致乳糜泻，大多数人通过严格的饮食控制可使炎症好转，但有小部分人肠上皮下淋巴细胞畸变，过度增生形成淋巴瘤，有报道说乳糜泻与 HLA-DQ2 和 HLA-DQ8 基因型有关。

(4)与小肠肿瘤有关的其他病：Peutz-Jeghers 综合征患者在整个消化道都会发生错构瘤，已经有一些病例报道此类患者有些发展为小肠腺癌或合并胰腺癌、结肠癌，提示此类疾病有恶变可能，应予以定期监测。Von Recklinghause 病(多发性神经纤维瘤Ⅰ型)的患者可能出现胃肠道神经纤维瘤，而且可以发生恶变。此外长期接受免疫抑制治疗的患者易发生小肠恶性肿瘤，特别是淋巴瘤和肉瘤，HIV 感染也与淋巴瘤的发生有关。

3.诊断

(1)症状与体征：小肠肿瘤在肠壁的部位可分为腔内、壁间或腔外三型，以突入肠腔内的腔内型较为多见，当并发出血或梗阻时症状明显。小肠肿瘤的患者常表现为非特异的胃肠道和全身的不适，良性肿瘤可能无任何症状，但生长较快的肿瘤往往有明显逐渐加重的症状。常见以下几种表现。

①腹部不适或持续隐痛：多与肿瘤位置有关，早期因肿瘤牵拉，肠蠕动紊乱引起，大多为不规则，轻重不等的隐痛、胀痛或痉挛性疼痛，一般不引起重视，一旦继发感染、梗阻或穿孔，则可表现为急性腹痛。

②肠梗阻：急性完全性或慢性进行性小肠梗阻是原发性小肠肿瘤常见症状之一，引起肠梗阻的主要原因是肿瘤所致的肠套叠，梗阻多为慢性复杂性。由于小肠内容物为流体，腔内型肿瘤形成肠腔阻塞或腔外型浸润压迫造成的管腔狭窄，均需达到一定程度才出现症状，因此病程是进行性的。有学者报道恶性肿瘤尤其是腺癌和恶性淋巴瘤容易早期梗阻。

③腹部肿块：有的小肠肿瘤可触及腹部肿块。瘤体在浆膜层，向腔外生长，体积大，容易触及，若位于黏膜层，向腔内突出，腹块小，不易触及。肿块多位于脐周或下腹部，良性的多光滑，活动度大；恶性的边缘不规则，活动度小。早期因小肠系膜较游离，肿块位置不固定且可推动，有肠套叠者肿块时隐时现。

④消化道出血：是小肠肿瘤的一个早期症状，常见于黏膜下肿瘤，多为间歇性柏油样便或血便，其原因可能与肿瘤侵入肠腔发生溃疡或继发感染有关。平滑肌瘤、淋巴肉瘤出血较多，但大出血少见，有的长期反复少量出血，甚至只是大便隐血，不易察觉，只表现为慢性贫血。

⑤急性穿孔可引起腹膜炎，慢性穿孔可形成腹腔内炎性肿块或肠瘘，诊断困难。

⑥其他表现：如食欲缺乏、腹泻、贫血和体重下降等。恶性肿瘤可有发热、腹水等。十二指肠肿瘤常表现为恶心、呕吐，压迫胆管可出现黄疸。少数类癌患者可伴有类癌综合征，如血管神经性异常、皮肤潮红、低血压、肠蠕动亢进和阵发性腹痛等。这些非特异症状可见于多种疾病，很难联想到发病率低的小肠肿瘤，往往先通过检查除外更常见的疾病，如胃十二指肠、结肠、胆道系统疾病，并且当症状不严重时，上述检查未发现明确病变时，放弃进一步的小肠检查，仅当症状严重时才进一步检查，所以小肠肿瘤误诊率很高，恶性肿瘤诊断时多为晚期。因此，医务人员对小肠肿瘤要高度重视，当出现以下情况时应予警惕。a.不明原因腹痛，进食后

加重，排便后症状缓解；b.成人肠套叠；c.间歇性解黑便，便血或腹泻，胃镜及肠镜未见明显异常；d.不明原因肠梗阻。此时应及时做相应辅助检查除外小肠肿瘤，必要时腹腔镜或开腹探查，并结合术中小肠镜检查。

(2)辅助检查：小肠肿瘤的病史和体格检查不具特异性，并且获得完全影像学资料来观察整个小肠的能力是有限的，误诊率一直比较高。如何提高小肠肿瘤的诊断率一直是临床医生的难题。目前随着各项检查技术的提高，小肠肿瘤的诊断手段已经明显增多，并且方便了许多，下面介绍一下我们的诊断策略。

①腹部增强 CT：在通过内镜检查排除了胃十二指肠和结肠引起的胃肠道和腹部症状后，CT 应作为首选的影像学检查。腹部增强 CT 无创、快捷，且无需特殊准备，因其快速的扫描速度，大大降低了呼吸运动和胃肠道蠕动带来的伪影，其主要的优势是可以直观地观察到肿瘤本身，特别是对向腔外、肠壁间生长的肿瘤较为有效，可通过对肿瘤的形态、大小、强化表现、瘤体内部有无出血、坏死、囊变等情况的直接了解，再结合局部淋巴结有无肿大、局部脏器及组织有无侵犯和转移等间接征象，可对肿瘤的良、恶性做出相对明确的判断。此外对于能否外科手术治疗也有很大帮助和指导。CT 可表现为巨大的肿块或通过一些细致的间接影像提示小肠肿瘤，如小肠肠壁增厚，小肠肠壁增厚超过 1.5cm；散在肠系膜淋巴结肿大，肿块直径＞1.5cm；小肠梗阻、套叠等。CT 对于肠腔外生长的肿瘤虽然敏感，但当肿瘤较大发展到晚期时，由于与周围脏器粘连、侵犯严重，CT 上有时难以区别肿瘤是来源于肠道还是邻近器官或组织，特别是发生于十二指肠、空肠上段的恶性平滑肌肿瘤和间质瘤，此区域肠道毗邻器官较多，十二指肠又介于腹腔内与腹膜后两者之间，当肿瘤向腔外浸润性广泛生长发生粘连、侵犯，造成在 CT 影像上确定原发起源的困难。

②小肠造影：小肠造影多年来用来观察小肠黏膜，诊断小肠肿瘤，表现为充盈缺损、龛影、肠腔狭窄、梗阻，黏膜紊乱等，它最大的优点在于定位准确率较高，并估计病变长度，但口服大量钡剂往往使小肠影像重叠，检出率不高，分次口服钡剂、气钡双重造影、改良小肠造影(通过鼻胃管注入钡剂和甲基纤维素)能提高其检出率，但费时长、患者较难受，且只能提供间接影像，现逐渐被更为方便的胶囊内镜所取代，但无条件的医院仍可采用，并且可以作为胶囊内镜禁忌时的选择或术前定位肿瘤的参考。

③胶囊内镜：胶囊内镜是一种无线的内镜胶囊显像技术，已经广泛地运用到小肠疾病的诊断，患者吞咽下的携带有迷你摄像机、光源、电池的胶囊大小的装置，胶囊随胃肠蠕动通过消化道，将影像传输到患者随身携带的接收装置，来观察消化道。胶囊内镜的不足之处是不能够活检和精确定位，并且对于梗阻的或怀疑有肠腔狭窄的患者不能应用。并且对于出血可能因血块干扰，影像欠清，难以定位。

④双气囊小肠镜：双气囊小肠镜可以更直观地观察小肠，并可以小肠肿瘤和息肉切除或活检。它利用两个气球交替充气来撑住小肠，当外套管的气球撑住小肠时，内视镜可由外套管的内腔通过而不至于拉长小肠，而当内视镜入到最远处时，就使内视镜的气球充气而使内视镜固定，而外套管则可沿着内视镜往前进直到和内视镜的气球接触，之后将外套管的气球充气，后将内视镜和外套管一起往回拉而将小肠缩短，如此反复进行此步骤可将小肠慢慢套叠以缩短肠以及简化肠的形状，使内视镜的长度可以更有效的利用并看到更深的地方。此外，小肠镜上

附有一个管道,切片夹或其他治疗的器械可经由此处而治疗病灶。双气囊小肠镜最大的限制为施行时间长,为 2～3h,故病患会不舒服,所以常需要轻度的麻醉,尤其是经口插入时。由山本博德教授的研究指出不论嘴或肛门插入,大部分都可以观察到小肠全长的 1/2～2/3 的长度,如果合并两者,有 86%的病患可以做全小肠的观察,这个结果相较于胶囊内视镜(约 79%)并不逊色。而至于插入困难的个案主要原因是做过腹部手术而造成的小肠粘连。对于小肠肿瘤的检出率双气囊小肠镜均高于此外,由于辅助器械之发展,内视镜治疗术有快速的进步,因而降低病患接受开刀的概率。

⑤其他检查手段:如腹部彩超、MRI 等,也可能发现腹部肿块,但一般不作为小肠肿瘤的常规检查方法。尽管诊断技术在持续进展,大多数小肠肿瘤的患者还是在急诊手术时才首次发现病变,而一半以上的恶性肿瘤患者在手术时已经发生转移播散。

(二)小肠良性肿瘤

小肠良性肿瘤半数无任何症状,多是并发消化道梗阻、大出血或穿孔时才得以诊断,消化道出血是最常见的并发症。小肠良性肿瘤,一经诊断,应行小肠节段性切除,若不能区别良、恶性,最好按恶性处理,扩大切除范围,同时切除相应系膜,术中可行冷冻病理定性,必要时扩大切除范围。

1.腺瘤

腺瘤是小肠良性肿瘤中较多的一类,约占小肠良性肿瘤的 35%,可单个亦可为多发,在组织学上可分为管状、绒毛管状、绒毛状腺瘤。小肠腺瘤最常发生于十二指肠壶腹周围区域,生长深度可超出黏膜,有恶变可能,所以一经发现,应予以切除,有蒂的可经内镜切除,较小的良性肿瘤可行十二指肠局部切除,当病变直径＞3cm,恶变可能性很大时,最佳处理是采用保留大部分胰腺的十二指肠切除术,而当壶腹周围有肿瘤时,可行标准的胰十二指肠切除术。由于腺瘤复发率较高,对于局部切除的病例,应每年进行内镜监测。Brunner 腺腺瘤是近端十二指肠罕见肿瘤,来源于十二指肠黏膜下的 Brunner 腺,该腺能分泌富含碳酸氢根的碱性液,无恶变病例报道,但仍建议内镜下局部切除,以防急、慢性失血等并发症。黑斑息肉病是一种遗传性疾病,多发消化道息肉,同时合并口唇及周围以及口腔黏膜色素沉着,有作者认为本病是一种错构瘤,有别于其他腺瘤。

2.脂肪瘤

脂肪瘤多发生在回肠,单个突出于肠腔内位于黏膜下层,常为腹部影像学检查时偶然发现,很少引起症状,在 CT 上显示为脂肪密度。无症状的、直径＞2cm 的不须干预,较大的或逐渐长大的病灶应行切除,以除外恶性脂肪瘤。

3.血管瘤

血管瘤为黏膜下血管增生发育畸形,可发生在胃肠道的任何部位,一般不恶变,主要症状为急慢性出血,局部切除或部分肠段切除是治疗的主要方法。

(三)小肠恶性肿瘤

小肠恶性肿瘤:小肠可以发生多种不同的原发肿瘤,同时也可以是其他肿瘤的主要转移部位。原发恶性肿瘤包括腺癌、小肠间质瘤、类癌、淋巴瘤、平滑肌肉瘤等。转移癌可源于任何恶性肿瘤,最常见的是黑色素瘤和淋巴瘤。小肠恶性肿瘤较良性肿瘤更容易引起症状,如腹痛、体重下降、食欲缺乏以及急性或慢性失血。小肠恶性肿瘤发现时多数已经晚期,手术切除为治疗的主要方法,切除肿瘤远近端至少 10cm 肠管,达到切缘阴性,同时切除相应肠系膜及淋巴结,及所有受侵的组织。

1.腺癌

腺癌占小肠肿瘤的 35%左右,是小肠最常见的恶性肿瘤。小肠越靠近远端肿瘤的发生率越低,80%的肿瘤发生在十二指肠和近端空肠。十二指肠乳头附近的病变常常导致胆道梗阻,继发黄疸。如果肿瘤所在的位置未引起梗阻,则患者唯一的不适可能仅仅是不明确的持续性的腹痛或消化道失血。可通过腹部增强 CT 检查发现约 50%的小肠腺癌,结合胶囊内镜、小肠造影、双气囊小肠镜、彩超、MRI 检查可提高诊断率。手术切除是唯一可达到治愈的方法。很多患者在第 1 次手术时就已经有腹腔转移,因此 R0 切除(指大体和镜下均无癌残留)率仅为 50%~60%。对于晚期不能切除的患者,可以姑息性短路手术,缓解梗阻并控制出血,并可留置胃肠减压管或肠内营养管对症治疗。小肠腺癌的辅助治疗包括化疗和放疗,但并没有明确效果,相关的临床试验正在进行中,有待于进一步研究。

2.小肠间质瘤

小肠间质瘤是小肠最常见的非上皮性肿瘤,小肠间质瘤发生于小肠的 Cajal 细胞,它是消化道介于黏膜内神经细胞和平滑肌细胞之间的一种起搏性细胞。小肠间质瘤在分子诊断上有其特征,表现为活化的 c-kit 基因变异,这是一种跨膜的酪氨酸激酶受体,有调节细胞增殖、凋亡和分化的作用。超过 95%的小肠间质瘤存在 kit(CD117)变异,这可以作为一种肿瘤标志物,以区分在组织学上相似的其他间质性肿瘤,如平滑肌瘤、平滑肌肉瘤、神经膜细胞瘤等。

(1)诊断:小肠间质瘤没有特异性的临床症状,通常表现为腹部隐痛,体重下降和消化道隐血阳性。在所有的小肠肿瘤中,小肠间质瘤的显著特点是先于其他外科体征出现的不断增大的巨大包块。从黏膜下层开始,以非侵袭的方式,悄无声息地生长的肠腔外肿块,其不断膨胀生长,从而挤压邻近的器官。当小肠间质瘤有坏死时,可累及肠腔黏膜导致消化道出血。由于小肠间质瘤通常在诊断前就能生长很大,CT 很容易就可以检查出来,其特点是巨大占位,经常有中心性坏死、邻近器官被压迫和肿瘤钙化。小肠间质瘤的转移方式主要是血行转移和腹腔种植转移,多转移至肝、肠系膜和腹膜后间隙。

小肠间质瘤恶性程度的判定主要取决于两个主要指标:一是肿瘤的大小,二是肿瘤细胞的有丝分裂的速度。生物侵袭性强的肿瘤通常体积大并伴有高有丝分裂指数,而良性者体积小,有丝分裂指数也低。良性与恶性小肠间质瘤在预后上有显著差异。

(2)治疗:小肠间质瘤的治疗以完全性切除为首选的治疗方法,在手术中,可扩大原发肿瘤的切除范围,粘连的器官要行局部切除,以获得足够的肿瘤阴性切缘,小肠间质瘤淋巴结转移并不多见,因此不必进行广泛的系膜切除。对于中高危的小肠间质瘤患者采用伊马替尼治疗已经成为常规的方法,甲磺酸伊马替尼是酪氨酸激酶抑制药,是一种小分子,可以占据 kit 激酶区的 ATP 结合位点,kit 激酶区的 ATP 结合位点,抑制受体磷酸化和细胞内信号的传递。这种结合控制了细胞的增殖生存的信号传递。对于转移性小肠间质瘤的患者,口服制剂有良好的依从性和较好的疗效。肿瘤完全缓解很少见,但周期性、不间断的治疗,可使 80%的患者得到部分缓解和控制肿瘤进展。治疗效果可以用氟化脱氧葡萄糖 PET 进行判断,对于有治疗反应的患者,肿瘤的代谢率明显减低。长期应用可能出现耐药,一些新的药物正在逐步进入临床，可作为二、三线使用，如舒尼替尼、尼罗替尼、索拉非尼，其疗效和安全性有待于进一步评估。

小肠间质瘤新辅助治疗的目的在于肿瘤降期和缩小肿瘤体积，从而增加手术机会，降低手术风险，最大限度地保留重要脏器功能。目前已有不少伊马替尼用于小肠间质瘤新辅助治疗的报道。对于无法手术的小肠间质瘤患者或进展期小肠间质瘤患者，伊马替尼新辅助治疗有助于提高手术切除率和降低手术死亡率。目前对小肠间质瘤新辅助治疗的疗程并无一致意见，考虑到伊马替尼继发耐药的可能性，一般主张不超过 12 个月。需指出的是，手术治疗仍是原发性的，可切除的小肠间质瘤不可替代的治疗手段，对这类小肠间质瘤是否需行新辅助治疗仍存在争议。

3.淋巴瘤

小肠淋巴瘤多为非霍奇金淋巴瘤，原发于小肠的淋巴瘤诊断上有以下特点：①体检无浅表淋巴结肿大；②无纵隔淋巴结肿大；③外周血细胞计数正常；④不累计肝及脾。小肠淋巴瘤没有特异的临床表现，在临床症状前可能生长到很大，腹部 CT 常可发现，表现为肿块、小肠壁增厚，可通过内镜活检，术前明确诊断。10％～25％的患者为多发肿瘤。关于胃肠道淋巴瘤的治疗的最佳方法目前无统一方案，多数人同意手术切除单发孤立的小肠淋巴瘤，可以控制局部进展并能预防穿孔和出血，是最基本的治疗方法，手术必须切除原发灶和受累的肠系膜淋巴结。对于更广泛的小肠淋巴瘤可采用化疗，对于肺内、颅内等转移病灶可以联合放疗，但预后不好。

4.类癌

类癌来源于 Lieberkuehn 隐窝基底部的肠嗜铬细胞。肠嗜铬细胞具有氨基酸前体摄取和去碳酸化的能力，因此，来源于此类细胞的肿瘤能够分泌血管活性肽，产生类癌综合征。胃肠道类癌多发生于阑尾，其次是小肠。大多数类癌生长缓慢，临床症状不明显，甚至可能终身没有症状。最常见的症状是腹痛，常由病变引起的肠套叠引起。部分患者的症状来源于转移类癌产生的类癌综合征，表现为发作性的皮肤潮红和心动过速，有时严重的水样腹泻和腹部绞痛。肠系膜血管在罕见的情况下可以发生结缔组织增生，导致肠梗阻，因此小肠坏死可能为首发症状，须急诊手术。小肠类癌以手术治疗为主，对于肿瘤直径＜1cm 局部切除即可，对于直径超过 2cm 其淋巴结和肝转移率明显增加，应根治切除。对于肝转移病灶能切除的予以切除，对于不能切除的可以肝动脉栓塞或射频消融。同时采用生长抑素或其类似物缓解类癌综合征症状。类癌的化疗有效率不高，大约为 20％。

5.小肠转移性肿瘤

小肠转移性肿瘤可以是直接侵犯、血行转移或是腹腔内种植。原发结肠癌和胰腺癌最常出现直接侵犯。血行转移则常常来自肺、乳腺或黑色素瘤。腹膜种植可来源于腹腔内的恶性肿瘤，如胃癌、肝癌、卵巢癌、阑尾和结肠癌。CT 检查可以发现转移灶，也能提示引起完全性或不完全性肠腔梗阻的部位。转移病变可表现为肠壁的增厚或肠系膜的肿块。小病灶 CT 表现可以为阴性，肿瘤的广泛播散通常无法通过影像学检查特异性检出。对于转移性小肠肿瘤应根据临床具体情况选择最佳的姑息性治疗。只要不是最终的终末期病变，节段性切除或短路手术仍然可采用，可缓解出血、梗阻和疼痛等症状。还可采用内镜下十二指肠支架来缓解梗阻。对于终末期患者治疗的目的在于缓解症状以提高生存质量。

第三节 结肠疾病

一、炎症性肠病

（一）概述

炎症性肠病（IBD）是一种病因尚不清楚的慢性非特异性肠道炎症性疾病，包括克罗恩病（CD）和溃疡性结肠炎（UC），由于病因不明，临床上患者个体表现差异较大，又缺乏特异性的临床检测手段，所以在实际工作中误诊误治的现象较多，临床诊治风险较大。克罗恩病主要表现为一种慢性非干酪样肉芽肿性炎症，病变可累及从口腔到肛门的胃肠道各个部位，但以回盲部为高发部位，呈穿壁性炎症，多为节段性、“跳跃性”、非对称分布；溃疡性结肠炎主要表现为慢性非特异性结肠炎症，病变主要累及结肠黏膜和黏膜下层，病变多从结肠远端开始，可逆行呈“倒灌样”向近端发展，甚至累及全结肠和末端回肠，呈连续性分布。

（二）克罗恩病

节段性回肠炎又称“克罗恩病”，近年来在我国发病率有所升高，其特征是累及肠壁全层的呈跳跃性分布的非特异性肉芽肿性炎症。病变位于末端回肠和回盲部的较多，也可在消化道的其他部位发生。本病病因不明，目前认为最可能的致病因素是感染和自身免疫机制。

1.诊断标准

（1）临床表现

①该病可发生于全消化道，以末端回肠最常见。

②多数患者表现为腹痛不适，呈间歇性发作，大便次数增多，常为不成形稀便，很少排黏液血便，其他症状有低热乏力、食欲减退及消瘦等。

③约10%的患者发病较急表现为中腹或右下腹痛伴有低热、恶心、呕吐、食欲减退、白细胞计数升高，偶有腹泻，右下腹可有压痛。

④可合并有肛裂、肛瘘、肛门周围脓肿等肛门疾病。

⑤肠外表现有口腔溃疡、皮肤结节性红斑、坏疽性脓皮病、游走性关节炎、眼结膜炎、虹膜睫状体炎、硬化性胆管炎等。

（2）诊断要点

①反复发作的腹痛、腹泻，常伴有低热乏力、食欲减退和消瘦。

②急性起病者见于10%的患者，症状体征与急性阑尾炎不易鉴别，探查时如发现阑尾正常而末端回肠充血水肿，系膜增厚，应考虑此诊断。

③30%的患者可有肠外表现，消化道症状伴有肠外表现，应考虑此诊断。

④化验检查可发现贫血、γ-球蛋白增高、红细胞沉降率增快及低蛋白血症。

⑤肠系造影和钡灌肠是诊断本病的重要方法，可见黏膜皱襞增宽变平，走行紊乱，纵行或横行的线形溃疡呈现出刺状或线条状影像及“鹅卵石”征，Kantor“线状”征等典型表现。

⑥内镜：病变肠管黏膜肉芽肿增生，充血水肿或鹅卵石样黏膜，尤其是病变间出现正常黏

膜。活组织检查显示为非干酪性增生性肉芽肿。

2.治疗原则

(1)内科治疗

①充分休息。

②饮食疗法,辅以大量维生素及抗贫血制剂;家庭肠内营养治疗对于内科治疗效果不佳、又由于其他疾病原因不能行手术治疗的患者,因营养不良而出现生长迟缓的儿童,以及多次手术后出现短肠综合征的患者是较好的辅助治疗手段。

③药物治疗

a.抗炎治疗:水杨酸柳氮磺胺吡啶,开始0.5g每日3次,以后增至3~6g/d。

b.肾上腺皮质激素治疗对控制急性期症状有明显作用,5d大剂量疗法,即氢化可的松300~500mg/d,连续5d后改为口服泼尼松治疗。

c.肠道抗菌药物。

d.免疫抑制剂:在急性期配合肠道抗菌药物和肾上腺皮质激素可能获得较好疗效。

e.胃肠外营养:急性期应用可使肠道休息,有利于病变的静止。

(2)外科治疗

①适应证

a.积极内科治疗无效。

b.反复发作症状较严重,影响生活及生长发育。

c.有内瘘或外瘘。

d.有完全性或不完全性肠梗阻。

e.有持续出血经一般治疗无效者。

f.腹内或腹膜外脓肿。

g.急性肠穿孔或慢性肠穿孔。

h.肛门部病变。

②外科手术方式

a.肠切除吻合术。

b.单纯短路手术很少应用,目前只限用于克罗恩病病变广泛,如其引起的十二指肠梗阻。

c.肠造瘘术:用于一般状况极差的中毒性巨结肠、急性广泛性肠道疾患,以及累及直肠肛门部严重病变不宜做切除者。

(三)溃疡性结肠炎

溃疡性结肠炎多发生于中青年,20~50岁最多,男女比例0.8∶1。病变所累及的范围以乙状结肠和直肠多见,直肠几乎总是受累,也可累及升结肠和其他部位,严重时可累及整个结肠,少数病变可波及末端回肠。溃疡性结肠炎的病理变化主要在黏膜及黏膜下层,肌层基本不受累,表现为黏膜充血、水肿,糜烂和表浅小溃疡。肠隐窝内可见大量的中性粒细胞浸润,混有黏液和细菌,形成陷窝脓肿和黏膜下小脓肿。

1.诊断标准

(1)临床表现

①慢性反复发作型表现为慢性反复发作性腹泻,排黏液血便伴左下腹痛。

②暴发型溃疡性结肠炎约占全部患者的10%，发病急骤，腹泻次数可达20次以上，水样便，可伴血、黏液及脓液，下坠及里急后重感明显。

③重症患者表现脱水、低血钾、低蛋白血症、贫血，以及发热等中毒症状。

④肠外表现：口腔溃疡、皮肤结节性红斑、关节痛、眼结膜炎、虹膜睫状体炎等。

(2)诊断要点

①慢性反复发作型表现为慢性反复发作性腹泻，排黏液血便伴左下腹痛。

②暴发型溃疡性结肠炎发病急骤，腹泻次数可达20次以上，水样便，可伴血、黏液及脓液，下坠及里急后重感明显。

③大便中有血、脓及黏液，但常不能发现致病菌。

④乙状结肠镜、纤维结肠镜检查：可发现全结肠、直肠黏膜弥散性充血、水肿、粗糙呈颗粒状，脆易出血，散在大小深浅不一溃疡及假息肉样变。

⑤钡剂灌肠：可见肠壁边缘模糊，黏膜皱襞呈粗大纤行的条状形，结肠袋可消失。

2.治疗原则

(1)内科治疗

①充分休息：避免体力和劳累过度。

②严格控制饮食：应给予易消化、无渣、少刺激性富含营养食品，暂停服用牛奶及乳制品。

③药物治疗

a.抗感染治疗：水杨酸柳氮磺胺吡啶，开始0.5g每日3次，以后增至3～6g/d。

b.激素治疗：5d大剂量疗法，即氢化可的松300～500mg/d，连续5d后改为口服泼尼松。

c.止泻药。

d.免疫抑制剂。

e.胃肠外营养。

(2)外科治疗

①手术指征

a.出现急性梗阻、大量出血、穿孔、中毒性巨结肠等并发症者需急症手术。

b.暴发型重症病例，经内科治疗1周无效。

c.慢性病变，反复发作，严重影响工作及生活者。

d.结肠已经成为纤维狭窄管状物，失去其正常功能者。

e.已有癌变或黏膜已有间变者。

f.肠外并发症，特别是关节炎，不断加重。

②手术方式

a.肠造瘘术：包括横结肠造瘘术及回肠造瘘术，适合于病情严重，不能耐受一期肠切除吻合术者。

b.肠切除术：包括结肠大部切除术及全大肠切除，回肠造瘘术/回肠储袋-肛管吻合术。

③手术方法

a.全结直肠切除、回肠造口术：此手术治疗溃疡性结直肠炎始于1931年。随着回肠造口术的不断改进，全结直肠切除术被广泛用来治疗溃疡性结肠炎。它的优点在于：切除了病变侵犯的结直肠，去除了原发病灶，消除了可能发生癌变的威胁。操作不复杂，可为大多数外科医生所掌握。手术并发症少。手术一期完成。缺点是永久性回肠造口带来生活不便，以及伴随而来的心理和生理上的变化；但大多数患者经过短期心理调整可以克服造口带来的种种困难。

在大多数情况下，全结直肠切除、回肠造口可以Ⅰ期完成。对于部分患者因长期慢性消耗营养不良，并发急性中毒性结肠扩张的病例，以及长期大量应用肾上腺皮质激素者手术应分期进行。先行回肠造口，Ⅱ期行结直肠切除术。

b.结肠切除，回直肠吻合术：本术式可以使肛门括约肌得到保留，无需造瘘，由于肛门直肠保留使绝大多数患者泌尿及性功能得到保护。手术操作较为简便，并发症少。从手术技术上看结肠切除、回肠直肠吻合是大多数普外科医师能够独立完成的手术。结肠切除的同时往往需要游离一段靠近回盲瓣的回肠，直肠侧残端应尽量保留12～15cm，既不致残留过多的病变肠管，又不致影响直肠的功能，手工缝合一般不太困难，也可借助缝合器完成肠管吻合。近年来，随着微创外科的不断发展，采用腹腔镜进行全结肠切除也取得了较好的疗效，而且较传统开腹手术并发症少，患者术后恢复较快。

有作者对本术式提出异议，认为保留直肠的部分有可能发生癌变。Remzi等报道一组行回肠肛管吻合器吻合术的IBD患者的10年随访资料显示，大约5%的患者出现了直肠肛管移行部的不典型增生。Baker随访374例结直肠切除，回直肠吻合患者长达22年。有22例(6%)发生癌变。有资料表明，在起病30年以后，约有15%的患者会发展成癌，可见术后长期随访是十分必要的。

c.全结直肠切除，Kock回肠造口术：本术式是在20世纪60年代Nilskock对传统回肠造口术进行改良而成的。开创了回肠有节制性造口。1969年，Kock报道5例全结直肠切除患者回肠节制性造口，有效的瓣膜成功地阻止了粪便和气体的溢出。手术方法是将全结直肠切除，然后把回肠末端做成一个储粪囊袋，远端有肠管折叠形成的乳头状瓣膜，它可以使粪便在囊袋中储存，瓣膜能阻止粪便外溢污染皮肤。

近年来文献报道此节制性回肠造口的采用人数在减少，由于并发症、严重的皮肤过敏、储袋瘘，以及小肠梗阻的发生，储袋炎及性功能低下等诸多因素，使患者难以接受此类手术。Fazio等报告有6.5%患者需再手术。

d.结直肠切除回肠储袋肛管吻合：本术式是近年来较为广泛采用的术式。在切除原发病变的同时保留了肛管括约肌的功能，由于没有永久性小肠造口而使患者术后生活质量明显提高，此外防止了病变肠管发生癌变。

本术式的关键在于保留肛管括约肌，而且一般应将肛管黏膜全部剥除，保留了肛门的收缩以控制排便，常用的储袋有“S”“J”“H”和“W”形。手术需两期完成，常常需做回肠保护性粪便转流术，以保证回肠储袋与肛管吻合能够一期愈合。Michael认为将手术一期完成，无预防性回肠粪便转流术并不增加手术的并发症。

在储袋选择方面，大多数学者认为“S”“J”“W”形各种储袋在功能上无显著差异。其中吻合口无张力及避免血运障碍是十分重要的。

Sugerman比较了手工缝合与应用吻合器对回肠“J”形储袋—肛管吻合术后肛管功能的影响，发现吻合器的应用使手术并发症明显减少，肛门节制功能更接近正常。

本术式的并发症包括肠梗阻、盆腔脓肿，在女性患者还可以发生会阴-储袋瘘。储袋炎也是本手术的另一并发症。

二、结肠肿瘤

结肠癌是常见的恶性肿瘤之一，近年来，随着人民生活水平的不断提高、饮食习惯和饮食结构的改变及人口老龄化，我国结肠癌的发病率和死亡率均呈上升趋势。

（一）诊断标准

1.临床表现

（1）症状：早期结直肠癌可无明显症状，病情发展到一定程度才出现下列症状。

①排便习惯改变。

②大便性状改变（变细、血便、黏液便等）。

③腹痛或腹部不适。

④腹部肿块。

⑤肠梗阻。

⑥贫血及全身症状如消瘦、乏力、低热。

（2）体征：需进行一般状况评价，触诊全身浅表淋巴结情况。腹部查体检查有无肠型、肠蠕动波、腹部肿块。直肠指检：凡疑似结直肠癌者必须常规做肛门直肠指诊。需了解肿瘤大小、质地、占肠壁周径的范围、基底部活动度、距肛缘的距离、肿瘤向肠外浸润状况、与周围脏器的关系等。观察指套是否血染。

（3）实验室检查：血常规了解有无贫血。尿常规观察有无血尿，结合泌尿系影像学检查了解肿瘤是否侵犯泌尿系统。大便常规应当查有无红细胞、脓细胞。粪便隐血试验对消化道少量出血的诊断有重要价值。生化检查了解肝肾功能。血清肿瘤标志物检测在诊断、治疗前、评价疗效、随访时非常重要，必须检测癌胚抗原（CEA）、CA19-9；建议检测 CA242、CA72-4；有肝转移患者建议检测 AFP；有卵巢转移患者建议检测 CA125。

（4）内镜检查：直肠镜和乙状结肠镜适用于病变位置较低的结直肠病变。所有疑似结直肠癌患者均推荐纤维结肠镜或电子结肠镜检查，并进行病理活检。但以下情况除外：一般状况不佳，难以耐受；急性腹膜炎、肠穿孔、腹腔内广泛粘连及完全性肠梗阻；肛周或严重肠道感染、放射性肠炎；妇女妊娠期和月经期。

（5）影像学检查

①结肠钡剂灌肠检查：特别是气钡双重造影检查是诊断结直肠癌的重要手段。但疑有肠梗阻的患者应当谨慎选择。

②B 超：超声检查可了解患者有无复发转移。

③CT 检查：其作用在于明确病变侵犯肠壁的深度，向壁外蔓延的范围和远处转移的部位。

④MRI 检查：推荐以下情况首选 MRI 检查：直肠癌的术前分期；结直肠癌肝转移病灶的评价；怀疑腹膜及肝被膜下病灶。

⑤PET-CT:不推荐常规使用,但对于常规检查无法明确地转移复发病灶可作为有效的辅助检查。

⑥排泄性尿路造影:不推荐术前常规检查,仅适用于肿瘤较大可能侵及尿路的患者。

2.诊断要点

(1)本病诊断要点

①排便习惯改变和大便带血,腹部隐痛或胀气,贫血、消瘦等全身消耗性症状。部分患者可触及腹部肿块。中晚期可出现急性或慢性肠梗阻表现。右半结肠癌以贫血、消瘦等表现为主,而左半结肠癌则以肿瘤梗阻表现更为突出。

②腹部偶可触及质硬、表面不光滑、活动度小的肿块。

③大便潜血为阳性,CEA 可升高。

④钡剂灌肠可见结肠有充盈缺损、黏膜破坏、肠壁僵硬、肠腔狭窄等征象。

⑤内镜检查和活检可明确诊断。

⑥B 超检查可初步了解有无腹部肿块及有无肝转移。

⑦CT 扫描可明确病变侵犯肠壁的深度,向壁外蔓延的范围和远处转移的部位。必要时 MRI 检查助诊。

(2)鉴别诊断要点:结肠癌应当主要与以下疾病进行鉴别。

①溃疡性结肠炎:症状相似,纤维结肠镜检查及活检是有效的鉴别方法。

②阑尾炎:回盲部癌可因局部疼痛和压痛而误诊为阑尾炎,特别是晚期回盲部癌,常诊断为阑尾脓肿,需注意鉴别。

③肠结核:在好发部位在回肠末端、盲肠及升结肠。常见症状与结肠癌症状相似,但肠结核患者全身症状更加明显,如午后低热或不规则发热、盗汗、消瘦乏力。

④结肠息肉:主要症状可以是便血,可有脓血样便,与结肠癌相似,钡剂灌肠检查可表现为充盈缺损,行纤维结肠镜检查并取活组织送病理检查是有效的鉴别方法。

⑤血吸虫性肉芽肿:多见于流行区,目前已少见。结合血吸虫感染病史,粪便中虫卵检查,以及钡剂灌肠和纤维结肠镜检查及活检,与结肠癌进行鉴别。

⑥阿米巴肉芽肿:可有肠梗阻症状或查体扪及腹部肿块与结肠癌相似。本病患者行粪便检查时可找到阿米巴滋养体及包囊,钡剂灌肠检查常可见巨大的单边缺损或圆形切迹。

(二)治疗

1.外科治疗

腹腔镜技术用于结肠疾病治疗已有近 30 年历史,因其具有创伤小、恢复快、住院时间短等优势,已经被认为是结肠癌手术治疗的常规手段。近年来多个结肠癌腹腔镜切除与开腹切除的多中心随机对照试验(randomized controlled trial,RCT)研究结果均支持腹腔镜技术用于结肠癌的治疗。

(1)腹腔镜结肠癌根治术的发展

①手术的适应证与禁忌证

a.适应证:随着微创技术的不断发展和手术器械的不断改进,结肠癌手术的适应证将不断扩大。与传统手术相比,腹腔镜治疗结肠癌在手术适应证方面有所扩展。既往认为,对于腹腔镜辅助治疗结肠癌的手术适应证为 T1/T2 期且肿瘤直径≤3cm 的患者,但随着医学水平的不断发展以及科技的不断进步,对于 Dukes B、C 期的结肠癌患者也同样可行。

b.禁忌证:在现阶段规定的手术禁忌证包括以下几类:肺心病严重者且无法长时间忍受气腹的患者;合并凝血功能障碍、门静脉高压患者,术中或导致患者出血情况无法控制;腹腔出现广泛性粘连的患者;肿瘤对周围组织或器官进行侵袭的患者,或晚期患者;妊娠期患者不能。对于初学者而言,可选择早期的结肠癌患者进行手术治疗。

②腹腔镜治疗结肠癌的根治性:腹腔镜的外科发展经历了 3 个阶段:20 世纪 90 年代初期以腹腔镜胆囊切除术为代表的病变脏器的切除;20 世纪 90 年代中期开展了消化道良性病变的切除与功能修复;20 世纪 90 年代末期及 21 世纪初进入了肿瘤的微创外科治疗时代。相对于传统的手术方式,该技术已相当成熟,远期疗效也较为肯定。腹腔镜手术遵循传统手术原则可以保证肿瘤根治术的远期疗效。与传统手术相比,腹腔镜治疗结肠癌时必须遵肿瘤外科治疗的无瘤原则与根治性原则,其内容如下:a.保证足够的边缘,在切缘时能提高安全性;b.相应的淋巴组织应彻底进行清扫;c.肿瘤操作时必须谨记非接触原则;d.肿瘤及其周围组织应一同切除;e.预防医源性肿瘤扩散的发生。腹腔镜下的无瘤技术包括以下几点;a.避免对肿瘤进行推挤;b.禁止使用钳夹对肿瘤组织接触;c.Trocar 在腹壁上固定时避免脱出;d.采用切口保护膜对切口进行处理。

③腹腔镜治疗结肠癌的安全性

a.切口肿瘤种植:临床上将手术切口以及各种穿刺点出现肿瘤种植的预防作为了采用腹腔镜进行外科治疗的一个重点与难点。要避免腹腔镜手术治疗后出现腹壁切口或腹腔内肿瘤种植,均应在术中遵从与开腹手术一样的无瘤原则,手术过程中避免对肿瘤进行触碰或挤压,术中应对肠道进行阻断并使用大量的生理盐水进行冲洗性保护,同时还应注意肿瘤浸润浆膜以及血运阻断时的保护。Trocar 一旦从腹壁脱落,极易造成气腹消失,进一步引发肠腔内的肿瘤细胞脱落污染整个腹腔,所以术中必须注意保护 Trocar,防止其脱落;在将肿瘤标本运送出腹腔时也应使用标本袋对其进行保护。有关研究结果调查发现,造成经腹腔镜治疗的结肠癌患者术后复发的特有原因已经不再是腹壁肿瘤种植,采用开腹手术治疗也会出现复发,且两者复发率比较差异无统计学意义。因此,对于术中穿刺及辅助小切口术后肿瘤种植转移的问题,术中应防止穿刺孔漏气,尽早吸尽腹水,避免碰触瘤体。

b.中转开腹:采用腹腔镜手术治疗的患者并不一定都能顺利完成腹腔镜手术,手术过程中均有中转开腹的可能,而开腹治疗分为主动和被动两种。其中造成中转开腹的主要原因包括以下几种:由于肿瘤过大造成周围重要脏器与组织受到侵袭;患者腹腔粘连严重;术中由于操作原因引发患者严重出血或穿孔等;肿瘤在腹腔内出现广泛性转移;肿瘤的局部解剖不清晰或术中清扫困难;术中出现机械障碍。对于进行中转开腹治疗的患者并不能盲目地认为是腹腔镜手术治疗失败,根据术中情况进行有效的开腹治疗不仅能避免患者出现不必要的损伤,同时还能减少并发症的发生。

④腹腔镜结直肠癌手术方式:目前,结肠癌完整系膜切除(CME)手术及直肠癌 TME 手术已被列入指南推荐,无论开放还是腹腔镜、机器人手术,都应毋庸置疑地遵循此标准,因其能够

确保结直肠癌病人的手术质量。腹腔镜结直肠癌手术方式在遵循CME、TME原则的前提下有诸多进展。

a.手辅助腹腔镜手术:手辅助腹腔镜手术(hand-assisted laparoscopic surgery,HALS)结合了腹腔镜技术微创的优势与开放手术触觉的优势,可以完成解剖间隙的准确游离,便于手术医师辨认、暴露重要组织结构,完成快速压迫止血等操作。1995年Ou等首次报道了HALS经验,与开放结肠切除术相比,HALS组病人术后止疼药使用频率低、进食时间早、住院时间短。HALS操作相对简便,易于掌握,适合早期开展腹腔镜手术、经验欠缺的术者开展。

b.单孔腹腔镜手术:单孔腹腔镜手术(laparoendoscopic single-site surgery,LESS)通过脐部建立单一trocar孔完成手术操作,具有美容效果好、术后疼痛轻、恢复快等优势。LESS手术须经trocar孔置入多把手术操作器械,要求操作平台具有优良的气密性,目前常用的操作平台有SILS Port平台(含3个操作孔道及1个单独气腹孔道)、GelPOINT平台(凝胶密封盖及切口保护器通过门闩方式连接,器械通道可建立在密封盖任意位置)。多项RCT研究证实LESS与常规腹腔镜结直肠癌切除术相比,近期疗效(手术时间、出血量、中转开放手术率、并发症发生率、住院天数)类似。LESS亦有其局限性,如视野局限、手术器械易互相干扰的“筷子效应”等,在一定程度上限制了LESS的推广。

c.完全腹腔镜手术:完全腹腔镜结直肠癌手术按照常规放置trocar,肠管切除、淋巴结清扫及消化道重建均在腹腔镜下完成,不需要额外辅助切口。2002年日本学者Kanaya采用三角吻合技术成功完成了完全腹腔镜下BillrothⅠ式胃肠吻合手术,三角吻合技术也促进了全腹腔镜结肠癌手术的发展。Meta分析结果显示完全腹腔镜右半结肠癌切除术能够有效缩短住院时间及减少并发症。完全腹腔镜结直肠手术难点在于腔内吻合及钉砧的放置,合适的吻合方法及钉砧的放置技巧值得深入研究。

d.经自然腔道取标本手术:经自然腔道取标本手术(natural orifice specimen extraction surgery,NOSES)为采用腹腔镜器械进行常规结直肠手术操作并离断标本,通过人体自然腔道(阴道、肛门等)取出标本的手术。NOSES不需要腹壁辅助切口,降低了病人术后疼痛及切口相关并发症发生风险,术后美观性更佳。结直肠癌NOSES标本取出腔道以阴道、肛门为主。阴道具有良好的伸缩性,扩展空间大,后穹窿缝合愈合良好,但该方式仅适用于女性,有关伦理学问题也需要谨慎考虑。肛门是结直肠腔道的正常延续,且不受性别限制,经肛门取出标本在临床上应用更为广泛。国内王锡山教授首次对直肠癌病人实施经阴道取标本手术,江志伟教授首次报道经肛取标本手术,术后恢复良好。经自然腔道取标本手术存在自然腔道损伤、肿瘤细胞播散等风险,故更强调无瘤操作与无菌技术,其远期疗效尚需进一步探讨,其伦理学问题也是目前争论的焦点。

e.机器人结直肠癌根治术:机器人结直肠手术具有机械臂操作灵活,视野清晰,可以过滤震颤等优势,尤其适用于骨盆等狭小空间内的操作,但缺乏生物力学反馈的劣势一直没有获得改进。

f.腹腔镜、内镜双镜联合结肠癌手术:该术式针对的是Dukes A、B期患者,由于患者的病灶在术中寻找困难,采用该术式的优势也就体现于此。双镜联合结肠癌手术能有效地确定肿瘤的边缘,同时防止其他病灶出现遗漏,还能更好地解决吻合口的问题。

（2）腹腔镜右半结肠癌根治术

①手术的适应证与禁忌证

a.手术的适应证：腹腔镜根治性右半结肠切除术适用于治疗阑尾、盲肠、升结肠的癌肿；对于结肠肝曲癌及横结肠近段癌则需要行根治性扩大右半结肠切除术。

b.手术的禁忌证。包括：肿瘤最大径>6cm 和/或与肠周围组织广泛浸润；腹部广泛粘连、重度肥胖、急性梗阻、穿孔等急症手术，而心肺功能不良者为相对手术禁忌。全身情况不良，虽经术前营养支持仍不能纠正或改善者；有严重心、肺、肝、肾疾患而不能耐受手术为手术禁忌证。

②手术操作：腹腔镜右半结肠癌根治术中仍应严格遵守 Turnbull 的不接触隔离技术及 CME 原则。包括：a.强调肿瘤及周围组织的整块切除；b.肿瘤操作的非接触原则；c.足够的切缘；d.彻底的淋巴结清扫。严格遵循规范化的“非接触”手术原则。腹腔镜右半结肠切除术一般采用符合不接触隔离原则的中间入路，即从下向上处理血管，由内而外整块切除病灶及其淋巴引流区，大致可分为三个步骤。

第一步：首先寻找肠系膜上静脉（SMV）投影区，切开 SMV 表面腹膜并显露 SMV，沿 SMV 干向上解剖，依次暴露回结肠静脉、右结肠静脉及中结肠静脉，在 SMV 右缘夹闭、切断相应静脉，在 SMV 左侧夹闭、切断相应右半结肠供养动脉，并清扫根部淋巴结至胰颈。对于行标准右半结肠切除者，可保留结肠中动脉左支。而行扩大右半结肠癌切除术者，应在结肠中动脉根部切断并清扫其根部淋巴结，切断 Henle 干的右结肠静脉及胃网膜右静脉，保留胰十二指肠上前静脉。对于较肥胖的患者，若 SMV 投影区不明显，可采取先找 Toldt 间隙后行根部淋巴结清扫的方法，于回结肠血管系膜弧形皱折处切开小肠系膜并进入 Toldt’s 间隙，然后向 SMV 方向分离寻找 SMV，血管处理方式同前述。

第二步：由内向外分离右侧 Toldt’s 间隙完成横结肠系膜下区分离，上达结肠肝曲，下达右髂血管，外达右侧结肠旁沟，并将右侧 Toldt 筋膜和胰头十二指肠前筋膜与后腹膜所包裹的结肠系膜完整切除，如癌肿侵犯肾前筋膜（Gerota 筋膜），应将其局部肾前筋膜一并切除，获取 R0 切除。

第三步：行横结肠上区手术，如行标准右半结肠切除术，则在胃大弯血管弓下中点向右分离大网膜至胃网膜血管根部；如行扩大右半结肠切除术，则沿大弯侧胃网膜血管弓、距幽门 10cm 处横断胃网膜动静脉，沿弓内向幽门侧清扫淋巴组织达胃网膜血管弓根部，于其根部夹闭切断该血管。切开胰颈部横结肠系膜前叶，与第一步胰颈分离点相通，掀起胰头十二指肠前筋膜，再从上向下、从里到外完整切除右半结肠系膜。为便于将回盲部肿瘤切除后的标本取出，可在右髂血管下方斜行切开回肠系膜，沿小肠系膜根部弧形切至十二指肠水平部。最后，经脐周做切口取出标本，在体外进行直视下切断肠管并行回肠-横结肠侧侧吻合或端侧吻合。

a.尾侧腹侧入路：从回盲部腹侧回结肠血管下方横弧形自然皱折，即为小肠系膜根部投影线（从 Treitz 韧带到回肠注入盲肠部）切开腹侧膜桥（tri-junction），在张力良好的情况下，可轻易进入右腹膜后无血间隙。但张力不够，则易进入系膜内；特别是肥胖患者，腹侧较背侧入路更容易走错间隙；寻找右腹膜后间隙，无意中切透了回结肠血管下方的回肠背侧叶，发现由此可见尾侧背侧入路的切开线。由此完成尾侧腹侧入路（混合入路），其效果极佳。

b.尾侧背侧入路(回盲部背侧入路):经回盲部背侧入路,即将其翻向头侧,可透视到右生殖血管及其横跨的右输尿管,在其内侧横弧形切开该线,即背侧膜桥(tri-junction),可轻易进入右腹膜后间隙,向上锐性分离至胰头即可见内侧 SMV 右侧。然后将回盲部放回原位,在腹侧回结肠血管下方横弧形自然皱折处切开,即与右腹膜后间隙相通,此时向内侧可轻易解剖SMV。采用尾侧入路(回盲部背侧入路)先行背侧分离至胰头,再行腹侧 D3 清扫淋巴结,可能更易掌握。

③制定合理的根治切除范围:右半结肠切除术切除回肠末端 10～15cm、盲肠、升结肠、横结肠右半部分和部分大网膜;切除回结肠血管、右结肠血管和结肠中血管右支及其伴随淋巴结。扩大右半结肠切除术则需在结肠中血管根部切断,并切断胃网膜右静脉。此外,由于腹腔镜手术缺少手的触觉,特别是早期患者肿瘤病灶不易探查,故应借助术前钡灌肠、CT、术前或术中肠镜定位等检查进行病灶的精确定位。

④淋巴结清扫:右半结肠癌根治术中彻底的淋巴结清扫至关重要。我国 2015 年版《结直肠癌诊疗规范》明确指出,对于“$T_{2\sim4}N_{0\sim2}M_0$ 结肠癌”患者,首选的手术方式是相应结肠切除加区域淋巴结清扫术,其中区域淋巴结清扫必须包括肠旁、中间和系膜根部淋巴结。2010 版《结直肠癌治疗指南》也强调临床分期为Ⅱ～Ⅲ期的结肠癌则应行 D3 手术。此外,由于约 5%的结肠肝曲癌患者可出现胰头淋巴结转移,约 4%的患者可出现胃大弯侧胃网膜淋巴结转移。因此,对于结肠肝曲癌患者,除应切除距肿瘤以远 10～15cm 的胃大弯侧大网膜,并应清扫幽门下淋巴结。

对于早期结肠癌的淋巴结清扫范围尚未达成共识。鉴于浸润至黏膜下层(SM)的结肠癌具有 10%的淋巴结转移率且常伴有中间淋巴结转移,因此,日本《结直肠癌治疗指南》认为临床分期 cSMN0 结肠癌患者可行 D2 手术,而 cMPN0 患者至少应行 D2 手术,甚至 D3 手术。我国的《结直肠癌诊疗规范》指出“$T_1N_0M_0$ 结肠癌”局部切除后病理结果具有预后不良的组织学特征,或者非完整切除,以及标本破碎切缘无法评价者,推荐行结肠切除术加区域淋巴结清扫。

2.内科治疗

(1)结肠癌辅助治疗:Ⅰ期($T_{1\sim2}N_0M_0$)患者不推荐辅助治疗。

(2)化疗及放化疗联合:结肠癌治疗国际上公认的标准疗法是 5-FU+甲酰四氢叶酸(LV)为基础的化疗方案,经典方案主要包括 FOLFOX(奥沙利铂+5-FU+亚叶酸钙)和 FOLFIRI(伊立替康+5-FU+亚叶酸钙)方案。5-FU+LV 联合用药目前临床上多使用甲酰四氢叶酸钙。对无手术指征的中晚期结肠癌患者给予 FOL-FOX 方案化疗可提高和改善患者生存质量。目前奥沙利铂与顺铂等(DDP)的抗癌谱不完全相同无交叉耐药性且与 5-FU 有协同作用,已成为临床治疗大肠癌的一线药物。放化疗联合的基础药物是 5-FU,而联合应用奥沙利铂多数临床结果显示无明显治疗改善。综合治疗产生的不良毒性反应是放化疗共同作用产生的结果。临床上常常采用不同化疗方案组合的方法,其意义在于探索免除某种单一治疗方式,降低各种方法的治疗强度,还可以根据新辅助治疗的疗效从而调整后续治疗方案,以达到在保持或提高疗效的前提下降低药物产生的总体不良毒性反应。

(3)靶向治疗:尽管现在有了新的化疗药物和更加合理的化疗方案,晚期结肠癌的疗效得到进一步提高，但随之而来的不良反应增加、患者生活质量变差，是一个目前不得不面对的难题。因此肿瘤临床还需要更加有效、耐受性好的全身治疗药物。分子靶向治疗是专门针对在肿瘤发生中起关键作用的靶分子及其调控的信号传导通路，增强了抗癌治疗的特异性和选择性，避免了一般化疗药物的无选择性毒性作用和耐药性。目前已经用于临床研究的生物学制剂，按照作用靶点和作用机制主要有以下3类。①抑制血管生成，如贝伐单抗；②抑制EGFR通路，如西妥昔单抗、吉非替尼等；③诱导细胞凋亡，如塞来昔布、罗非昔布等。

第四章　肝胆疾病

第一节　肝外伤

一、病因

本病由于遭受外界暴力而致。

二、病理

肝遭受钝性暴力后，根据暴力的大小可引起不同类型的肝裂伤。轻者为浅表裂伤，出血量少，有些可以自行停止；重者裂伤较深，有些呈不规则星状或甚至严重碎裂，失去活力或脱落在腹腔内。这种损伤主要表现为腹腔内出血及出血性休克。血液对腹膜有一定的刺激性，可出现轻度腹膜刺激征，如合并胆管断裂，胆汁外漏则有较严重的胆汁性腹膜炎体征。若伤及肝静脉主干、下腔静脉肝后段、门静脉干支可出现持续大量出血，很快发生休克，甚至迅速死亡。失去活力或散落在腹腔的肝组织将坏死分解，连同聚积的血液和胆汁可继发细菌感染形成腹腔脓肿。肝包膜下裂伤由于包膜完整，肝实质破裂出血聚在包膜下形成血肿。轻的损伤出血少，形成的血肿小，有些可自行吸收；重伤则出血量多，可将肝包膜广泛分离形成大血肿，血肿的压迫尚可使其周围的肝细胞坏死。血肿也可继发感染形成脓肿。张力高的血肿可使包膜溃破转为真性裂伤。中央型肝裂伤主要为肝实质深部破裂，而肝包膜及浅层肝实质仍完整。这种裂伤可在肝深部形成大血肿，使肝体积增大，张力增高，血肿周围组织受压坏死，这种血肿可穿破入腹腔形成内出血及腹膜炎或穿入胆管表现为胆道出血，也可继发感染形成肝脓肿。

开放性、贯穿性损伤的严重性取决于肝受伤的部位和致伤物的穿透速度。子弹和弹片穿透肝组织时可将能量传递至弹道周围的组织，使之破坏。伤及肝门大血管时，肝实质损害可不严重，但由于持续大量出血，仍有较高的病死率。除损伤的种类及伤情外，合并多脏器损伤是影响肝外伤病死率的重要因素。伤及的脏器越多，伤情越重，治疗越难，病死率也越高。

三、临床表现

（一）症状

伤后患者一般诉右上腹疼痛，有时向右肩部放射，后转右下腹、全腹部疼痛，多伴有恶心、呕吐。

(1)肝脏浅表裂伤时出血和胆汁外渗都不多,能在短期内自行停止,临床表现较轻,腹痛范围较局限,一般仅有右上腹部疼痛。

(2)中央型肝挫伤或贯通伤,临床可有右上腹部持续而剧烈的腹痛,多伴恶心、呕吐,腹腔内出血量大者甚至出现低血压、休克等表现,患者常自觉口渴、烦躁不安或抑郁淡漠,且病情变化快。

(3)肝脏严重破碎或合并肝门大血管、下腔静脉破裂者,可短期内大出血死亡。

(4)肝包膜下血肿或深部血肿,主要表现为肝区胀痛,若血肿与胆道相通,可有胆道出血症状,可有呕血、黑便等上消化道出血的表现。巨大血肿长期存在可发生感染而形成继发性肝脓肿,出现如寒战、高热、肝区疼痛等肝脓肿的征象。当咳嗽等使腹腔内压力急剧升高时,血肿可破裂出现腹腔内大出血的征象。

(5)肝外伤往往合并其他脏器的损伤,比较多见的是肝脏的邻近器官,如右侧肾脏、十二指肠、胰腺、结肠肝区、肝外胆管等。也可合并全身其他器官的损伤如脑外伤、胸部创伤、四肢骨折等。

(二)体征

1.休克

肝外伤一般都有休克的体征,表现为面色苍白、血压不稳或血压下降、脉搏细速、大汗淋漓、四肢厥冷、尿量减少等。严重时,全身皮肤、黏膜明显发绀,四肢厥冷,脉搏摸不清,血压测不出,尿少甚至无尿。

2.腹膜刺激征

腹腔内出血所致一般较轻,而肝脏损伤时肝内较大的胆管破裂或肝脏碎裂伤时所致大量胆汁外渗,表现为上腹部或全腹部有明显压痛、反跳痛及腹肌紧张,形成典型的“板状腹”征象。

3.其他

肝区叩痛明显,有血肿形成时可触及肝肿大或上腹部肿块。开放性损伤在上腹部可见火器及刀刺伤的入口。闭合性损伤有时可见到表皮擦伤、腹壁软组织挫伤及腹壁淤血的局部征象。

四、辅助检查

(一)实验室检查

1.血常规

轻度肝外伤时常无明显变化,中至重度肝外伤时可有血红蛋白、红细胞计数和血细胞比容降低,白细胞可升高,特别是形成继发性肝脓肿时白细胞明显升高。

2.肝功能

早期或轻度肝外伤时可无明显异常,中重度的肝外伤可表现为转氨酶随损伤程度相对应的升高。

(二)影像学检查

1.B超

首选,是一种迅速、简便、经济、无创、可多次重复检查、准确率高的检查手段,并且可以对患者进行床旁检查。能显示肝脏表层完整性的破坏、肝内血肿范围、肝裂伤度、大小、数目、腹腔内有无液体及其量,可帮助判断有无损伤及程度,对非手术治疗患者实行动态监测具有十分重要的意义。

2.CT

对于闭合性肝外伤,是最有价值的诊断方法。对患者全身情况较好、病情允许搬动的患者,诊断有无肝外伤或肝外伤分级,甚至指导治疗均有帮助,可以确定肝脏是否损伤、损伤的类型及其程度、估计腹腔内的出血量,可以作为非手术及手术治疗的参考,准确性可达 90%以上。但因 CT 检查较费时,而且离急诊室常有较远距离,如患者全身情况不稳定、失血量大、休克、病情危急,不宜搬动患者做此项检查,以免加重病情。

3.ERCP

即经十二指肠镜逆行胰胆管造影,此法是将十二指肠镜送至十二指肠降段,经过十二指肠乳头插入导管,注入造影剂,以显示胆道和胰管的方法。此法可清晰地显示胆道和胰管,以排除胆道损伤。本项检查属于有创检查,一般情况下很少应用。

(三)特殊检查

1.诊断性腹腔穿刺和灌洗

最常用,是诊断腹腔内脏器损伤及出血的灵敏而可靠的方法。具有简单、快捷、安全、准确率高的优点,且可在局部麻醉下进行,适用于各种不同的场所,肝外伤时阳性率高达 95%以上。取右下腹穿刺,如抽吸出血性液体,说明有外伤性破裂内出血,有时为提高检出的阳性率,可在腹部四个象限分别穿刺。另外,使用输液的套管针穿刺,留置套管并帮患者转动体位,也可增加穿刺诊断的阳性率。当抽出不凝固的血液时,诊断即可确定。但无器官特异性,且敏感性太高,不能提供有关脏器损伤的详情,对腹膜后脏器或膈肌损伤无法诊断。在诊断有困难时,可用腹膜腔灌洗。此法是在放置灌洗管后,向腹膜腔内注入 1000mL 的生理盐水,留置 10min 后,收集流出液做检查,若发现:①红细胞>100000 个/mL;②白细胞>500 个/mL;③淀粉酶升高;④有胆汁或细菌,便可以认为腹腔内有损伤的证据。腹腔灌洗法非常灵敏,它可以发现腹腔内的轻微损伤和少量出血。

2.腹腔镜探查

近年来,随着腔镜技术的飞速发展,腹腔镜检查在腹部闭合性损伤诊断中的作用也日益体现出来,此法可以准确诊断、了解出血部位及腹腔内是否有活动性出血,且可对伤情较轻的裂伤进行处理,并清理、引流腹腔积血,避免不必要的剖腹手术,诊断价值明显高于腹腔穿刺和灌洗、CT 扫描等方法。其适应证为单纯闭合性腹外伤尚无明显休克征象者或开放性腹部损伤但腹部伤口较小者或腹腔内穿刺抽出不凝血但患者一般情况稳定、不能确定是否需要剖腹探查者或高度怀疑为肝脾损伤者。禁忌证:患者一般情况差,伴有严重的复合伤或开放性损伤,已有明显的休克征象需急救者。

五、诊断

开放性肝损伤比较容易做出诊断,闭合性肝损伤伴有严重的腹腔内出血者,诊断也比较容易。症状比较轻微或合并有严重复合外伤时，由于伤势重，病情复杂，往往不容易做出有无肝损伤的诊断。

需注意以下几点。

（1）有明确的外伤病史，特别是有右侧胸腹部损伤或体检发现有右侧胸腹壁软组织擦伤者。

（2）在钝挫伤中，发现有右下胸部肋骨骨折者，肝损伤的可能性大。

（3）腹部膨隆、压痛、反跳痛、肌紧张、肠鸣音减弱或消失、移动性浊音阳性、有明显的腹膜刺激征状者。

（4）腹腔穿刺抽出不凝血者。

（5）血压不稳定或经过积极补液血压稳定后又再次下降者。

（6）血常规：提示白细胞计数增高，红细胞计数、血红蛋白进行性下降者。

（7）B 超检查：提示肝被膜下或肝实质内血肿、腹腔积血等。

（8）X 线：提示肝体积增大，右膈肌抬高。

（9）肝脏 CT 检查：提示肝形状改变，被膜下积液或肝内密度不均匀者。

（10）选择性肝动脉造影对确诊有重要意义，但对于危重患者不能采用，对于休克不明显者，全身情况较好以及创伤后并发症有一定帮助。

六、鉴别诊断

本病应注意与脾破裂、大血管破裂以及空腔脏器破裂等鉴别。另外，有肝硬化或肝癌的患者轻度外伤即可能引起肝破裂。

（一）脾破裂

多有左侧胸腹部的外伤史，临床表现与肝破裂较为相似，但当肝破裂合并有胆管损伤时可致胆汁性腹膜炎，腹痛一般较剧烈，呈全腹持续性疼痛，且腹部压痛、反跳痛及腹肌紧张的征象也较明显，而脾破裂腹痛及腹膜刺激征都较轻，腹部 X 线片示胃右移、横结肠下移、胃大弯有锯齿形压迹（脾胃韧带内血肿所致），提示为脾破裂。另外，通过 B 超或 CT 即可明确脾破裂的位置，可资鉴别。

（二）肝周腹水

肝包膜下血肿行 CT 检查时形成的新月形或半月形的低密度或等密度区，需与腹水围绕肝周围鉴别。通过外伤病史及密度测量不难鉴别。

（三）病理性肝破裂

常见于肝硬化或肝癌的患者，多为青壮年，有肝炎病史，轻微的打击即可造成肝破裂，伤后局部症状明显，肿块迅速增大，通过 B 超及 CT 等影像学检查或实验室检查可发现肝硬化或肝癌的特征性改变而不难鉴别。

（四）腹腔内空腔脏器破裂

如胃、十二指肠的破裂，由于胃酸、胆汁和胰液有很强的化学刺激性，伤后立即出现剧痛和腹膜刺激征，查体见肝浊音界消失，腹部 X 线摄片示膈下新月形阴影，胃管引流出血性液，且诊断性腹腔穿刺抽出食物残渣,可资鉴别。

(五)大血管破裂

较常见的为外伤后腹主动脉破裂出血,其出血量大,迅速出现休克征象,死亡率极高。

七、治疗

肝裂伤的诊断明确后应争取早期手术治疗,伤员大多有内出血和出血性休克,有些还合并其他脏器损伤。术前抗休克处理很重要,可以提高伤员对麻醉和手术的耐受性。首先应建立可靠有效的输血途径,选择上腔静脉分支作为输血途径较为适宜,因有些外伤合并下腔静脉裂伤,从下肢输血可能受阻或外漏,达不到补充血容量的效果。有些严重肝外伤合并大血管破裂,出血量大,虽经积极快速大量输血仍未能使血压回升和稳定。此时应当机立断,在加紧抗休克治疗的同时进行剖腹,控制活动性出血,休克好转再做进一步手术处理。肝外伤的手术处理原则是彻底止血、清除失去活力的碎裂肝组织和安置腹腔引流以防止继发感染。止血是处理肝外伤的要害,能否有效地控制出血直接影响肝外伤的病死率。已失去活力的碎裂肝组织将坏死分解,聚积的血和胆汁都最终都会继发感染而形成腹腔脓肿。

(一)手术方式

(1)小的裂伤或深度在 3cm 以内的裂口,可间断缝合。

(2)深度超过 3cm 的裂口,彻底止血后,大网膜填塞,间断或褥式缝合。

(3)清创性肝部分切除,清创、切除失活肝组织,彻底止血后,断面覆盖大网膜,间断缝合。

(4)肝动脉结扎,应结扎肝固有动脉,同时缝合裂口或行部分切除。

(5)半肝切除,肝严重挫裂伤,累及一叶或半肝,不宜用其他方法时,可行肝叶或半肝切除,半肝切除对伤员影响较大,且需一定的条件,应慎重决定。

(6)纱布填塞,是较古老的止血方法,因有感染、继发出血等并发症,故已少用。但严重肝破裂,又因条件所限无法处理,可先以纱布填塞应急,再送有条件的医疗机构处理。

(7)肝后下腔静脉或肝大静脉损伤,常因大出血死亡。近年用下腔静脉内导管转流,阻断肝门,迅速切除右半肝,然后修补下腔静脉损伤。

(8)介入治疗,行肝动脉栓塞对肝破裂出血治疗效果也良好。

(9)肝血回输。肝破裂后腹腔内积血,如无空腔脏器破裂污染,可行肝血自体回输,一般多在伤后 6h 以内回输。但术后应加强抗感染,大量自体血回输,应使尿液碱性化,保护肾功能及注意观察和防治自体血回输的其他并发症。

(二)真性肝裂伤的处理

止血的方法很多,出血较多时可先阻断肝蒂再按外伤的具体情况选用下列一种方法。

1.单纯缝合法

适用于规则的线形肝裂伤。一般采用 4-0 号丝线或 1-0 号羊肠线穿细长的圆针做贯穿创底的“8”字形或褥式缝合。结扎时用力要轻便柔和,以防缝线切割肝组织。针眼如有渗血,可用热盐水纱布压迫止血。

2.清创术

创面大而深的肝裂伤,应先清除失去活力的肝组织,将创面的血管或胆管断端一一结扎,缩入肝组织的活动性出血点可做“8”字形缝扎止血。止血完成后，肝创面如合拢后在深部留有无效腔者不宜简单对合，可敞开，用带蒂大网膜覆盖或将网膜嵌入消除无效腔再对合，并安置引流。

3.肝动脉结扎术

按上述方法止血仍未能奏效时，可考虑结扎肝固有动脉或伤侧肝动脉分支。源于肝动脉的出血可获良好止血效果。

4.肝切除术

严重碎裂性肝损伤的出血常难以控制，可做肝切除术清除无活力的肝组织以彻底止血。一般不必按肝的解剖分区行规则性切除术。根据具体情况采用止血带、肝钳或手捏法控制出血，切除无活力的肝组织，切面上的血管和胆管分别结扎，用带蒂大网膜或邻近韧带覆盖肝切面，最后安置引流。

5.填塞止血法

当采用缝合、肝动脉结扎、热盐水纱布垫压迫等方法处理仍有较广泛渗血或出血时，伤员情况比较危急，可用大块明胶海绵、止血粉或可溶纱布等填入创面压迫止血。如仍未能满足止血，可再填入大纱条或纱布垫加压止血。术后使用预防性抗生素和止血药，待情况稳定3～5d或以后在手术室分次将纱布垫或纱条取出。填塞止血是一种应急办法，只能在各种止血措施都无效时使用，因它易继发感染引起继发性出血或胆瘘等严重并发症。

（三）肝包膜下血肿的处理

多数因裂伤的肝组织继续出血，肝包膜张力越来越大，终使包膜剥离面扩大或穿破。手术时应将包膜切开，清除积血，结扎或缝扎出血点，并缝合裂伤口，安置引流。

（四）中心型肝裂伤的处理

这种损伤的肝包膜和浅层肝实质均完好，诊断较困难。手术探查如发现肝体积增大，包膜张力增高，即应怀疑肝中心型破裂的可能。一般可借助肝穿刺抽吸，术中穿刺造影或选择性肝动脉造影等帮助诊断。证实有大的无效腔和积血应予切开清创、止血和引流。如裂伤较严重，一般结扎、缝合止血不能奏效时，应考虑大网膜填塞后缝合或部分肝切除。

（五）肝贯穿伤的处理

如非线形损伤，可用导管经入口或出口放入伤道吸引或用生理盐水冲洗，清除血块、异物和碎落的肝组织。若出血已止，伤口一般不必缝合，在进出口四周安置引流即可。如伤道内有较大无效腔和活动性出血，应切开清创、止血和引流。

（六）肝后下腔静脉段或肝静脉干损伤的处理

一般出血量大并有空气栓塞的危险，但不易诊断，且直接缝合止血极为困难。在完成上述处理后仍有较大量的出血时，应考虑下腔静脉或肝静脉损伤的可能。手术可按下列程序进行：用纱布垫填压裂伤处以控制出血，向右第7、8肋间延长切口，翻起肝并显露第二肝门，阻断肝十二指肠韧带的血流和控制，腔静脉裂口上、下方的血流，在直视下修补破裂的肝静脉干或下腔静脉，恢复被阻断的血流。

八、并发症

最常见的并发症为感染,余为胆瘘、继发性出血和急性肝、肾衰竭。

(一)感染性并发症

有肝脓肿、膈下脓肿和切口感染等。彻底清除失去活力的肝组织和污染物,妥善止血,并安置可靠有效的引流是预防感染的有效措施。一旦脓肿形成,应及时引流。

(二)肝创面汁漏

可致胆汁性腹膜炎或局限性腹腔脓肿,也是一种较严重的并发症。预防胆漏的方法是手术时细心结扎或缝扎断裂的大小胆管并安置引流管。发生胆漏后,在胆总管安置"T"形管引流,可降低胆道内压力促进愈合。

(三)继发性出血

多因创面处理不当,留有无效腔或坏死组织而继发感染,使血管溃破或结扎线脱落而再出血。出血量大时,需再次手术止血,并改善引流。

(四)急性肝肾肺功能障碍

是极为严重而又难处理的并发症,预后不佳。多继发于严重复合性肝损伤、大量失血后长时间休克、阻断向肝血流时间过长、严重腹腔感染等。因此,及时纠正休克,注重阻断向肝血流时间,正确处理肝创面,安置有效的腹腔引流,预防感染是防止这种多器官衰竭的重要措施,也是目前对多器官衰竭最好的治疗。

第二节　肝脏良性肿瘤

一、肝血管瘤

肝血管瘤是肝最常见的良性肿瘤,正常人群的发病率为0.5%～0.7%,特别是近年来随着影像学技术的迅速发展,其检出率明显增加。目前对肝血管瘤确切的病理发生机制尚未明了,可能与先天性血管发育异常及后天性内分泌影响有关。肝血管瘤多见于成年人,其临床表现及治疗方法因肿瘤的部位、大小、增长速度及肝实质受累程度不同而异。

(一)流行病学及组织学分型

肝血管瘤正常人群发病率0.5%～0.7%,可发生于任何年龄,30～70岁多见,平均47岁,男女比例1∶3。组织学上分为硬化性血管瘤、血管内皮细胞瘤、毛细血管瘤和海绵状血管瘤4型,其中以海绵状血管瘤最多见。

(二)诊断

1.临床表现

小血管瘤可无临床症状,常因其他原因进行腹部影像学检查时发现。临床上肝血管瘤多见于青年妇女,有报道妊娠期或口服避孕药者血管瘤可迅速增大而出现症状,机制不明确。当瘤体直径＞4cm 时可牵拉肝包膜或压迫胃肠道等邻近组织器官而出现上腹隐痛、餐后饱胀、恶心呕吐等症状。因肝血管瘤多在肝外包膜下自发生长，并有自发或创伤性破裂出血的可能，一旦破裂，病死率达 70％以上，因此文献中一般将直径＞4cm 的血管瘤称为巨大血管瘤。

肝血管瘤可合并血小板减少症或低纤维蛋白原血症，即 Kasabach-Merritt 综合征。这与巨大血管瘤内近期血栓形成消耗了大量的凝血因子有关，为肝血管瘤的罕见并发症，多见于儿童。婴儿肝血管瘤可出现腹部包块，较大瘤体在肝内形成动静脉瘘时，可致心回心血量增加，发生充血性心力衰竭，某些病例特别是儿童还可同时有皮肤或其他内脏器官血管瘤的存在。部分肿瘤较大的病例，可出现内分泌激素水平变化，如睾酮、肾上腺皮质激素水平升高等。

2.辅助检查

(1)X 线：由于肝血管瘤缺乏特异性的临床表现，诊断主要有赖于各种影像学检查的结果。X 线平片检查在巨大肝血管瘤时显示右膈肌抬高，消化道气体受压改变，且无特异性，当肿瘤出现钙化时应考虑肝血管瘤的可能。

(2)超声检查：超声检查简单易行并且无创，是首选的影像学方法。超声可检出直径＞2cm，甚至 1cm 以下的小血管瘤。肿瘤的图像常见有高回声型、低回声型和两者混合型。高回声型血管瘤的超声诊断符合率可高达 90％，但低回声型易误诊为原发性肝癌，总的来说超声诊断符合率可达到 54.5％～91.9％。血管瘤的典型超声表现为均质、强回声、边缘清楚及后壁声影增强的肝内占位，中心可出现小的低回声区。65％～75％的血管瘤呈现上述典型表现，其余病灶呈低回声、等回声、混合回声。高回声也非血管瘤的特异征象，同样见于少数血管丰富的肝细胞癌转移灶、腺瘤、灶性结节性增生等病灶。较大的血管瘤(直径＞5cm)者表现为内部高低混杂回声，边界不整，形状不一，此为瘤内有纤维性变、血栓形成或坏死所致。有时肝癌也可有类似图像，需做其他影像学检查加以鉴别。

(3)CT 检查：平扫肝血管瘤表现为圆形或卵圆形低密度灶，可多发或单发。绝大多数密度均匀，边界清楚，脂肪肝内血管瘤密度较高。瘤内机化较多时呈星状或裂隙状低密度，有时瘤内可显示不定形钙化。瘤体直径＞5cm 时，肝叶有明显的变形，表现膨胀性局限性突出，边缘光滑整齐。CT 增强扫描对肝血管瘤的定性有很大的帮助，尤其在与肝癌的鉴别上。肝血管瘤的 CT 增强表现为：早期病灶边缘呈高密度强化与同层之腹主动脉一致；增强区域呈进行性向心性扩展；延迟(＞5min)扫描病灶呈等密度充填，再延迟 1h 后病灶又恢复到平扫的低密度，简称为造影剂为“快进慢出”表现；肝癌 CT 增强造影为“快进快出”征象。肝转移瘤 CT 增强早期，边缘或整个病灶出现明显强化，在门静脉期造影剂基本排出，有的可有“牛眼”征，延迟扫描病灶呈低密度，很少出现等密度充填，可与肝血管瘤相鉴别。

(4)MRI 检查：MRI 对肝血管瘤具有特殊的诊断意义，且不会遗漏较小的病灶。T_1 弱信号，T_2 高强度信号，是鉴别肝癌的重要指征。T_2WI 表现为特征性的“灯泡征”样高信号，增强扫描可查及直径＞1.5cm 的血管瘤，并能提高其诊断正确率。T_2 时间的延长是成年人肝血管瘤的特征，对儿童则提示血管瘤内无血栓形成。应引起注意的是源于胃癌、肉瘤、类癌的肝内转移灶亦可呈现均匀高信号，即所谓“灯泡征”，需结合临床病史、肝血池显像、肝动脉造影和肝细针穿刺活检等加以确诊。

(5)动脉造影：肝血管瘤动脉造影是肝血管瘤最可靠的诊断方法之一。造影剂进入肝血窦后密度呈很高的染色，形似大小不等的“小棉球”或“爆米花”，瘤体巨大的则出现“树上挂果”征。动脉期很早出现，持续时间长，可达 20s 甚至更长，即“早出晚归”征。巨大血管瘤同时还显示被推移的肝动脉。

(6)放射性核素显像：核素标记红细胞肝扫描对诊断血管瘤具有高度特异性，单光子发射计算机体层扫描(SPECT)肝血流-血池显像方法对肝血管瘤的诊断有高度的特异性和敏感性，是诊断肝血管瘤的最佳方法。肝血管瘤胶体显像表现为放射性缺损区；静脉注入 ^{99m}Tc-RBC 显示放射性明显高于周围肝组织的血管瘤影像，这种过度填充的特点，即为肝血管瘤的特异指征，其他任何占位性病变均无此特点。

(三)分级

国内外学者根据肝血管瘤瘤体大小将其进行分级。Adam 将直径＞4cm 的血管瘤称为巨大的血管瘤，并称由于该类患者 80%将出现并发症，因而将其列为手术指征。亦有学者指出，三级分类法较适合临床实际情况，并可作为选择处理对策的参考标准之一，即直径＜5cm 者称小血管瘤，直径≥5cm 者称大血管瘤，直径 10cm 以上者称巨大血管瘤。

(四)治疗

肝血管瘤是否需要治疗取决于患者的临床症状和严重程度以及肿瘤的生长速度和有无恶变。一般认为肝血管瘤发展缓慢，预后良好，对于无症状者大都不需要治疗。当患者存在严重的心理压力时应考虑治疗。对有明显症状、生长迅速、肿瘤＞4cm 或不能排除肝癌者，应进行治疗。肝血管瘤常用的治疗方法有手术治疗(手术切除、血管瘤捆扎术、肝动脉结扎术)、介入治疗(肝动脉栓塞或肝栓塞＋瘤体硬化术)、激素治疗、放射治疗、射频治疗以及微波、电化学、冷冻、注射疗法等，甚或包括肝移植，治疗方法的选择应根据肿瘤的大小、部位、患者的肝功能及全身情况而定。

基于循证医学的文献及统计结果表明，手术治疗被认为是治疗肝血管瘤的首选，无论是瘤体剥除术还是肝段肝叶切除术均具有相当的疗效，但手术治疗的术中风险和肝功能损伤较大以及住院时间较长仍是其不足之处。肝动脉栓塞相对射频消融术更加安全、微创、简单易行，使其易于推广。但疗效与不良反应需更多的随机对照试验来提供更多的证据支持。

1.适应证

(1)明确诊断的血管瘤，一旦肿瘤≥5cm、增大趋势明显、位置不好(位于肝门区、胆囊旁、尾状及近肝表面等部位)、出现症状、多发以及与肝恶性肿瘤难以鉴别等任何一种情况下，均应予以积极处理。

(2)鉴于现代治疗技术的发展及疗效的进一步确定，相对于一种良性病变来说，应当积极探索发展简易有效的微创疗法。

2.常用治疗方法

(1)手术：有开腹与腹腔镜两种方法。黄志强报道血管瘤外科治疗 20 年的经验认为手术方法可沿肿瘤分界施行血管瘤补剜除术或规则性的肝叶、半肝切除术。

①开腹巨大肝血管瘤切除术：手术切口根据瘤体部位和大小采取个体化切口，多采用长的右侧肋缘下切口或“人”字形切口，对于生长肝右后叶的瘤体可采用右侧第 8 肋间的胸腹联合切口。

血管瘤瘤体与正常肝组织间有明确的界线，一般可沿此界线分离，可将肿瘤剜除；分离时注意勿切破瘤体包膜，避免难以控制的出血发生。如病程较长或曾施行过经导管肝动脉化疗栓塞(TACE)，分界线不清或伴有纤维增生、炎症、水肿，肝实质脆而易出血者，可行包含瘤体在内的规则性肝切除；可采用分侧肝门控制或分侧再加上全肝门控制，减少或避免出血。切除时一般可采用前径路，肝右叶巨大肿瘤特别是右后叶的巨大血管瘤有将肝后下腔静脉向前推移的倾向，甚至肿瘤一部分伸至下腔静脉后方将下腔静脉部分包绕，采用前径路可经过最短途径达到下腔静脉的前壁，便于对肝短静脉和肝右静脉的分离和处理。保持肝流出道通畅非常重要，对有损伤的主要肝静脉须妥善修复。创面处理要仔细妥善地止血，并放置腹腔引流管。

②腹腔镜肝血管瘤切除术：根据病变部位采用不同的体位，肝前叶和左中病变采用仰卧位，右后叶采用左侧卧位。脐部置入30°腹腔镜，其他操作孔位置选择以最有利于肝的游离和手术操作为原则，通常选择剑突下和右肋缘下做操作孔。

手术步骤包括肝的游离、血管的控制阻断、肝实质切开、肝断面的处理和标本取出等。具体步骤如下：a.显露第一肝门，以备术中出血量大而需阻断入肝血流，预计肝切除简单时可不需此操作；b.充分游离肝，用超声刀离断肝圆韧带、镰状韧带、左三角韧带、左冠状韧带，按“左规右不规”原则切除病变；c.离断肝实质，切除范围距肿瘤边缘2cm以上，电凝钩置预切线，吸引器协助吸引及显露术野，超声刀沿预切除线逐步离断肝组织，根据显露管道用可吸收夹或钛夹闭合，最后用直线切割闭合器切断肝左静脉；d.冲洗创面，用电刀或氩气刀止血，对裸露较粗脉管可吸收夹夹闭，创面覆盖止血纱布，喷洒生物蛋白胶，于肝断面放置引流管引出体外；e.切除标本置入标本袋内，卵圆钳钳夹取出。也可如开腹肝血管瘤切除术一样腹腔镜下沿瘤体边缘用Li-gaSure或超声刀逐渐切除瘤体。

③风险防范：a.出血的控制。可采用第一肝门暂时阻断减少或避免出血，每次阻断时间控制在15min以内。b.术中减少对血管的损伤，出血时及时有效地止血，术中采用超声刀或LigaSure解剖分离可减少术中失血量；沿瘤体与正常肝组织的界线分离，避免破坏包膜进入瘤体导致难以控制的大出血发生；也可采用Lapdisc辅助下肝切除术，结合手指触摸、钝性分离明确大的管道结构，先引线结扎，于结扎线间切断，减少出血。c.气体栓塞，采用超声刀止血、控制好气腹压，分离血管防止损伤等。术前行CT血管造影明确瘤体与周围血管的关系，增加术中操作的目的性，减少意外发生，进而减少出血和气体进入血管的机会。d.严格掌握手术指征，充分考虑手术的安全性、有效性和最终疗效，结合瘤体的部位、大小、患者临床表现和术中探查情况以及技术条件等综合考虑手术方式。

(2)介入治疗

①方法：采用Seldinger技术行肝动脉插管造影，先了解血管瘤的数目、大小、位置、染色特征及血供情况，再超选插管至血管瘤的供血支，将栓塞剂与血管硬化剂经肝动脉注入瘤体血窦后填充并滞留其中，达到破坏血窦内皮细胞和闭塞瘤体血窦的作用。

常用的栓塞剂有碘化油、鱼肝油酸钠、无水乙醇、平阳霉素、尿素、TH胶、明胶微粒、真丝微粒等以及多种组合应用。

此外，栓塞治疗对于需要进行外科手术的患者，术前一定范围的肿瘤栓塞对于减少术中出血也有一定的意义。

②风险防范：栓塞的严重并发症如肝坏死、纤维化、胆管坏死、胆管狭窄、肝内胆汁瘤、肝脓肿、死亡，以及严重疼痛、发热等栓塞后并发症，都与肝内胆管血供特点相关，如不适当地从肝动脉注入硬化剂后将使肝内胆管毁损、同时引起左右肝管的硬化与闭塞；此外与采用强烈的血管硬化剂作为栓塞剂、肝巨大血管瘤等也密切相关。选择适当病例、采用温和缓慢的平阳霉素碘油乳剂作为栓塞剂等可避免栓塞后严重并发症的发生。目前，经肝动脉栓塞治疗在血管瘤治疗中的应用价值尚未达成共识，应慎重实施；对于巨大肝血管瘤应视为禁忌证。

(3)其他治疗方法：如射频消融术(可经皮、经腹腔镜或经开腹等)，经皮注射疗法(采用无水乙醇、鱼肝油酸钠、平阳霉素、放射性核素等)，经皮冷冻消融及放射治疗。这些治疗中的风险防范是避免出血、远离大血管与胆管、超声监测硬化剂避免周围组织及管道内渗漏与蔓延、注入硬化剂每次剂量不宜过大等。

二、肝局灶性结节性增生

(一)概述

肝脏局灶性结节性增生(FNH)是一种少见的来源于肝细胞的良性肿瘤。因缺乏典型临床表现及影像学特征及特异血清学检查，临床确诊十分困难，尤其是与肝癌常难以鉴别。由于FNH通常没有症状及并发症，也无恶变的可能，一般情况下只需随访观察，只有在诊断不明确或者有症状时才需手术切除，因此临床医师往往对FNH认识不足，当并发严重并发症时，导致诊断及治疗不及时。

肝脏局灶性结节性增生约占所有肝脏原发肿瘤的8%，在人群中的患病率约为0.9%，多见于青年女性，单发者居多，男女之比为2.3∶1，年龄为5.5～68岁，平均35.2岁。

(二)病因

其病因尚未完全清楚，一般认为本病是因肝动脉畸形造成局部肝组织血流过度灌注，继发引起局部肝细胞的反应性增生所致，也可能与服用类固醇性药物有关。

(三)病理

2/3的FNH为单结节实体型，1/3为多结节型，直径多为1～3cm，平均4.7cm，偶可大于15cm。结节多位于肝包膜下，偶呈向肝脏表面凸出的带蒂结节，但也可位于肝实质深部，周围肝组织常无肝硬化。切面结节略呈棕黄色或灰白色，质较硬，呈不规则分叶状，以出现中央性灰白色星状或放射状纤维瘢痕为特征。

镜下病灶由增生的肝细胞性结节构成，细胞无异型性，呈1～2层肝细胞板排列，仍存在血窦内皮细胞和Kupffer细胞，无正常门管区结构，结节之间可见星状瘢痕分隔。典型的星状瘢痕由增生的纤维组织、薄壁小静脉、厚壁肝动脉、增生小胆管以及数量不等的淋巴细胞构成，为重要的诊断依据。FNH组织边缘常可见到大的或中等大小的厚壁动脉血管。CD34染色可有两种阳性形式，一种为局灶型，即仅在纤维瘢痕两端的肝组织内出现少量微血管染色；另一种为弥漫型，类似“肝细胞癌型染色”，需注意鉴别。PCNA染色显示肝细胞为弱阳性，表明其增殖活性并无异常增高。

FNH无发生恶变的报道。鉴于纤维板层型肝细胞癌有时会呈现类FNH样瘢痕，因此，对疑有 FNH 癌变的病例应首先排除纤维板层型肝细胞肝癌和高分化肝细胞肝癌的可能性。

（四）临床表现

约 75%患者无症状，常在超声或腹部手术时意外发现。有症状的患者可表现为右上腹疼痛、不适、肝肿大或右上腹包块。体检可发现肝脏位于右肋缘下或右上腹有一质硬肿块，有压痛、表面光滑，随呼吸上下移动。

（五）检查

临床上根据患者良好的健康状况，无肝炎，无肝硬化病史，结合影像学检查。典型的 FNH 通过 B 超、CT、MRI 可明确诊断，但有待于提高对此类疾病的认识，特别是当病史与影像学检查结果不一致时更应仔细鉴别，以防误诊。

1.MRI

诊断 FNH 具有特异性，典型者不难做出诊断。在 T_1 加权像上为略低信号，T_2 加权像呈略高信号或等信号，病灶中心如存在瘢痕，T_1 加权像为低信号，T_2 加权像为高信号，说明瘢痕内水含量较多。增强扫描，中央“星芒状”瘢痕可持续强化。

2.超声诊断

FNH 的声像图表现与其大小有关。3cm 以下者诊断符合率较低，超声介入细胞学检查可以弥补超声图像的不足，具有重要的诊断价值。

（六）诊断

(1)本病是较少见的肝脏良性病变，发病较肝腺瘤常见。

(2)常在腹部非特异症状影像检查时发现，50%～90%病例偶然发现。

(3)本病与服用避孕药无明显关系。

(4)发生破裂、出血、门静脉高压等并发症罕见。

(5)本病为非癌前病变。

(6)10%～20%患者为多灶性。

(7)5%～10%伴有肝血管瘤。

(8)B 超、CT、肝动脉造影有定位诊断价值。

(9)磁共振成像在病灶中心出现瘢痕为本病特征。

(10)肝放射性核素扫描可见，胶体全在中心集聚，亦为区别肝腺瘤的特征。

（七）鉴别诊断

本病还要与有可能出现同样特征的海绵状血管瘤及原发性肝癌相鉴别。海绵状血管瘤的瘢痕在 T_2 加权像上表现为低信号，而 FNH 在 T_2 加权上表现为高信号，是因为 FNH 瘢痕内含有血管、扩张的胆管和炎症细胞所致。原发性肝癌一般有肝炎史、肝硬化及 AFP 升高等症状，MRI 检查在延迟期时肿瘤包膜有强化，而 FNH 在延迟期时肿瘤包膜不强化。所以，对于本病，有时须综合分析才能提高诊断的准确性。

（八）治疗

手术切除是 FNH 的有效的首选治疗，一般认为 FNH 不发生癌变，有人主张对明确诊断为 FNH 的无症状者，可以保守治疗，严密随访。

但一般认为基于以下理由仍应积极采用手术治疗：①FNH 较少见，影像学难于定性，最后的诊断仍须病理学判断，在鉴别诊断上仍有一定的困难，误诊率较高。特别是在影像学上无法与肝脏恶性肿瘤相鉴别时，可避免延误治疗；②患者年龄较轻或肿瘤较大，在日常生活中可能引起破裂出血者；③患者有明显症状且精神负担较重者；④手术疗效肯定，术后长期随诊无复发。对于有手术禁忌或肿块巨大不适宜手术治疗的患者，可采用肝动脉栓塞，使肿块缩小，但仍须严密观察，定期随诊。

三、肝细胞腺瘤

肝细胞腺瘤为肝细胞良性增生，通常发生于正常肝脏内。肝腺瘤发生与口服避孕药关系密切。研究认为，避孕药可促进肝细胞局灶性坏死、结节增生，最后发展为肝脏腺瘤。

（一）病理

肝细胞腺瘤一般为单发结节，偶尔可为多发病灶。大部分“多发性腺瘤”或“腺瘤病”实质上是局灶性结节性增生。肝细胞腺瘤病灶呈球形，大部分直径 5～15cm，但大的可达 30cm。许多腺瘤鼓出肝脏表面，并常有大血管行走。少数肿瘤有蒂。肿瘤切面与周围的肝脏边界清楚，通常无包膜。颜色为从黄色到草绿色或棕色。肿瘤中常有坏死和出血。

镜下肝细胞腺瘤由良性肝细胞组成，排列成片状和条索状，无肝腺泡结构。肿瘤细胞与正常肝细胞大小相同或略大。胞核规则一致，核浆比例正常，几乎看不到分裂象。肝窦常常受压，内壁覆盖扁平细胞。

（二）临床表现

肝细胞腺瘤发展慢、病程长，早期可无任何症状。临床上常难与肝癌相鉴别。当肿瘤逐渐增大、压迫邻近器官时，可有明显症状，如上腹胀满不适、恶心、食欲减退或微隐痛等。肿瘤表面光滑、质硬，多无压痛。如发生瘤内出血，则可出现右上腹疼痛、贫血、黄疸和畏寒、发热、上腹痛、白细胞计数增高等。如腺瘤破裂出血，则会出现急腹症，严重者可发生休克。

（三）辅助检查

影像检查中常表现为肝占位性病变。但本病发展慢，病程长，自觉症状轻，患者全身情况好。

1.实验室检查

AFP 检查阴性。

2.影像学检查

CT、磁共振及血管造影等，可以做出初步的诊断。

（四）诊断与鉴别诊断

1.诊断

影像检查中常表现为肝占位性病变。但本病发展慢，病程长，自觉症状轻，患者全身情况好。AFP 反复检查阴性。再结合 CT、磁共振及血管造影等检查，可以做出初步的诊断。但有些病变常常需要病理检查才能确诊。

2.鉴别诊断

可与各种肝占位性病变鉴别，容易与肝癌混淆。

（五）治疗

因肝细胞腺瘤虽属良性肿痛，但有破裂出血的危险。在个别病例还有癌变可能，有的术前还难以与肝癌相鉴别，因此一旦拟诊为肝细胞腺瘤，务必尽早剖腹探查，争取手术切除。对于近第一、第二肝门者，不能将肿瘤完整切除时，也可做包膜内肿瘤切除，近期效果满意。但术后易复发。也可以对无法切除的腺瘤做肝动脉结扎术或加肝动脉栓塞术，对制止肿瘤生长或防止肿瘤破裂出血，有一定的作用。对于一些与口服避孕药有密切关系的病例，要停止服用避孕药，常可使肿瘤缩小。

第三节 肝脏恶性肿瘤

一、原发性肝癌

原发性肝癌是常见的恶性肿瘤。由于起病隐匿，早期没有症状或症状不明显，进展迅速，确诊时大多数患者已经达到局部晚期或发生远处转移，治疗困难，预后很差，如果仅采取支持对症治疗，自然生存时间很短。原发性肝癌主要包括肝细胞癌、肝内胆管细胞癌和肝细胞癌-肝内胆管细胞癌混合型等不同病理类型，在其发病机制、生物学行为、组织学形态、临床表现、治疗方法及预后等方面均有明显的不同；由于其中肝细胞癌占到90％以上，故本文所指的“肝癌”主要是指肝细胞癌。

（一）病理

1.大体分型

肝癌大体分型为

（1）巨块型：除单个巨大块型肝癌外，可由多个癌结节密集融合而成的巨大结节。其直径多在10cm以上。

（2）结节型：肝内发生多个癌结节，散布在肝右叶或左叶，结节与四周分界不甚明确。

（3）弥漫型：少见，癌结节一般甚小，弥漫分布于全肝，与增生的肝假小叶有时难以鉴别，但癌结节一般质地较硬，色灰白。

（4）小肝癌：单个癌结节直径小于3cm，癌结节数不超过2个，最大直径总和小于3cm。

2.组织学分型

（1）肝细胞癌：最常见，其癌细胞分类似正常肝细胞，但细胞大小不一，为多角，胞浆丰富，呈颗粒状，胞核深染，可见多数核分裂，细胞一般排列成索状，在癌细胞索之间有丰富的血窦，无其他间质。

（2）胆管细胞癌：为腺癌，癌细胞较小，胞浆较清晰，形成大小不一的腺腔，间质较多，血管较小。在癌细胞内无胆汁。

（3）混合型肝癌：肝细胞癌与胆管细胞癌混合存在。

（4）少见类型

①纤维板层型：癌细胞索被平行的板层排列的胶原纤维隔开，因而称为纤维板层肝癌

(FCL)。以多边嗜酸肿瘤细胞聚成团块,其周围排列着层状排列的致密纤维束为特征。FCL肉眼观察特征,绝大多数发生在左叶,常为单个,通常无肝硬化和切面呈结节状或分叶状,中央有时可见星状纤维瘢痕,这些有助于区别普通型肝细胞癌(HCC),电镜下FCL的胞浆内以充满大量线粒体为特征,这与光镜下癌细胞呈深嗜酸性颗粒相对应。有人观察到FCL有神经分泌性颗粒,提示此癌有神经内分泌源性。

②透明细胞癌:透明细胞癌肉眼所见无明显特征,在光镜下,除胞浆呈透明外,其他均与普通HCC相似,胞浆内主要成分是糖原或脂质。电镜下透明癌细胞内细胞器较普通HCC为少。透明细胞癌无特殊临床表现,预后较普通HCC略好。

3.原发性肝癌分期

(1)我国肝癌的临床分期:根据全国肝癌会议拟定的分期标准。

Ⅰ期:无明确肝癌症状和体征,又称亚临床期。

Ⅱ期:出现临床症状或体征无Ⅲ期表现者。

Ⅲ期:有明显恶病质、黄疸、腹水或远处转移之一者。

(2)国际抗癌联协(UICC)的TNM分期

①分期符号说明

T——原发性肿瘤,N局部淋巴结,M远处转移。

T_1:孤立的肿瘤;最大直径在2cm或以下;无血管浸润。

T_2 T_1:中三项条件之一不符合者。

T_3 T_1三项条件2项不符合者。

T_2 T_3:二者包括多发肿瘤但局限于一叶者。

T_4:多发肿瘤分布超过一叶或肿瘤累及门静脉或肝静脉的主要分支(为便于分期划分肝两叶之平面设于胆囊床与下腔静脉之间)。

N——局部淋巴结

N_0:无局部淋巴结转移。

N_1:局部淋巴结转移。

M——远处转移。

M_0:无远处转移

M_1:远处转移。

②分期标准

Ⅰ期:T_1,N_0,M_0。

Ⅱ期:T_1,N_0,M_0。

Ⅲ期:T_1,N_1,M_0;T_2,N_1,M_0;T_3,N_0,N_1,M_0。

ⅣA期:T_4,N_0,N_1,M_0。

ⅣB期:T_1~T_4,N_0,N_1,M_1。

(二)诊断标准

1.临床表现

在肝癌早期,多数患者没有明显的症状和体征,随着疾病进展可出现轻度肝肿大、黄疸和皮肤瘙痒等非特异性表现。中晚期肝癌，常见肝区疼痛、黄疸、肝脏肿大(质地硬，表面不平，伴有或不伴结节，血管杂音)和腹水等。如果原有肝炎、肝硬化的背景，可以发现肝掌、蜘蛛痣、红痣、腹壁静脉曲张及脾脏肿大等。

(1)在肝癌的亚临床前期，即指从病变开始至诊断亚临床肝癌之前，患者没有临床症状与体征，临床上难以发现，通常大约 10 个月时间。

(2)在肝癌亚临床期(早期)，瘤体约 3～5cm，大多数患者仍无典型症状，诊断仍较困难，多为血清 AFP 普查发现，平均 8 个月，期间少数患者可以有上腹闷胀、腹痛、乏力和食欲缺乏等慢性基础肝病的相关症状。因此，对于具备高危因素，发生上述情况者，应该警惕肝癌的可能性。

(3)在肝癌的临床期，即出现典型症状后，往往已达中、晚期肝癌，此时病情发展迅速，共约 3～6 个月，其主要表现如下。

①肝区疼痛：右上腹疼痛最常见，为本病的重要症状。常为间歇性或持续性隐痛、钝痛或胀痛，随着病情发展加剧。

②食欲减退：饭后上腹饱胀，消化不良，恶心、呕吐和腹泻等症状，因缺乏特异性，容易被忽视。

③消瘦、乏力：全身衰弱，少数晚期患者可呈现恶病质状况。

④发热：比较常见，多为持续性低热，37.5～38℃左右，也可呈不规则或间歇性、持续性或者弛张型高热。

⑤肝外转移灶症状：如肺部转移可以引起咳嗽、咯血；胸膜转移可以引起胸痛和血性胸腔积液；骨转移可以引起骨痛或病理性骨折等。

⑥晚期患者常出现黄疸、出血倾向(牙龈、鼻出血及皮下瘀斑等)、上消化道出血、肝性脑病，以及肝、肾功能衰竭等。

⑦伴癌综合征：肝癌组织本身代谢异常或癌组织对机体产生的多种影响引起的内分泌或代谢紊乱的综合征。临床表现多样且缺乏特异性，常见的有自发性低血糖症，红细胞增多症；其他有高脂血症、高钙血症、性早熟、促性腺激素分泌综合征、皮肤卟啉症、异常纤维蛋白原血症和类癌综合征等，但比较少见。

2.诊断依据

(1)病理学诊断标准：肝脏占位病灶或者肝外转移灶活检或手术切除组织标本，经病理组织学和(或)细胞学检查诊断为 HCC，此为金标准。

(2)临床诊断标准：主要取决于三大因素，即慢性肝病背景、影像学检查结果及血清 AFP 水平。结合我国的国情、既往的国内标准和临床实际，“中国原发性肝癌诊疗规范(2011 版)”要求在同时满足以下条件中的①＋②A 两项或者①＋②B＋③三项时，可以确立 HCC 的临床诊断。

①具有肝硬化以及 HBV 和(或)HCV 感染[HBV 和(或)HCV 抗原阳性]的证据。

②典型的 HCC 影像学特征：同期多行 CT 扫描和(或)动态对比增强 MRI 检查显示肝脏占位在动脉期快速不均质血管强化，而静脉期或延迟期快速洗脱。

a.如果肝脏占位直径≥2cm,CT和MRI两项影像学检查中有一项显示肝脏占位具有上述肝癌的特征,即可诊断HCC。

b.如果肝脏占位直径为1～2cm,则需要CT和MRI两项影像学检查都显示肝脏占位具有上述肝癌的特征,方可诊断HCC,以加强诊断的特异性。

③血清AFP≥400μg/l持续1个月或≥200μg/L持续2个月,并能排除其他原因引起的AFP升高,包括妊娠、生殖系胚胎源性肿瘤、活动性肝病及继发性肝癌等。

(三)治疗

1.治疗原则

亚临床肝癌治疗可给予中医中药、保肝治疗等。如发现肝癌显示,可手术或局部药物注射。

(1)Ⅰa(肿瘤直径<3cm):以手术切除为主,有严重肝硬化,可在B超引导下无水乙醇瘤内注射或射频消融术。术后应予中药或免疫药物、化疗药物。

(2)Ⅰb、Ⅱa:以手术切除为首选。如肝功能异常,可先用中药或西药保肝治疗后,等肝功能恢复,再考虑手术。手术切除后,如切缘有残癌,应考虑术后的放射治疗或动脉内化疗;血管内有瘤栓者,术后可用中药、免疫治疗,亦可考虑肝动脉内化疗、全身化疗。如术后切缘阴性、门静脉内未见瘤栓者,术后采用中药或生物治疗法等以提高远期疗效。

(3)Ⅱb:争取做根治性切除,如术前估计无法切除,亦可进行肝动脉栓塞化疗术(TAE)、局部放射治疗、生物治疗或中药治疗,等肿瘤缩小后再争取手术切除。对手术难度较大或不能手术、肝功能正常、肝硬化不严重者,均可采用放射治疗。放疗过程中,同时服用中药或瘤内注射无水乙醇,亦可进行TAE。直径在13cm以上者,可考虑先行介入治疗,予动脉内注射化疗药物或栓塞,待肝癌缩小后再行放射治疗,并同时可用中药。由于介入治疗维持有效时间较短,远期疗效不高。在介入治疗后,如肝癌缩小,应结合手术切除或放射治疗,以提高远期疗效。如肝癌呈多发,亦可考虑放射治疗或介入治疗结合放射治疗。肝癌病灶呈弥漫型,可考虑全身化学药物治疗。如雌激素受体阳性,亦可考虑用他莫昔芬治疗或应用生物治疗及中药治疗。如肝癌病灶弥漫、肝硬化严重者,可以中医中药治疗为主,亦可采用生物治疗。

(4)Ⅲa、Ⅲb:肝癌伴腹水者,可先予中药或西药利尿剂治疗。如腹水消退,根据肝内肿瘤情况,仍可按上法治疗。如为血性腹水,则不易消退;门静脉或肝静脉有瘤栓者,予中、西药利尿不易见效。如肝癌结节破裂出血,予止血处理。肝癌伴黄疸者,如系肝门区有肿块压迫所致阻塞性黄疸,可采用局部放射治疗或局部瘤内注射或介入治疗或内支架或外引流;如系非阻塞性黄疸,可予中药治疗、保肝治疗。肝癌有肺转移者,如肝癌原发灶已控制、单个肺转移灶,可考虑切除或局部放射治疗。如系多个转移灶或弥漫两肺者,可考虑放射治疗(全肺野照射)或化疗药物、生物治疗。如肝癌原发灶未治疗或治疗未见控制,转移灶为单个或较为局限,亦可考虑放疗。如全肺弥漫转移者,则可采用生物治疗或化疗药物、中药治疗。晚期肝癌骨转移,如转移灶为单个或几个,可采用放射治疗。如骨转移广泛,可予化疗药物、生物治疗或放射性核素治疗,亦可予氯膦酸二钠(骨膦)、帕米膦酸钠(阿可达)等治疗。对门静脉、肝静脉、下腔静脉有瘤栓者,可试用肝动脉灌注化疗,一般不采用肝动脉栓塞,可用生物治疗或中药治疗。

2.外科手术治疗

肝切除是目前治疗肝癌的首选方法，任何其他方法都无法达到与手术相当的效果，文献报道术后总体5年生存率多在30％～40％，微小肝癌切除术后5年生存率可达90％左右，小肝癌为75％左右。

（1）切除术式及选择：肝切除术式的选择应根据患者全身情况、肝硬化程度及肿瘤大小、数目、部位和血管浸润状况而定，以提高切除率和生存率、降低手术死亡率。目前，对肝癌的手术适应证是：

①患者一般情况：a.较好，无明显心、肺、肾等重要脏器器质性病变；b.肝功正常或已有轻度损害，按肝功能分级属A级或B级经短期保肝治疗可恢复至A级；c.肝外无广泛转移性肿瘤。

②下述情况可行根治性肝切除：a.单发微小肝癌；b.单发小肝癌；c.单发向肝外生长的大肝癌和巨大肝癌，表面较光滑，周围边界较清楚，受肿瘤破坏的肝组织小于30％；④多发肿瘤，但肿瘤结节小于3个，且局限于肝的一段或一叶内。

③下述情况可行姑息性肝切除：a.3～5个多发肿瘤，局限于相邻2～3个肝段或半肝内，影像学显示无瘤肝组织明显代偿性增大，达全肝的50％以上；如肿瘤分散，可分别做局限性切除；b.左半肝或右半肝的大肝癌或巨大肝癌，边界较清楚，第一、二肝门未受侵犯，影像学显示无瘤肝组织明显代偿性增大，达全肝的50％以上；c.位于肝中央区（肝中叶或Ⅳ、Ⅴ、Ⅵ、Ⅶ段）的大肝癌，无瘤肝组织明显代偿性增大，达全肝的50％以上；d.Ⅰ或Ⅷ段的大肝癌或巨大肝癌；e.肝门部有淋巴结转移者，如原发肿瘤可以切除，应行肿瘤切除，同时行肝门部淋巴结清扫；淋巴结难以清扫者，术后行放射治疗；f.周围脏器（结肠、胃、膈肌、右侧肾上腺等）受侵犯，如原发肿瘤可以切除，应连同受侵脏器一并切除；远处脏器单发转移肿瘤（如单发肺转移），可同时行原发肝癌切除和转移瘤切除术。

④肝癌合并胆管瘤栓、门静脉瘤栓和（或）腔静脉瘤栓时，如瘤栓形成时间不长，患者一般情况允许，原发肿瘤较局限，应积极手术。切除肿瘤，取出瘤栓。

⑤伴有脾功能亢进和食管胃底静脉曲张者，切除肿瘤同时行脾切除及断流术。

⑥对不能切除的肝癌的外科治疗：可根据具体情况，术中采用肝动脉结扎，肝动脉化疗栓塞、射频、冷冻、激光、微波等治疗。

⑦根治性切除术后复发肝癌的再手术治疗：对根治性切除术后患者进行随访，监测AFP水平及B超等影像学，早期发现复发，如一般情况好，肝功正常，病灶局限允许切除，可行二次手术甚至多次手术。

⑧肝癌破裂出血的患者，可行肝动脉结扎或动脉栓塞术，也可行射频或冷冻治疗，情况差者仅行填塞止血。如全身情况较好，病变局限，可行急诊肝叶切除术，对于出血量较少，生命体征平稳者，可行保守治疗。

需要指出，在临床工作中应当根据患者实际情况，采用个体化治疗，选择最佳治疗方案。

（2）肝移植术：目前认为，肝移植如用以治疗小肝癌特别是伴有肝硬化者，疗效较好，优于根治性切除术。理想的病例选择是提高肝癌患者肝移植术后生存率的关键。目前主要参照以下标准：

①米兰标准:a.单一结节直径≤5cm;b.多结节直径≤3 个,每个直径≤3cm;c.无大血管浸润及远处转移。

②UCSF 标准:单一癌灶直径≤6.5cm;多癌灶直径≤3 个,每个直径≤4.5cm,累计癌灶≤8cm;无大血管浸润及肝外转移。

③杭州标准:肿瘤无大血管浸润及肝外转移;所有肿瘤结节直径之和≤8cm;或所有肿瘤结节直径之和大于 8cm,但是满足术前 AFP 水平小于 400ng/mL,且组织分化级为高中分化。一般认为,肿瘤直径<5cm、单发结节、局部淋巴结无肿大、无血管受侵、肿瘤有假包膜、非侵袭性生长、病理分化程度好、组织切缘阴性、轻度或没有合并肝硬化、没有合并乙肝病毒感染等,这些患者肝移植后疗效较好。

(3)二期切除

(1)患者选择:右叶或肝门区单个大肝癌,包膜完整,因伴有肝硬化特别是小结节性肝硬化而不能切除者;右叶大肝癌伴卫星结节,但仍局限于右肝者;主瘤在右叶而左叶有 1~2 个小的可切除结节者。

(2)二期切除指征:肿瘤直径缩小至原先的 50%以上,对 AFP 阳性肝癌而言,肿瘤缩小应伴 AFP 显著下降。白/球蛋白比例恢复正常。综合治疗后不良反应消失,患者体重上升。各种影像学检查提示技术上有切除可能。

3.肝动脉介入化疗栓塞

治疗前提:肝癌诊断应该以病理学诊断为标准,因此,需要取得细胞学或组织学诊断。如果因为解剖学因素难以取得病理证据,可以采用 2001 年 9 月中国抗癌协会肝癌专业委员会通过的"原发性肝癌的临床诊断标准"。

(1)肝动脉化疗(HAI)适应证

①已失去手术机会。

②肝功能分级 Child C 或难以超选择性插管者。

③肝癌手术后复发或术后预防肝动脉灌注化疗。

(2)HAI 禁忌证:对于全身情况衰竭、肝功能严重障碍、大量腹水、严重黄疸及严重骨髓抑制者应禁用。

(3)肝动脉栓塞(HAE)适应证

①肝肿瘤切除术前应用可使肿瘤缩小,有利于切除,同时能明确病灶数目,控制转移。

②不能手术切除的中晚期肝癌,无肝、肾功能严重障碍、无门静脉主干完全阻塞、肿瘤占据率<70%。

③小肝癌。

④外科手术失败或切除术后复发者。

⑤控制疼痛、出血及动静脉瘘。

⑥肝癌切除术后的预防性肝动脉栓塞术。

(4)HAE 禁忌证

①大量腹水或重度肝硬化,肝功能属 Chilcl C 级。

②门静脉主干完全梗阻,侧支血管形成少者。

③感染,如肝脓肿。

④癌肿占全肝70%以上者(若肝功能基本正常,可采用少量碘油分次栓塞)。

⑤严重骨髓抑制。

⑥全身已发生广泛转移者。

⑦全身情况衰竭者。

(5)肝动脉化疗栓塞术操作程序:采用Seldinger方法,经股动脉穿刺插管,导管置于肝总动脉造影,对比剂总量为30～40mL,流量为4～6mL/s。图像采集应包括动脉期、实质期及静脉期。若发现肝脏某区域血管稀少或缺乏,则需要探查其他血管(此时常需行选择性肠系膜上动脉造影),以发现异位起源的肝动脉或侧支供养血管。在仔细分析造影片表现,明确肿瘤的部位、大小、数目及供血动脉后,超选择插管至肝固有动脉或肝右、左动脉支给予灌注化疗。用生理盐水将化疗药物稀释至150～200mL,缓慢注入靶血管。化疗药物灌注时间不应少于15～20min。然后注入碘油乳剂和(或)明胶海绵栓塞。提倡用超液化乙碘油与化学药物充分混合成乳剂,经导管缓慢注入。碘油用量应根据肿瘤的大小、血供情况、肿瘤供血动脉的多寡灵活掌握,透视下依据肿瘤区碘油沉积是否浓密、瘤周是否已出现少许门静脉小分支影为界限,通常为10～20mL,一般不超过30mL。碘油如有反流或滞留在血管内,应停止注射。如有肝动脉-门静脉瘘和(或)肝动脉-肝静脉瘘,可先用明胶海绵或不锈钢圈阻塞瘘口,再注入碘油或将适量明胶海绵颗粒和(或)少量无水乙醇与碘化油混合,然后缓慢注入。

(6)肝癌TAE治疗原则

①先用末梢类栓塞剂行周围性栓塞,再行中央性栓塞。

②碘油用量应充足,尤其是在首次栓塞时。

③不要将肝固有动脉完全闭塞,以便于再次TAE,但肝动脉-门静脉瘘明显者例外。

④如有两支或两支以上动脉供应肝肿瘤,应将每支动脉逐一栓塞,以使肿瘤去血管化。

⑤肝动脉-门静脉瘘较小者,仍有碘油栓塞,但应慎重。

⑥尽量避免栓塞剂进入非靶器官。栓塞后再次肝动脉造影,了解肝动脉栓塞情况,满意后拔管。穿刺点压迫止血10～15min,局部加压包扎。介入术后穿刺侧肢体需制动,卧床8～12h,观察生命体征、穿刺点有无出血和双下肢足背动脉搏动情况。

(7)肝癌动脉用药原则

①铂类药:顺铂(DDP)、卡铂(CBP)、奥沙利铂(L-OHP)。

②抗生素类:丝裂霉素(MMC)、阿霉素(ADM)、表阿霉素(EPI-ADM)。

③中药类:康莱特、华蟾素、榄香烯、鸦胆子。

④基因类药:p53基因治疗药物(今又生)。

⑤免疫制剂:干扰素(IFN)、白介素-2(IL-2)、肿瘤坏死因子(TNF)。

(8)肝癌介入治疗注意事项

①栓塞时应始终在透视下监视,若碘油在血管内流动很慢,应暂停注入,缓慢推注肝素生理盐水冲洗,待血管内碘油消失后再注入碘油。若注入肝素生理盐水仍不能使碘油前行时,应将血管内碘油回抽入注射器内。切忌强行注射,以免误栓非靶部位。

②在注入碘油的过程中,患者可有不同程度肝区闷痛、上腹疼痛等症状,经导管注入2%

利多卡因溶液可以缓解，一般总量为100～500mg。少数患者可出现心率变慢(＜50次/min)、胸闷，甚至血压下降，此时应停止操作，并及时给予患者吸氧，经静脉注入地塞米松10mg、阿托品0.5～1.0mg，持续静脉滴注多巴胺60～100mg。待心率、血压恢复正常后，再酌情处理。

③对于高龄肝癌患者(＞65岁)或肝硬化较重患者，但不伴门静脉主干或大支瘤栓、肝功能指标正常或轻度异常、无或少量腹水者，可超选择插管于肿瘤供养动脉，给予单纯化疗性栓塞[如MMC10mg、表柔比星(EADM)40～60mg，与超液化乙碘油5～15mL混悬成乳剂]，然后再使用2～3条短明胶海绵栓塞。若伴有门静脉主干或大支瘤栓，碘油乳剂和明胶海绵的使用均应慎重。

④寻找侧支血管进行肝癌的栓塞治疗。多次肝动脉栓塞后，肝癌的原有动脉血供减少或消失，必然会建立侧支循环。如临床上发现局部肝脏动脉血管缺乏、稀少或肿瘤内碘油沉积呈偏向性时应考虑有侧支循环形成可能，需探查其他血管。

(9)肝癌的相关介入治疗方法

①肝段性栓塞疗法：采用微导管超选择至供养肿瘤的肝段动脉支，行肝段化疗性栓塞，可使肿瘤的栓塞更为彻底，肝功能不受损害或损害很轻，疗效明显提高，不良反应大大减低。肝段性栓塞的理论基础是正常肝动脉与门静脉之间存在着吻合支，如胆管周围动脉丛、门脉的营养血管、肝表部位的动、门脉直接交通，在正常情况下不太开放，当肝动脉压异常增高或门静脉高压时，这些吻合支可开放。另外，在肝癌患者中，肝动脉、门静脉瘘的发生率为63.2%。肝段性栓塞时注入过量碘油乳剂，可同时栓塞肝肿瘤的动脉血供、微血管及瘤周的门静脉小分支，达到肝动脉、门静脉联合栓塞的目的，使肿瘤灶坏死更彻底。手术切除的标本显示主瘤及瘤周的微小病灶均完全坏死，因此，应推广应用肝段性栓塞疗法。

②暂时性阻断肝静脉，行肝动脉化疗栓塞术：由于肝静脉的暂时阻断，窦状隙内压力增高，致使肝动脉与门静脉间的吻合支开放，化疗药物进入门静脉分支，使肿瘤浸浴在高浓度化疗药物中达到双重化疗的目的。随后行碘油乳剂栓塞，则达到了肝动脉-门静脉联合栓塞目的，可明显提高疗效。行肝静脉阻断时，应注意球囊导管需放置在肿瘤所在叶、段的引流静脉，如肝右静脉、肝中静脉、肝左静脉。另外，阻断肝静脉的时间以30～40min为限。

③经肝动脉注入无水乙醇、碘油乳剂混合物及TAE后加用无水乙醇注射治疗肝癌：超选择插管至肝段动脉，经导管灌注无水乙醇与碘油乳剂的混合物，比例为1∶2或1∶3。对于肝动脉化疗栓塞(TACE)后肝肿瘤内碘油沉积欠佳者，可在1周后B超导引下直接向瘤体内注射无水乙醇，以弥补TACE的不足。

④肝肿瘤缩小后二期切除。大肝癌经介入治疗后缩小，多数学者主张Ⅱ期外科手术切除，但应严格掌握手术适应证。有以下情况者不宜行Ⅱ期外科手术切除：肝动脉造影及CT片除显示主瘤灶之外，还有数个子结节且难以切除者；瘤体直径＞5cm，仅能做姑息性手术切除者；门静脉主干或大分支或肝静脉大支内有瘤栓者；已有肝外转移者；严重肝硬化者。

⑤肝肿瘤术后的预防性介入治疗：肝癌切除术后40d左右行首次肝动脉插管，若肝动脉造影未发现复发灶，先行化疗，再注入5～6mL碘油，2～3周后行CT复查，以期达到早期发现和治疗小的复发灶。若无复发灶，则分别间隔3个月和6个月行第2、3次肝动脉预防性灌注化疗。

4.肝癌放射治疗

(1)适应证:下列情形的肝癌经放射治疗后,有可能达到癌灶控制并完全缓解(CR),甲胎蛋白降至正常,全身情况好转,有较长的生存期:全身情况良好,Kamofsky 评分 70 以上;肝内癌灶单个直径在 8cm 以下;或癌灶局限于一叶,总体积占肝脏体积 50%以下;无明显瘤栓存在;肝功能分级 Child A。下列情形的肝癌经放射治疗后具有一定的姑息价值,包括肝内癌灶得到一定的控制,达到部分缓解(PR)、稳定(S)的情况;改善症状,如肝区疼痛、胀满等;门静脉内瘤栓得到一定的控制;对远处转移的治疗为控制转移灶或改善症状;其他治疗后肝内残存或复发癌灶的姑息价值,可作为放射治疗的相对指征:肝内癌灶直径大于 8cm 或多个癌灶占肝脏总体积 50%以上;门静脉总干或其左、右分支有瘤栓,针对瘤栓做放射治疗;肝门区附近癌肿,伴有阻塞性黄疸存在,可试行肝门区放疗以缓解症状;不论原发灶有否控制,而存在肺、骨、淋巴结转移或已有脊髓受压症状时,可采用放疗缓解症状;手术后或介入治疗后癌灶残存未控制或有肝内播散,一般情况好。

(2)禁忌证

①全身情况差,出现恶病质。

②重度肝硬化,肝脏功能严重受损,白蛋白<30g/L,PT、APTT 明显延长。

③炎症性肝癌,病情凶险,进展迅速,短期内可能死亡者。

④黄疸严重,并发肝昏迷、上消化道出血、肝肾综合征等。

⑤肿瘤巨大,伴有大量腹水和腹腔及远处转移者。

⑥伴有全身严重感染及其他严重疾病者。

(3)适形放疗技术:又称三维立体放射治疗(3-Dtherapy)。该技术使高剂量区(即治疗区)剂量分布的形状在立体方向上与肿瘤的实际形状一致。立体放射治疗作为一项照射技术受到极大的欢迎。它对肿瘤组织起到“手术刀”式的效果,最大限度地保护了肿瘤组织周围的正常组织和重要器官。该疗法已成为放射治疗肝癌的主流。

放射剂量和放射分割,局限野照射,2～3Gy/(每野·每次),肿瘤总量 2.5Gy 以上。照射野面积愈小,给予放射总量则可愈高,高者可达 60Gy。一般每周照射 5d,每天照射 1 次。

5.生物及免疫治疗

(1)IL-2:生理盐水 250mL+IL-2 20 万～60 万 U 每日静脉滴注;4 周为一疗程,休息 2～4 周后重复。

(2)胸腺肽:生理盐水 250mL+胸腺肽 40～200mg 每日静脉滴注;4 周为一疗程,休息 2～4 周后重复。

(3)α-干扰素:100 万～300 万 U/肌内注射,隔日一次或每周两次;4 周为一疗程,休息 2～4 周后重复。

(4)其他:常用的有卡介苗、小棒状杆菌、左旋咪唑、瘤苗、转移因子、免疫核糖核酸、淋巴因子激活的杀伤细胞等,疗效尚不确切。

6.其他局部治疗

(1)集束电极射频治疗。

(2)冷冻治疗:采用－196℃液氮冷冻固化。

(3)局部无水乙醇注射疗法

在B超引导下经皮穿刺注射无水乙醇,适用于肿瘤体积较小而又不能或不愿手术者。一般需重复数次。

(4)瘤体内p53腺病毒注射液治疗。

二、转移性肝癌

肝转移癌在临床上极为常见,在西方国家,肝转移癌和原发性肝癌的比例约为20∶1,在我国,两者发生概率相近。

(一)病理生理

转移途径分3种:①经门静脉:为肝内转移的最主要途径,是其他途径引起肝转移的7倍;以来源于胃肠道原发癌最为多见。②经肝动脉:肺癌和肺内形成的瘤栓,可进入体循环,经肝动脉血流于肝内形成转移。③经淋巴道:此路径少见,胆囊癌可沿胆囊窝淋巴管扩展至肝内。肝转移结节通常位于肝表面,大小不等。结节中央因坏死可出现脐样凹陷。除结节型外,肝转移瘤偶尔也可表现为弥漫浸润型。多数转移瘤为少血供肿瘤,有4%~7%为富血供,多见于绒毛膜上皮癌、肉瘤、恶性胰岛细胞瘤、肾癌、乳腺癌、类癌等。钙化可见于结直肠癌、卵巢、乳腺、肺等,尤其以结直肠黏液腺癌为著。

消化道恶性肿瘤是肝转移癌最常见的原发病灶,而其中又以结直肠癌最为多见。结直肠癌肝转移最常发生于原发灶切除后的2年内,通常没有症状;少数患者可有上腹隐痛。尽管有淋巴结转移的患者更易出现肝转移,但各个期别的结直肠癌均可发生肝转移,在经手术切除的结直肠癌病例中40%~50%最终出现肝转移。在新发的结直肠癌病例中20%~25%存在肝转移。

(二)诊断

诊断肝转移涉及许多辅助检查,包括实验室检查、影像学检查甚至腹腔镜。实验室检查主要用于随访监测以及与原发肝癌进行鉴别,同时评估患者的肝功能水平以及储备情况。在许多结直肠癌患者的随访中连续检测其癌胚抗原(CEA)水平可有效检测肿瘤复发。

转移性肝癌的确认主要依赖于影像学检查,超声、CT以及MRI都能提供较为可靠的信息。典型病例病灶常多发,CT表现为平扫低密度,MR表现为长T_1、长T_2信号,增强扫描时动脉期出现环形强化,门脉期强化范围无扩大。部分病灶可出现牛眼征,即病灶中央低密度坏死区周围伴环状强化,环外另见一圈低密度。病理上,环状强化为肿瘤组织,外为受压的肝细胞和肝窦。

拟诊为转移性肝癌后,还需要其他的相关检查如消化道内镜、胸部CT或者正电子发射断层成像(PET)来寻找原发病灶以及确认其他部位有无出现转移,为下一步治疗提供依据。

(三)治疗

一般认为当发生肝转移时病情已属晚期,多采用以化疗为主的综合治疗方式。但对于结直肠肝转移,手术是目前唯一有效的治愈手段。国外大宗病例报道治愈性肝切除术的手术病死率为1%~2.8%,术后5年生存率为34%~38%,但有10%~25%结直肠癌肝转移患者确诊时适于手术切除。

目前大多数研究表明，无论是同时性或异时性结直肠癌肝转移，若转移灶可切除，首选手术治疗。2006 年 8 月英国《结直肠癌肝转移治疗指南》对结肠、直肠癌肝转移的肝切除提出了以下几点意见。

(1)对于可切除的病例，肝切除的目的是切除所有肉眼可见的病灶，切缘干净并且保留足够功能的肝。

(2)在结直肠癌根治性切除后，肝单发、多发和累及双叶转移的患者是肝切除的合适人选。

(3)是否能够达到切缘干净(或切除)取决于放射科医师和外科医师。

(4)外科医师应当决定可接受的肝保留量，大概是至少 1/3 的肝或相当于两个肝段。

(5)肝外科医师和麻醉科医师应当对患者是否适合手术做出决定。

(6)如果认为患者不适合手术，则应考虑射频消融治疗。

(7)合并肝外疾病的患者在如下情况应考虑肝切除。可切除或可射频消融治疗的肺转移；可切除或可射频消融治疗的单发肝外病变如脾脏、肾上腺或局部复发病灶；肝转移灶局部直接侵犯周围组织如侵犯横膈或肾上腺，但病灶可以切除。

(8)肝切除禁忌证应当包括无法控制的肝外病变，如原发病灶不能切除、广泛的肺转移、局部区域的复发、腹膜受累、广泛的淋巴结转移(如后腹膜淋巴结、纵隔淋巴结或肝门淋巴结转移)和骨或神经系统转移。

(9)不能肯定肝转移灶能否切除，当不能肯定结直肠癌肝转移转移灶是否能切除或进行射频消融治疗时，应当交给肝胆外科进行讨论后决定。这类患者可以通过门静脉栓塞或两步法肝切除以保留更多的肝功能，以及通过联合手术和射频消融来获得切除的可能。

而对于肝转移灶无法切除的患者，其中一部分可通过包含分子靶向治疗在内的新辅助化疗转为可切除；而另一部分仍然不可切除的患者则宜采用包括全身静脉化疗、介入治疗以及肝转移灶的局部治疗(射频消融、激光消融、无水乙醇注射和冷冻切除术)在内的多种方式进行姑息治疗。

第五章 骨与骨关节疾病

第一节 上肢损伤

一、骨折治疗的原则

(一)骨折概述

1.软组织

(1)闭合性骨折:骨折未与外界相通。软组织损伤由轻到重(如压榨伤)。闭合性软组织损伤通常按照 Tscherne 法分级。

①0 级损伤:为轻微的软组织损伤。

②1 级损伤:为覆盖骨折部位的软组织表浅擦伤或挫伤。

③2 级损伤:为明显的肌肉挫伤或带有沾染的皮肤挫伤或两者兼而有之。骨创伤在此种损伤中表现得往往较为严重。

④3 级损伤:为严重的软组织损伤,常伴有严重的脱套、碾压、骨筋膜隔室综合征或血管损伤。

(2)开放性骨折:骨折与外界相通。软组织受损伤的程度与创伤过程中肢体所遭受的能量大小有关。

①分型:开放性骨折通常按照 Gustilo 分型系统加以描述。

a.Ⅰ型开放性骨折:指的是清洁伤口长度<1cm,肌肉损伤小,无明显的骨膜剥脱。

b.Ⅱ型开放性骨折:指的是伤口长度>1cm,没有明显的软组织损伤、皮瓣形成或撕脱伤。

c.Ⅲ型开放性骨折:具有更大的伤口,皮肤、肌肉、骨膜及骨具有更广泛的创伤,枪击伤和农场损伤属于此类骨折中的特殊类别。

d.Ⅲa 型损伤:污染范围广和(或)存在深层软组织的损伤,但具有足够的覆盖骨与神经血管结构的软组织,无须肌肉的转位。

e.Ⅲb 型损伤:具有广泛的软组织损伤,需经旋转的或游离的肌肉转移才能取得骨和神经血管结构的覆盖。通常该型损伤存在广泛的污染。

f.Ⅲc 型损伤:为开放性骨折伴有血管的损伤,需要人工修复。

通常,在急诊室对Ⅰ型、Ⅱ型开放性骨折进行初次的体格检查时便会发现其往往具有明显的骨膜剥脱和肌肉损伤,在连续的清创后需要进行肌肉的转移覆盖。因此,Gustilo 分型似乎有随着时间推进而逐渐严重的趋势。

②开放性骨折的抗生素使用：对开放性骨折患者，应预防性使用抗生素 48～72h（对于清洁伤口只需使用 24h）。对需要进行连续多次清创的患者，绝大多数骨科医师继续在最后一次清创术后连续使用 48h。抗生素的使用原则应按照开放性骨折的严重程度（按 Gustilo 分型）。

a.Gustilo Ⅰ型：第一、第二代头孢菌素（最常用，如头孢唑林）。

b.Gustilo Ⅱ型：第一、第二代头孢菌素（最常用，如头孢唑林）。

c.Gustilo Ⅲa 型：第一、第二代头孢菌素＋氨基糖苷类抗生素。

d.Gustilo Ⅲb 和Ⅲc 型：第一、第二代头孢菌素加氨基糖苷类抗生素＋青霉素类[对于开放性浸泡（如沼泽地）]损伤的应额外使用第三代头孢菌素。

③破伤风的预防

④创伤性截肢：在再植过程中的结构性重建，所推荐的顺序依次是骨折稳定、动脉修复、静脉修复、神经修复及肌肉的缝合。

（3）软组织损伤

①概述：伤口的愈合需要氧合作用，启动细胞机制，清洁的无污染和坏死组织的伤口。愈合分为 4 个时相。

a.凝血期（以分钟计）。

b.炎症期（以小时计）。

c.肉芽组织期（以天计）。

d.瘢痕组织形成期（以周计）。

②特定组织

a.骨骼肌：典型的肌肉损伤愈合方式是密集的瘢痕愈合。对骨骼肌完全撕裂经外科修复后通常只有肌纤维远端的极少再生，在撕裂端形成瘢痕，约能恢复 50%的肌肉强度。

b.肌腱：由平行排列成簇的成纤维细胞构成。共分两种类型。

腱旁组织：有背覆的肌腱（血管化的肌腱）——多条血管供给构成丰富的毛细血管血供。

带鞘的肌腱：一根肌腱只携有一条血管，供给肌腱的一个节段；无血管区通过血管化节段的弥散来吸收营养。因为血管供给方式的不同，覆盖腱旁组织的肌腱愈合较之带鞘肌腱更好。

创伤后肌腱愈合的启动借由腱鞘来源的成纤维细胞及巨噬细胞，后者启动愈合、重建过程。肌腱修复后第 7～10d 时强度最弱；在第 21～28d 时重获初始的大部分强度，6 个月后获得最大强度。

c.韧带：韧带的超细微结构与肌腱组织相似。不过，它们的纤维更多变，弹性蛋白含量也更高。与肌腱不同，韧带具有“同一的微血管化”模式，在长入点接受血供。韧带的愈合得益于关节的正常压力和张力。韧带的早期愈合由Ⅲ型胶原参与，随后转化为Ⅰ型胶原。无论是未损伤的还是已修复的韧带，制动都将降低韧带的强度（弹性模量减低）。普遍认可的韧带断裂机制是贯穿分布于韧带体部的胶原纤维束相继断裂，而不是局部特定位置的断裂。韧带不会出现塑性变形（它们“宁折不屈”）。韧带实质的撕裂伤常见于成人，儿童多出现韧带撕脱伤，典型的韧带撕脱发生在未矿化和矿化的纤维软骨层之间。

③骨折相关的软组织损伤的治疗

a.软组织损伤治疗分期：软组织损伤患者的治疗需经历 3 个不同时期。急性期包括伤口的冲洗、清创、骨骼的重建及关节运动范围的恢复。重建期用来处理创伤带来的后遗症(延迟愈合、不愈合、畸形、感染)。康复期致力于患者心理、社会和职业的回归。

b.急性期治疗的总则

评估软组织损伤区域：软组织损伤区域往往比骨折本身损伤的范围大得多。

评估相关的血管损伤(肢体活力)。

评估神经损伤。

在手术室应使用大量等张液体进行脉冲冲洗，除去坏死组织及异物。

小心仔细地清创，将所有的异物及坏死组织从伤口内清除干净。每 24～48h 即进行一次，直至伤口能够闭合或能够形成覆盖。

使用手术刀对开放性伤口进行适当延长，使之能够充分显露深部组织，进行有效的评估和清创。

游离的骨断端应被回纳到伤口内；小的、失活的骨皮质可予以剔除。检查并清理骨髓腔。

c.伤口闭合或覆盖的类型

一期闭合。

延期闭合。

二期愈合。

中厚皮片移植。

随意皮瓣，如邻指皮瓣。

带血管蒂皮瓣，如腓肠肌皮瓣。

游离皮瓣：可以是筋膜皮瓣或肌皮瓣。

d.伤口闭合或覆盖的时机：早期的伤口闭合或覆盖(3～5d)可取得满意的治疗效果。

2.骨

(1)解剖定位：涉及的骨名称。

(2)局部定位

①骨干。

②干骺端。

③骨骺。

a.关节外。

b.关节内。

④骺板(骨质不成熟的个体)。

(3)骨折线方向

①横行：张力是导致横行骨折的载荷模式。

②斜行：压力是导致斜行骨折的载荷模式。

③螺旋形：扭力是导致螺旋形骨折的载荷模式。

(4)骨折的情况

①粉碎性骨折:存在3个或3个以上骨块的骨折。粉碎性骨折通常都源于高能量损伤。

②病理性骨折:骨折线通过此前因罹患疾病骨质变差的区域发生的骨折,包括原发骨肿瘤、骨转移瘤、骨的感染、骨质疏松、代谢性骨病及其他。

③不全骨折:没有断裂成单独的骨块。

④节段骨折:存在远、中、近端骨折块的骨折。中间段骨块的血供常受到影响。这种骨折为典型的高能量损伤,伴有软组织(肌肉及骨膜)从骨上的剥脱,出现骨愈合方面的问题(骨延迟愈合或不愈合)。

⑤骨折伴骨缺损:在开放性骨折时骨块遗留在创伤现场(开放性高能量损伤);或因为创伤导致失活,需要清除;或是严重的粉碎性骨折,骨折块太碎,以至于出现临床意义上的骨节段的"缺损"。

⑥骨折伴蝶形骨块:与节段骨折相似,但蝶形骨折块没有累及骨的整个横截面。导致这一骨折的损伤机制是折弯暴力。

⑦应力骨折:骨折由反复的载荷引起,比如在新兵(整日行军)和芭蕾舞演员中常易发生。绝经后的跑步者中也容易发生应力骨折。常发生应力骨折的部位包括跖骨、跟骨、胫骨(其他部位亦可以发生)。

⑧撕脱骨折:因为肌腱或韧带受到牵拉,导致其在骨的止点发生骨折:应注意与籽骨(手、足等部位)相区分。也不要与未融合的骨化中心相混淆(二分髌骨、足副舟骨、距后三角骨)。

⑨压缩骨折:骨折块受挤压(通常是轴向载荷)。

(5)骨折类型

见表5-1。

表5-1　骨的类型

镜下观	亚型	特点	举例
板层骨	骨皮质	结构沿着应力线的方向	股骨干
		强	
	骨松质	比骨皮质更有弹性	股骨远干骺端
编织骨	未成熟的	不应力导向	胚胎骨
			骨折骨痂
	病理性	随机的组成	骨源性骨肉瘤
	转化增加	骨纤维结构不良	
		弱	
		富有弹性	

(6)畸形

①长度:描述短缩或过长。

②成角:描述成角的顶点指向何方(冠状位、矢状位、斜位)。

③旋转:描述骨折碎块(或已愈合的骨段)沿骨的长轴的旋转程度。

④移位：描述骨折块前后位、内外侧的移位情况，骨折块保持了其与初始位置或其他骨的平行关系：

(二)骨折的治疗

1.非手术治疗

非手术治疗适用于低能量损伤或因为全身因素或局部因素不能手术的患者。

(1)复位：复位分为以下三步。

①沿肢体长轴牵引。

②骨折块的分离(加重畸形)。

③骨折的两端再次对位。

(2)支具技术

①三点固定(图 5-1)。

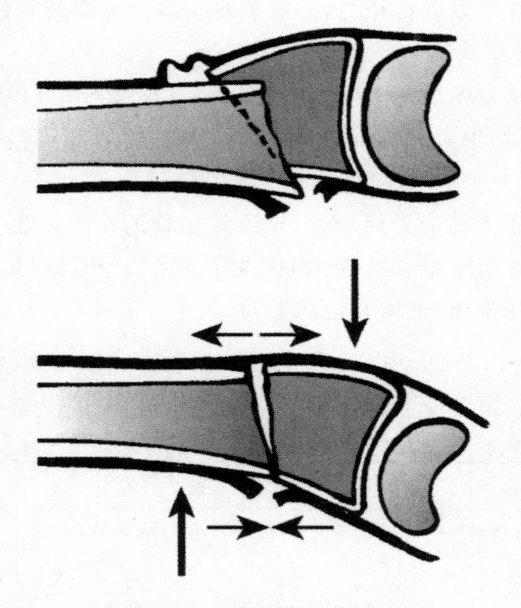

图 5-1　三点固定支具技术

注：三点支具或夹板固定能通过软组织铰链的张力作用维持复位。

②管状骨的持续加压固定技术。

(3)牵引技术

①皮肤牵引。

②骨牵引。

2.手术治疗

(1)外固定：适用于开放性骨折，闭合性骨折伴有严重软组织创伤，骨折(或骨不愈合)伴随感染。

(2)内固定

①骨折治疗的 AO 原则：见表 5-2。

②折块间加压

a.静态加压:如加压螺钉。

b.动态加压:如非锁定的髓内针、滑动的髋部螺钉或张力带。

③夹板固定:允许在内置物与骨之间有滑动,如髓内针固定。

④桥接固定:内置物桥接跨越骨折粉碎区域。

表 5-2 骨折治疗的 AO 原则的演化

AO 原则	最初概念	目前概念
AO 原则第 1 条:解剖复位骨折块	骨骺、干骺端及骨干的解剖复位	骨骺:关节碎片应解剖复位 骨干:长度、力线及旋转的恢复 干骺端:通过骨移植进行骨缺损的长度、力线及旋转的恢复
AO 原则第 2 条:坚强内固定	所有的骨骺、干骺端及骨干绝对坚强固定	骨骺:绝对坚强固定 骨干和干骺端:相对稳定(足够促进骨融合)
AO 原则第 3 条:保护血供	无创外科技术	闭合及间接复位技术;使用不影响骨及软组织血供的内固定物
AO 原则第 4 条:早期无痛功能锻炼	早期全范围关节运动的锻炼	早期全范围关节运动的锻炼

(3)间接复位:是一项通过对骨折粉碎区域实施牵引以使骨折碎块通过周围软组织的张力进行复位的技术。牵引力可能源于股骨牵引装置、外固定架、AO 关节张力装置或椎板撑开器。韧带整复术是一种通过对关节周围的韧带和关节囊进行牵拉,使关节内骨折块进行复位的方法。

二、上肢带骨骨折

(一)肩胛骨骨折

1.概述

(1)肩胛骨的作用:肩胛骨在上肢带骨中起着很重要的作用。肩胛骨上附着有 18 块肌肉,它们把中轴骨与附肢骨关联起来。其功能障碍将导致上肢使用时的疼痛,如果不及时治疗,将会演变成慢性疼痛。肩袖收缩能转换为上肢的运动,而肩胛骨在肩袖的收缩活动中起着重要的作用,肩胛骨参与几个关节的组成,包括肩胛胸廓关节、肩锁关节和盂肱关节。

(2)损伤概率:肩胛骨骨折占全身骨折的 0.5%～1.0%,占上肢带骨损伤的 3%～5%。

(3)生物力学:肩关节的外展运动由盂肱关节的运动(120°)和肩胛胸廓关节的运动(60°)构成。肩胛骨及其附着的肌肉是上肢所有复杂运动的基础。肩胛骨作为三角肌的支点,当肩关节外展时,肩袖把持肱骨头,使肱骨头始终处于肩胛盂关节窝中。喙突通过锁骨周围附着的软组织和胸部、上肢的肌肉来维持垂直稳定性。而肩锁关节则维持水平及垂直稳定性。

2.损伤机制

肩胛骨损伤多发生于对肩胛骨的直接打击或暴力通过肱骨作用于肩胛骨。肩胛骨损伤通常见于高能量损伤，当遇到肩胛骨损伤者，要注意其他合并损伤，包括肋骨骨折、血气胸、肺挫伤、臂丛神经损伤、颈椎骨折、锁骨骨折和动脉损伤。

3.影像学检查

(1)正侧位X线片：高质量的正侧位X线片有助于评估肩胛骨骨折。肩胛骨前后位及腋位X线片对诊断最有帮助。

(2)CT扫描：CT扫描，特别是CT三维重建，可能对诊断有帮助，也有助于制订关节周围骨折和关节面骨折的术前计划。

(3)Stryker位X线片：如果怀疑喙突骨折，45°头倾斜位X线片(Stryker位X线片)将有助于诊断。而MRI检查将有助于软组织损伤的诊断。

4.骨折分型

Mayo分型

(1)Ⅰ型骨折：肩胛盂前下方骨折，骨折伴盂肱关节脱位或半脱位，肩胛骨体部完整。

(2)Ⅱ型骨折：肩胛盂上1/3骨折，骨折块包含完整的喙突，肩胛骨体部完整。

(3)Ⅲ型骨折：肩胛盂下方或后下方骨折，骨折累及肩胛骨外侧缘，肩胛骨体部完整。

(4)Ⅳ型骨折：肩胛盂下方骨折，骨折线延伸至肩胛骨体部。

(5)Ⅴ型骨折：Ⅳ型骨折合并喙突、肩峰骨折或肩胛盂上关节面游离骨折。

5.治疗

(1)类型

①非手术治疗：非手术治疗指征包括肩胛骨体部骨折、无明显移位的关节周围及关节面骨折。这些骨折通常愈合后不遗留后遗症。

②手术治疗：手术指征包括移位明显的肩胛盂骨折和骨折脱位，移位明显的肩胛颈骨折，移位明显的喙突、肩峰骨折，合并同侧锁骨骨折的肩胛颈骨折，肩胛颈骨折伴锁骨和肩胛骨附着的软组织缺损。

③手术入路

a.三角肌胸大肌前侧入路：该入路适用于Mayo Ⅰ型和Ⅱ型损伤。

b.Judet入路：该入路利用冈下肌和小圆肌的肌间隙，把三角肌从肩峰后侧和外侧的附着处剥下，就可暴露肩胛骨外侧及肩胛盂后侧。后侧肩关节切开可以直视下检查关节。肩胛上神经有一分支支配冈下肌，它位于肩胛骨上切迹上，在该入路暴露过程中有可能被损伤，因此，术中必须标记并加以保护。该入路适用于MayoⅢ～Ⅴ型损伤。当然，有些骨折类型需要联合入路。

(2)肩胛骨体部骨折：尽管肩胛胸廓关节的运动对保存关节的正常活动非常重要，非手术治疗对肩胛骨体部骨折也能达到很好的治疗效果。由于丰富的血液供应和肩胛骨表面的肌肉覆盖，几乎所有这类骨折都能达到骨性愈合。如果出现功能障碍，则需要治疗。如果骨折线延伸至肩胛骨内侧缘，移位＞5mm，需要行骨折切开复位内固定术。需要注意的是，这类肩胛骨体部骨折都是典型的高能量损伤，伴随着高发病率的危及生命的损伤，包括肩胛胸廓关节分离。

(3)肩峰骨折：任何有明显移位的肩峰骨折都有内固定手术指征。肩峰切除术将导致三角肌无力和盂肱关节部分功能丧失。如果损伤沿着肱骨干传导，应考虑肩袖损伤并积极治疗。

(4)喙突骨折：喙突骨折通常发生于喙突基底，而这在Stryker位X线片(头倾45°)能很直观地发现。喙突是一个很重要的解剖结构，上肢屈肌和喙肩韧带均附着于喙突，其移位>1cm就需要切开复位。如果骨折移位轻微，可行上肢悬吊和镇痛治疗，约6周时间就能恢复活动。如果骨折合并肩锁关节脱位，需要行关节融合治疗。

(5)肩胛颈骨折：单纯肩胛颈骨折且移位<1cm可以选择非手术治疗。因为肩锁关节和锁骨是分离的，肩胛颈骨折将在损伤原位愈合。手术指征包括移位>1cm、旋转>40°的骨折以及漂浮肩。如果骨折移位>1cm而未治疗，外展肌无力将持续存在，最终将导致患者假性麻痹。对于漂浮肩，肢体的重量将导致骨折进一步移位，因此建议手术治疗。

(6)肩胛盂骨折：肩胛盂前侧骨折，骨折块>25%；骨折块>1/3的肩胛盂后侧骨折；合并肱骨头半脱位；关节面骨折移位>5mm，以上情况须行切开复位内固定手术。如果行非手术治疗，预后可能不好。手术的目的是使关节面骨折达到解剖复位。80%的手术患者可获得良好的结果，而预后不良与医源性神经损伤密切相关。

(二)锁骨骨折

1.解剖

锁骨是第一个出现骨化的骨(膜内成骨)，在发育的第5周出现，同时也是最晚融合的骨。锁骨呈“S”形结构，从内侧的棱柱形变为外侧的扁平形。它是由肩锁韧带、喙锁韧带和胸锁韧带共同固定的管状骨。

2.功能

锁骨作为支撑，负责支撑肩部运动，否则会导致肩关节塌陷。锁骨提供最佳的肌肉肌腱长度以允许胸肱肌肉维持最佳的工作距离。锁骨通过喙锁韧带从斜方肌获得动态的向上的力和通过胸锁韧带获得静态的力来维持肩胛骨的悬吊。锁骨还提供保护血管与神经的相关结构。生物力学上，当上臂前屈180°时锁骨轴向旋转50°。

3.损伤机制

约87%的锁骨骨折发生于跌倒后撞击肩部。另外6%发生于直接打击。其余的多为通过肱骨传导而来的间接暴力。

4.骨折分类

Allman最早对骨折进行分类。然而，这种分类被Neer、Rockwood和Cralg所改进。Cralg分类结合了Allman分类和Neer分类，提供更多的描述和功能信息。

(1)Ⅰ组(占锁骨骨折的80%)：锁骨中段1/3骨折。

(2)Ⅱ组(占锁骨骨折的12%～15%)：锁骨远端1/3骨折。

①Ⅰ型骨折：骨折轻微移位。

②Ⅱ型骨折：骨折中等移位，骨折线位于喙锁韧带的内侧。

a.锥状韧带和斜方韧带附着(骨折位于喙锁韧带的内侧)。

b.锥状韧带撕裂，斜方韧带附着(骨折位于喙锁韧带中间)。

③Ⅲ型骨折：关节面骨折。

④Ⅳ型骨折：骨膜套管断裂(儿童)。

⑤Ⅴ型骨折：粉碎性骨折，和韧带相连的骨折块既不在近端也不在远端，而是在下方。

(3)Ⅲ组(占锁骨骨折的5%～8%)锁骨近端1/3骨折。

①Ⅰ型骨折：骨折轻微移位。

②Ⅱ型骨折：骨折移位(韧带破裂)。

③Ⅲ型骨折：关节面骨折。

④Ⅳ型骨折：骨骺分离(儿童的青少年)。

⑤Ⅴ型骨折：粉碎性骨折。

5.诊断

(1)临床检查：应进行仔细的体格检查，因为可能伴随着臂丛神经损伤和(或)锁骨下动、静脉损伤。伴有气胸的约占3%。

(2)影像学检查

①X线片：顶端斜位X线片在急性期是有帮助的。在对侧肩胛骨下放置一个凸垫，伤侧会更贴近X线片盒。管球向头侧倾斜20°，这样会使肩胛骨影像远离胸廓。要查看内固定的锁骨，外展前凸位X线片是有帮助的。要获得此，需要臂外展135°，管球头侧倾斜25°。

②Serendipity位检查和CT检查：如果怀疑胸锁关节损伤，Serendipity位检查和CT检查能及时发现。同时也有助于明确锁骨中段后侧骨折块对神经和血管的影响。

6.治疗

(1)成年人

①内侧1/3骨折：内侧1/3骨折通常采取非手术治疗。如果后侧骨折块存在潜在的或已对锁骨后方的神经和血管造成危害，建议行手术治疗。

②锁骨中段骨折：锁骨中段骨折多采取悬吊或“8”字绷带固定，虽然非手术治疗骨折愈合率较高，但有学者认为，骨折不愈合的风险比想象的高。

a.骨折不愈合因素：老年人、女性、骨折断端未接触、粉碎性骨折。

b.手术指征：一个相对适应证是锁骨骨折短缩≥20mm，这类骨折应首选手术治疗，因为骨折的不愈合率高达91%。骨折的绝对和相对的手术指征如下：

绝对手术指征：短缩≥20mm；开放性骨折；不可复原的骨折伴皮肤损毁；血管或神经的进行性损伤；肩胛胸廓关节分离。

相对手术指征：骨折移位>20mm；神经系统紊乱；帕金森病；癫痫；头部损伤；多发伤；漂浮肩；锁骨双侧骨折；美容术。

③外侧1/3骨折：大多数锁骨外侧1/3骨折采取非手术治疗效果良好。然而，对于Ⅱ型骨折尚存在争议，这类骨折的不愈合率很高。大多数不愈合患者无明显临床症状，也没有功能障碍。最近的文献表明，除非骨折移位>20mm，可以非手术治疗Ⅱ型骨折。Ⅲ型骨折一般采取非手术治疗，倘若慢性疼痛持续存在，可手术切除锁骨远端。Ⅳ型骨折见于儿童，多采取非手术治疗，倘若还存在后方和下方的骨折移位，应考虑手术治疗。

(2)婴幼儿：出生时锁骨骨折的发生率很高，悬吊2周对于治疗和重建锁骨骨折则非常适合。

(3)儿童(2～12岁)：通常采取制动措施，固定3周或直到活动时疼痛消失。

(4)青少年(13～16 岁):和成年人一样,固定 4～6 周。

7.并发症

(1)骨折不愈合:占所有骨折的 0.9%～5%。通常发生在锁骨中 1/3 段。骨折不愈合,骨折端的刺激产生了硬化。有症状的萎缩性骨折不愈合需要行切开复位内固定术,并行自体骨移植。无症状的骨折不愈合也较常见,不需要任何治疗。

(2)畸形愈合。

(3)神经血管损伤:如果问题持续出现到骨折愈合后,则应考虑行截骨内固定术。

(三)肩锁关节损伤

1.解剖

肩锁关节是一个可动关节,关节内有一大小不等、形状不一的纤维软骨盘。软骨盘内有一薄关节囊,关节由上、下、前、后韧带所固定。其中最强大的韧带是肩锁韧带,负责维持关节的横向稳定性,而关节的垂直稳定性由胸锁韧带维持,胸锁韧带通过对锁骨的固定,维持肩胛骨处于漂浮状态:正常的肩锁关节间隙宽 0.5～6mm,>6mm 可以视为不正常。正常的胸锁关节间隙宽 1.1～1.3cm。

2.损伤机制

经典的受伤机制是,当肱骨内收时,肩峰受到直接的打击。打击力的大小决定损伤的严重程度。由于胸锁韧带的固有稳定性,外力向外侧传导,导致肩锁韧带、喙锁韧带和斜方肌筋膜都有可能损伤。间接损伤也有可能发生,但并不太常见。橄榄球和冰球运动员经常遭受这种损伤。

3.分类

(1)Ⅰ型:单纯肩锁韧带扭伤。

(2)Ⅱ型:肩锁韧带和肩锁关节囊撕裂。喙锁韧带保持完整。锁骨向上脱位≤50%。喙锁间距仅轻微增加。

(3)Ⅲ型:肩锁韧带、肩锁关节囊和喙锁韧带撕裂。肩锁关节脱位,锁骨明显移位,肩峰和锁骨完全失去联系。喙锁间距增加 25%～100%。

(4)Ⅳ型:肩锁韧带、肩锁关节囊和喙锁韧带撕裂。肩锁关节脱位,锁骨向后移位进入斜方肌内。

(5)Ⅴ型:肩锁韧带、肩锁关节囊和喙锁韧带撕裂。肩锁关节脱位,锁骨向上移位(达正常的 100%～300%)。锁骨远端与三角肌及斜方肌完全分离。

(6)Ⅵ型:肩锁韧带、肩锁关节囊和喙锁韧带撕裂。肩锁关节脱位,锁骨向下移位,进入肩峰及喙突下。

4.诊断

(1)临床检查:临床诊断依据锁骨远端骨性突起、疼痛和软组织肿胀。

(2)影像学检查:正位 X 线片和 Zanca 位(15°头倾斜位)X 线片最常用于评估肩关节移位 X 线和关节内骨折。腋位 X 线片用于评估骨折的前后移位。应力位 X 线片现已很少使用。

5.治疗

(1)基于骨折分型

①Ⅰ型骨折和Ⅱ型骨折:非手术治疗,进行冰敷和镇痛处理,上肢悬吊并进行关节活动,当

疼痛消失后即可恢复功能锻炼。

②Ⅲ型骨折:这型骨折的治疗是有争议的,如果是职业棒球运动员或是体力劳动者,手术治疗也许是最好的选择。而其他通过非手术治疗的患者在4～6周恢复活动。很多学者报道,无论早期修复还是晚期修复,都能取得很好的效果;因此,是否采取非手术治疗,取决于患者的最大获益。

③Ⅳ型骨折、Ⅴ型骨折和Ⅵ型骨折:手术修复,重建喙锁韧带。

(2)外科手术选择

①动态肌腱转移:喙突尖端与附着其上的喙肱肌和肱二头肌短头一起转移至锁骨下方。但这种方法的不愈合率很高,现已基本不用。

②肩锁关节固定:生物可吸收材料因其不需要二次手术拆除内固定物,现已经常应用。因有可能发生再脱位,不建议使用克氏针张力带固定。

③喙锁韧带固定:Bosworth是第一个描述将锁骨和喙突固定在一起的学者,但这种固定也有失败的风险,因此,应该加强喙锁韧带的修复。

④锁骨远端切除:Weaver和Dunn阐述了这种修复方法,目前,这种方法最广泛的衍生就是重建肩锁关节。喙肩韧带通常转移至锁骨的底面,并通过固定锁骨和喙突来加强保护这种修复。

三、肱骨干骨折

(一)骨折的诊断

肱骨干骨折的诊断一般均无困难,主要依据:

1.外伤史

均较明确。

2.临床表现

(1)疼痛:表现为局部疼痛、环状压痛及传导叩痛等,一般均较明显。

(2)肿胀:完全骨折、尤以粉碎型者局部出血可多达200mL以上,并因创伤性反应,局部肿胀明显。

(3)畸形:在创伤后,患者多先发现上臂出现成角及短缩畸形,除不完全骨折外,一般多较明显。

(4)异常活动:在伤后立即出现,患者可听到骨摩擦音,就诊检查时无需重复检查,以免增加患者痛苦。

(5)功能受限:较明显,且患者多采取用健手扶托患肢的被迫体位。

(6)并发症:骨折线多波及桡神经沟,桡神经干紧贴骨面走行,甚易被挤压或刺伤;周围血管也有可能被损伤。因此在临床检查及诊断时务必对肢体远端的感觉、运动及桡动脉搏动等加以检查,并与对侧对比观察;凡有此并发症时,应在诊断时注明。

3.影像学检查

正侧位X线片可明确显示骨折的确切部位及骨折特点。

（二）骨折的治疗

根据骨折部位、类型及患者全身具体情况等不同，可酌情灵活掌握。

1.青枝骨折及不完全骨折

仅用上肢石膏托、中医夹板＋三角巾或充气性夹板固定均可。

2.一般移位的骨折

指小于30°成角移位，不超过横断面1/3的侧向移位，以及斜形或螺旋形骨折、短缩移位在2cm以内者，可按以下程序处理。

（1）复位：局麻或臂丛麻醉下，采取徒手操作即可，无需特殊设备或骨牵引。

（2）固定：上肢悬垂石膏固定方便、易行。固定5d左右、当石膏松动时，可更换石膏，而后持续4～6周后酌情拆除。

（3）功能锻炼：在石膏固定期间即开始做肩及手部的功能活动，拆除石膏后应加强肘部的功能锻炼，以防僵硬。

3.明显移位的骨折

指骨折端移位程度超过前者，骨折大多发生在肱骨中上1/3者，可酌情选择以下疗法。

（1）尺骨鹰嘴牵引＋外固定：对移位明显的年迈者，可通过尺骨鹰嘴克氏针，患肢0°外展位持续骨牵引，使骨折端达到复位。持续2～3周，局部较为稳定后再更换上肢悬吊石膏固定，并开始肩、手部早期功能活动。

（2）手技复位＋外展架固定：对青壮年，尤其是骨折线位于三角肌附着点以下的，可利用上肢螺旋牵引架及尺骨鹰嘴骨牵引施以手法复位，并以上肢石膏加压塑形，经X线片检查对位满意后行上肢外展架固定。4～5周后酌情拆除上肢石膏，先在外展架上活动，1～2周后再拆除外展架。复位失败者，可行开放复位＋内固定术，术后也可在外展架上持续牵引。

（3）骨外固定架复位及固定：多用于开放性骨折伴有明显移位者，可于清创术后采用Hoffmann架或其他形式的外固定架进行复位及固定。在穿针时应避开神经及血管，一般多在上臂的前外侧处进针，以免误伤。

（4）开放复位＋内固定：对闭合复位失败的，原则上均应考虑开放复位及内固定术，尤其是年龄较小及伴有桡神经受压症状需做神经探查术者。复位后可根据骨折端的形态、部位及术者的习惯等来选用相应的内固定物。目前以交锁髓内钉最为常用，“V”形钉及Ender钉等髓内固定方式已较少使用（术式见后）；也可用钢板固定，但有骨折愈合不良，术中有时需显露桡神经，二次手术取出内固定时易损伤桡神经。

①手术适应证

a.绝对适应证：包括开放性骨折、漂浮肩或漂浮肘、血管损伤、双侧肱骨骨折及继发性桡神经损伤。

b.相对适应证：包括节段骨折、保守治疗失败、横行骨折、肥胖、病理性骨折、骨折不愈合、神经系统功能障碍（帕金森病）、臂丛损伤及原发性桡神经损伤。

②内固定选择

a.髓内钉：肱骨干骨折一般首选髓内钉固定，包括交锁髓内钉和普通髓内钉。交锁髓内钉目前应用最为广泛，有助于避免术后继发骨折端旋转移位；普通髓内钉临床应用逐渐减少，如

“V”形钉、Ender 钉和膨胀钉。

术前准备：除常规准备外，主要是根据肱骨髓腔的粗细，选择及准备相应规格的髓内钉或其他内固定物。根据患者健侧肱骨正侧位摄片，选择相应直径和长度的髓内钉。

麻醉：臂丛较为多见，也可选用全麻。

体位：仰卧位，将患肢置于胸前即可。

肩部切口：将上臂内收内旋、在肩峰下缘肱骨大结节部的皮肤上做一个纵向小切口，分开三角肌，显露大结节，并在大结节部凿 1 个小骨孔。

复位：复位技术包括闭合复位和切开复位，闭合复位优势在于保护骨折端血运，应优先予以考虑。但当骨折复位不充分，尤其对于斜形或螺旋形骨折，髓内钉固定可能导致骨折端接触减少或骨缺损，增加骨不连风险。一般以骨折部位为中心做上臂前外侧切口，长度 6～8cm。沿肱二头肌与肱三头肌间隙纵向分开即显露骨折断端，保护桡神经干，清除局部凝血块及嵌压坏死的软组织，将骨折复位（或试复位）。

顺行髓内钉内固定术：酌情选用相应的内固定物。

一般髓内钉：多选用“V”形钉或 Ender 钉，其操作步骤如下。肩部切口，将上臂内收内旋、在肩峰下缘肱骨大结节部的皮肤上做一个纵向小切口，分开三角肌，显露大结节，并在大结节部凿一个小骨孔。打入髓内钉，将选好的髓内钉沿肱骨干的纵轴方向，从骨孔打入近侧骨折端，使露出骨折端外的钉尖不超过 0.5cm，以利于复位。将髓内钉穿过骨折端、固定，在前者基础上，用手法或用持骨器使骨折端准确对位，继续将髓内钉逐渐打入远侧骨折端内，直到仅有钉眼部分露在骨孔外为止。髓内钉固定后必须使骨折端紧密接触，以利于愈合。

交锁髓内钉：可按前法相似操作。但闭合操作要求在 C 形臂 X 线机透视下，直接从肩峰切口，通过大结节插入。目前所用为 RT 型肱骨髓内钉，其直径分为 7mm、8mm 和 9mm，近端直径为 9mm；其中 7mm 直径的为实心髓内钉，另两种为空心髓内钉。髓内钉的近端和远端均使用 4mm 全螺纹自攻型螺钉交锁；要求螺钉穿透对侧皮质，以防止髓内钉旋转。此外，RT 肱骨交锁髓内钉配有一独特的近端交锁螺钉导向器（近端瞄准器及引导器），使得近端交锁螺钉能够准确锁定髓内钉。由于具备以上设计特点，RT 肱骨髓内钉可适用于肱骨干横行或粉碎性骨折、骨不连及病理性骨折。操作步骤包括：插入髓内钉，以大结节顶部内侧为髓内钉插入口，将曲柄锥准确插入至肱骨外科颈内，并经透视根据定位证实。导针的插入，拔出曲柄锥，插入直径 2.0mm 球形髓腔锉导针，使导针通过骨折近、远端髓腔直至鹰嘴窝上 1～2cm，经透视证实导针位于肱骨髓腔内。扩髓，沿导针插入球形髓腔锉，其直径为 6～11mm。首先采用直径 6.0mm 球形髓腔锉开始扩髓，每次递增直径 0.5mm，扩髓至理想直径，即大于所选髓内钉直径 0.5～1.0mm，切忌将大于髓腔锉直径的髓内钉插入髓腔内。髓内钉插入，将近端瞄准器及引导器连接于髓内钉近端，在引导器近端套入髓内钉敲打器。沿导针缓慢插入直径 8mm 或 9mm 髓内钉（直径 7mm 髓内钉系实心髓内钉，需拔出导针后方可插入）。术中应注意保持髓内钉近端弧朝向外侧，髓内钉远端位于鹰嘴窝上方 1.5～2cm，髓内钉近端置于大结节皮质下 0.5mm。近端交锁，髓内钉近端椭圆形槽孔呈内外方向，通常使用直径 4.0mm 自攻型交锁螺钉，2.7mm 钻头，8.0mm 钻头套筒，钻头经近端瞄准器及椭网形槽孔穿透至对侧皮质，可在 20°范围内调整钻头方向，沿钻孔攻入交锁螺钉。远端交锁，髓内钉远端椭圆形槽孔呈前后方向，需在透视下寻找髓内钉远端椭圆形槽孔，使用 2.7mm 钻头经远端椭圆形槽孔穿透至对侧皮质，沿钻孔攻入交锁螺钉。

逆行交锁髓内钉固定术：采用逆行交锁髓内钉固定时，患者取俯卧位，在肱骨远端背侧自鹰嘴尖起向上做 1 个长约 8cm 的切口，肱骨髁上区域的背侧皮质可以通过劈肱三头肌入路显露。进针点位于鹰嘴窝附近，并依次使用 3.2cm 与 4.5cm 的钻头进行开孔，然后用逐渐加粗的扩髓钻进行扩髓，避免发生髁上骨折。应轻柔插入髓内钉，并保证钉头少许插入肱骨头。

b.钛板：应用钢板对医师的技术及经验要求较高。使用钢板可以降低肩、肘关节僵硬的发病率。钢板仍是肱骨骨折畸形矫正及骨折不愈合治疗的理想方法。

钢板种类：目前多应用各型 AO 钢板。限制接触型动力加压钢板多用于中段骨折。重建钢板可以塑形，应用于肱骨远侧 1/3 骨折。锁定加压钢板因有独特锁钉设计和良好的稳定性，适用于粉碎性骨折及骨质疏松骨折。

手术入路：前外侧入路，可显露肱骨全长，显露中 1/3 骨折时劈开肱肌以保护桡神经，延伸到下段时必须于肱肌和肱桡肌间显露桡神经，钢板置于前方或外侧（图 5-2）。后侧入路，多用于肱骨远端 1/3 骨折显露，切口起自鹰嘴，沿后正中线向近端延伸，在肱三头肌外侧头和长头分离显露骨折和桡神经，钢板置于肱骨背侧面。

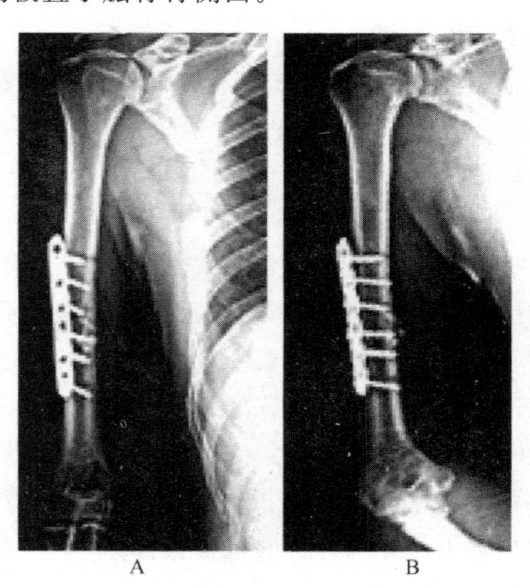

A.正位片；B.侧位片。

图 5-2 钛板置于肱骨外侧固定骨折正侧位 X 线片

手术需注意问题：骨折两端必须各用 3～4 枚螺钉固定，确实加压固定骨折端，尽量不剥离骨膜；最重要的是保护桡神经，做到不损伤或被压于钢板下。

微创经皮内固定技术（MIPO）：锁定加压钛板经肱骨前侧入路 MIPO 技术，经皮肌肉隧道插入锁定加压钢板，通过间接复位并对骨折端进行桥接固定，适用于粉碎性、多段或骨质较差的骨折，可保护骨折端血运，骨折断端稳定性好，可提高骨折愈合率。但应注意肱骨中下段处桡神经卡压风险。

4.并发症及其治疗

(1)桡神经损伤:约占肱骨干骨折的8%,以肱骨中下1/3为多发,处理原则如下。

①仅有一般桡神经刺激症状:依据骨折移位情况按前述的原则进行处理,对桡神经症状进行观察,大多可自行恢复。

②有桡神经损伤症状:应及早行手术探查。术中显示断裂者,予以吻合,包括鞘内断裂的病例;有神经干挫伤的,可酌情切开外膜及束膜进行减压。

③疑有桡神经嵌于骨折端:在手技复位时必须小心,应尽量利用牵引使骨折复位,桡神经也随之回归原位;因骨折端十分锐利,易加重桡神经损伤,因此切忌粗暴手法。

④陈旧性桡神经损伤:对完全性损伤应行探查+松解吻合术。失败者可行腕部肌肉转移术来改善手腕部功能,效果也多满意。不完全性损伤者,可行探查+松解性手术,术中显示部分断裂者,也应行吻合术。

(2)血管损伤:骨折合并血管损伤是创伤外科的一种紧急情况,必须进行急救,以便迅速恢复血液供应,在止血的同时应准备手术。对开放骨折应行内固定后对血管损伤予以修复。

血管造影对于判断肱骨骨折损伤血管的部位及程度是一种有价值的辅助诊断手段。动脉损伤修复的方法可根据损伤的部位和类型而异。动脉壁裂伤、洁净而裂口较小者可行侧壁缝合术,完全断裂者则需吻合或行血管移植。

(3)延迟愈合或不愈合:肱骨干骨折的正常修复过程因各种因素受到影响时,骨折正常的愈合时间则被延长,甚至完全停止,从而引起骨折延迟愈合或不愈合。时间上二者难以绝对界定,一般认为超过4个月为延迟愈合,超过8个月为不愈合。导致骨不连的有以下因素。

①局部因素

a.骨折节段的血供:肱骨干骨折以中段最多,又以中下1/3骨折不愈合率为最高:主要是由于肱骨中下1/3交界处骨折时易导致骨营养动脉的损伤。该动脉大多数只有一支,直接由肱动脉分出,通常在肱骨中下1/3交界处或中点附近的前内侧进入骨内,并在骨皮质内下行,至髓腔内分出上行支和下行支;一旦损伤易导致延迟愈合或不愈合。

b.骨折类型:粉碎性骨折易于发生迟延愈合和不愈合,也因碎骨块缺乏血供所致。

c.开放骨折:除骨折断端由内刺出者外,开放骨折多为直接暴力致伤,软组织损伤严重,骨折类型也多为粉碎型,易发生感染而影响骨折的正常愈合。

d.骨缺损及感染:也是造成骨不连的重要原因。

②医源性因素

a.反复多次或粗暴的手法复位:不仅可以加重软组织损伤及血管损伤,还会加重骨折端血供障碍,影响骨折正常愈合。

b.外固定不确实:包括外固定时间不足、范围不够、不能维持骨折端稳定,过度牵引造成断端分离等。

c.手术治疗的干扰:骨折本身有损伤骨营养动脉的可能性,而手术切开复位又进一步增加了可能损伤的机会。术中骨膜剥离使本来已缺血的骨端又失去了由骨膜而来的血运。手术内固定使骨端达到良好的复位及稳定的作用,同时破坏了骨端的正常血液循环而影响愈合。未植骨修复内固定术中残留的骨缺损也是重要原因之一。

d.内固定不确实：包括内固定器材选用不当及固定技术不合理。内固定器材都必须确实稳定骨折断端，如内固定后骨折端不稳定，易发生骨不连。使用钢板螺丝钉内固定时，骨折两端各至少固定3枚螺钉，方能起到稳固固定。过细的髓内钉与髓腔接触面较少，内固定术后骨折端不稳定，易发生骨不连。

e.过度运动：过早恢复工作对于重体力劳动者，容易导致骨不连，可致内固定疲劳断裂，在残留骨缺损情况更易发生。

③肱骨骨不连：分为肥大性骨不连和萎缩性骨不连两大类。前者血供较好，为断端不稳定所致；后者血供差，往往有骨缺损。对骨不连及延迟愈合的病例，如非手术疗法无效，则应从病因角度酌情选择相应的术式治疗的。

a.手术基本原则：稳定的内固定；保证骨折端良好的血运；清除骨不连处硬化骨及瘢痕组织；有效植骨。

b.具体术式：交锁髓内钉；加压钛板＋植骨；锁定加压钢板＋植骨。该钢板稳定性好，并可保护骨折端血运，应优先选择的。对于内固定术后的骨不连，需考虑更换内固定种类，使骨折端达到确实稳定，促进骨折愈合。

(4)晚期并发症：主要包括肩、肘关节僵硬，活动受限，老年患者发病率更高。合并肘部损伤情况下可发生骨化肌炎。应在医师指导下进行早期的功能锻炼，改善肩、肘关节功能。

四、肘关节脱位

(一)肘关节后脱位

1.诊断标准

(1)外伤史：初次创伤性脱位多有明确外伤史，如跌倒时手掌撑地。

(2)体征：肘关节多处于半伸直位，肘后饱满，肘前可触摸到肱骨下端，肘后三角关系紊乱，主动及被动关节活动丧失。

(3)肘部正侧位X线平片：可确定脱位方向、移位程度及有无骨折，特别应注意尺骨冠状突及肱骨内上髁有无骨折。

2.治疗原则

(1)及时就诊者施行闭合复位，大多均可成功。

(2)复位后处理：用长臂石膏后托或支具将肘关节置于功能位制动1～2周，去除固定后开始练习肘关节屈伸活动，避免强力粗暴地被活动。

(二)肘关节侧方脱位

分为内侧脱位和外侧脱位。外侧脱位是肘外翻应力所致，内侧脱位是肘内翻应力致伤。此时，与脱位方向相对侧的韧带及关节囊损伤严重，而脱位侧的软组织损伤反应而较轻。

新鲜损伤闭合复位较易获得成功。由术者一人即可完成。用双手握住肘关节，以双拇指和其他手指使肱骨下端和尺桡骨上端向相对方向移动即可完成复位。制动1～2周后开始练习活动，预后良好，陈旧损伤则多需手术切开复位。

第二节　下肢损伤

一、髋臼骨折

髋臼骨折好发于年轻人，常因高能损伤引起。髋臼骨折外科治疗目的是重建髋臼的正常外形、头臼接触面积和关节内正常压力分布。

（一）损伤机制

髋臼上1/3和后1/3较厚，需相当暴力才能引起骨折。髋臼下1/3即内壁则稍薄，造成骨折所需的暴力也较小。髋关节脱位时常可并发髋臼骨折。

（二）诊断

借助骨盆正位片发现有骨折后，可再摄骨盆的45°斜位片、CT扫描以及扫描后三维重建以明确骨折的范围和骨折片的移位情况。

骨盆平片上髂耻线和髂坐线分别是前、后柱的放射学标志。45°闭孔斜位是将损伤侧髋臼旋向X线球管，可更好地显示髋臼的前柱和后缘。髂骨斜位是将骨折的髋臼旋离X线球管，能显示大、小坐骨切迹和骨臼的前缘。

CT扫描对平片上难以观察到的某些骨折的判定特别有帮助。如通过四边形表面的骨折、髋臼顶骨折等。CT扫描后三维影像重建则可以展示骨折部的全景和精确的移位方向。

（三）分类

一般采用Letournel的分类方法，将髋臼骨折分为5种单纯骨折和由这些单纯骨折联合而成的复合骨折。

1.单纯骨折

分为后壁、后柱、前壁、前柱和横向骨折。

2.复合骨折

分为后壁和后柱、横向和后壁、“T”形、前柱和后半横行、两柱骨折。其中“T”形骨折类似于横向骨折，只是沿着四方表面和髋臼窝有一垂直的劈裂，将前、后柱分开。有时会伴发耻骨下支骨折。所谓后半横行骨折是指后柱的横行骨折。

（四）治疗

1.非手术治疗

一些移位很少的髋臼骨折可采用保守疗法，下列两种情况也可考虑保守治疗。

（1）大部髋臼完整且仍与股骨头匹配。

（2）两柱骨折轻度移位后形成继发性匹配：两柱骨折后所有软骨部分与远端骨折片一起与髂骨脱离，股骨头周围的骨折块仍保持一致的外形。

非手术治疗的目的是防止移位进一步发展，可采用胫骨结节牵引。但牵引力不可过大，以免股骨头从髋臼脱出。

2.手术治疗

大多数移位的髋臼骨折需手术，以获得较满意的复位和固定，降低创伤后关节炎发病率，有利于早期功能锻炼。

手术宜在骨折2、3d后至10d内进行。这时局部出血已停止,而骨折线仍清晰可见。3周后由于已有骨痂生长,复位将十分困难。

可根据骨折类型选择合适的手术入路。一般来说应争取通过1个入路达到完全的复位和固定。采用的入路中,Kocher-Langenbeck入路适于进入后柱,髂腹股沟入路则适于进入前柱和内侧部分,延伸的髂股入路适于同时进入前、后柱,但后一入路手术后的恢复时间最长,异位骨化的发病率也最高。显露骨折并做复位后,使用可塑形接骨板、螺丝钉或钢丝做内固定。

(五)并发症

1.休克

如骨折涉及骨盆其他部位或髋臼骨折为全身多发性骨折的一部分,则可能因疼痛和大量失血导致患者休克。

2.感染

多数髋臼骨折伴有局部严重的软组织损伤或腹部和盆腔内脏器伤,均会增加感染发生的概率。此外,手术时为了保持骨折片的血供,常尽量保留虽已严重挫伤但仍与骨折相连的软组织蒂,一旦发生感染,这些不健康组织常成为细菌繁殖的温床。

3.神经血管损伤

髋关节后面与坐骨神经相邻,此部位骨折移位或手术复位时,神经易遭受损伤。采用Kocher-Langenbeck入路时主要可能影响坐骨神经的腓侧支。采用延伸的髂股入路时也有可能发生坐骨神经的牵拉伤。术时应保持伤侧膝关节屈曲至少60°,而髋关节伸展,有利于减少坐骨神经牵拉。发生神经瘫痪后应使用踝足支具,有望部分或全部恢复,但需时较长。骨折涉及坐骨大切迹时,术中可能伤及坐骨神经、臀上神经和臀上血管。后者如在坐骨切迹处断裂,可回缩至盆腔内而难以止血。术时显露与整复骨折时应十分谨慎。

4.异位骨化

kocher-langenbeck入路的发病率最高,其次是延伸的髂股入路,而髂腹股沟入路则几乎不发生。手术应尽可能减少肌肉创伤,术前及术后几个月内可给予非甾体类抗炎药物,以预防异位骨化的发生和加重。

5.创伤性关节炎

髋臼骨折后虽经复位,仍可导致股骨头和髋臼面的不完全吻合,降低股骨头和髋臼的接触面积,负重时局部应力增大,最终导致关节软骨的磨损和创伤性关节炎。

二、股骨干骨折

(一)诊断标准

1.临床表现

股骨干骨折临床诊断容易,表现为股部疼痛畸形肿胀和大腿短缩。因为多数骨折是由于高能量损伤引起,合并其他损伤常见,所以全面体检非常重要。骨科诊断要全面体检整个肢体,观察骨盆和髋部是否有压痛,骨盆或髋部骨折可以有局部的淤血和肿胀。

2.影像学检查

摄股骨干X线片一定包括髋关节和膝关节，以免漏诊股骨颈骨折和髋关节脱位。应仔细阅读X线片，确定骨折的类型、骨缺损情况、骨折粉碎情况、软组织积气及骨折所致的短缩程度等。

（二）治疗原则

1.急救处理

处理低血容量休克的治疗，观察有无脂肪栓塞综合征ARDS的发生并做相应的治疗。

2.非手术治疗

①2周岁以内幼儿行悬吊牵引治疗；②2～10岁儿童行皮牵引治疗；③有手术禁忌证的患者，行胫骨结节或股骨髁上牵引，把患肢放置于Brown架或Thomas架，牵引重量为体重的1/7～1/8，牵引期间不断根据体重调整牵引重量。

3.手术治疗

根据医疗单位手术技术水平以及医疗条件的不同，股骨干骨折的手术治疗方法多样。而决定手术方法和时机的因素，更多地已经超出了骨折本身。而对于患者来说，股骨干骨折的合并伤与前者的类型和部位同等重要。其他影响确定治疗策略的因素还包括，局部软组织损伤的程度和骨折是否开放等。股骨干骨折的手术治疗方法包括外固定、接骨板内固定（包括加压接骨板、桥接接骨板、经皮桥接接骨板）和髓内钉等。

髓内钉固定目前已成为评价其他股骨干骨折治疗方法的标准。尽管其已成为最常使用的、首选的治疗方法，但有关具体的操作方面仍存在几点争议，包括进钉方向（顺行或逆行），是否需要扩髓以及髓内钉如何固定于股骨干（标准锁钉、头端锁钉、静态锁定或动态锁定）。而患者术中体位（仰卧或侧卧位）以及是使用骨折牵引床还是透视手术床等，均是需要考虑的重要因素。最后，还有一些特殊的情况会影响到对股骨干骨折的治疗，这包括合并的股骨颈骨折、软组织受损、多发伤患者、合并严重的胸部损伤、合并头部损伤等。所有这些问题在本章中稍后将详细讨论，但这里需要指出的是，各种不同的患者和伤情同样会影响到治疗策略的确定。

4.外科技术

（1）外固定：外固定支架在股骨干骨折中已经应用了几十年。股骨干骨折使用外固定支架的最佳指征包括：多发伤或处于复苏中的患者、合并严重的颅脑损伤、合并非常严重的软组织开放伤、合并严重的血管损伤或合并有其他部位损伤需立即进行手术治疗的患者。应用外固定支架的一个重要特点是置针的速度，四针外固定支架置针的时间应在15～20min，用4枚针固定股骨干骨折后，患肢可以获得足够的稳定性。

在进行手术前，必须熟悉髋部、大腿、膝部的相关解剖以及股骨干全长的X线特征。对股骨颈（内旋位）、股骨干全长及膝关节进行X线检查，可以排除其他并发的骨性损伤。确定骨折部位及其与股骨主要骨性标志（如外上髁和大转子尖部）的关系，依据简单明了的骨性标志有助于手术医生判定骨折的具体位置。这对于在无法使用C形臂而又需行外固定支架固定骨折时，如在重症监护室（ICU）内，是非常重要和便利的。

患者置于透射X线的手术床上，暴露整个下肢，整个手术区域消毒、铺单，包括同侧的髋关节和髂嵴。术中分别置入4枚外固定针，两枚尽量靠近骨折端，另两枚则远离骨折端。第一枚针通常置于大转子下方四横指的位置，基本位于小转子水平；第二枚针的位置取决于骨折部位，其位于骨折近段并应尽量靠近骨折端；第三枚针应恰好置于骨折线的下方；最后一枚针应至少位于股骨髁上两横指的位置。通常选用 200mm×5mm 的斯氏针作为双边外固定支架的固定针，对于肥胖患者则可使用(250～300mm)×5mm 的固定针。外固定针应置于大腿的略向前外侧方，经皮肤进针点处做小切口，切开深筋膜，钝性分离肌肉至股骨干的置针位置水平；抵达骨膜后用 3.5mm 的钻头及保护套筒在股骨干上钻孔并插入固定针，固定针需穿过股骨双侧皮质。每段骨折置入 2 枚或多枚固定针，第三枚针在纵向牵引后用于固定骨折断端，透视下整复畸形，此时拧紧外固定支架，插入第四枚针加强固定。如果需要临时固定(经常有这种情况)，单边外固定支架适合而且便宜。另外，如果固定架外框为碳纤维材料或直径小于 11mm 的钢架，应行双边固定。如果针道切口处皮肤过紧被固定针顶起，则应锐性延长切口以松解皮肤，并以无菌纱条包裹，可有助于止血和引流。总而言之，股骨骨折使用外固定支架固定比例在少数，但术后护理应及早开始。以沾有等量生理盐水稀释的过氧化氢棉签每日擦拭针道处三次，并定期更换包裹的消毒纱条，可有效地控制引流和减低针道感染的风险。由于外固定针穿过了股四头肌，在一定程度上妨碍了髋、膝关节的运动，因此应加强患肢的功能锻炼。不利于功能锻炼是外固定支架治疗股骨干骨折的一个较为明显的弊端。

①接骨板固定：有两种股骨干骨折的接骨板内固定技术：加压接骨板和桥接接骨板内固定。加压接骨板固定理想适用于简单类型的骨折，包括螺旋形、短斜行和横行骨折。骨折越粉碎，使用加压接骨板固定越非常困难。对于粉碎性骨折，最理想的方法是使用桥接接骨板。应用接骨板固定的指征包括合并有巨大的开放伤、医生的倾向性，以及合并有严重的头部/胸部损伤且理论上使用髓内钉固定会加重损伤的患者。股骨干合并股骨颈或股骨干合并股骨远端髁间等复杂骨折，也是接骨板固定的相对适应证。

接骨板理想的位置是置于股骨干的前外侧，以减低张应力。但是，与髓内固定相比，接骨板固定属于偏心固定，在生物力学上有一个显著的不利因素。鉴于此，如果使用加压接骨板固定股骨干骨折，接骨板厚度应不少于 4.5mm 且在骨折线上下应各保证至少 8 层骨皮质。

a.加压接骨板：患者仰卧于透射 X 线手术床上，整个患肢消毒、铺单，范围包括髋部和髂骨。以骨折处为中心做一长的侧方切口，略靠后方纵向切开阔筋膜。分离并向前牵开股外侧肌，剥离外侧肌间隔。术中常见穿支动脉出血，须予以处理。另一种方法是行伤口入路，但需注意要避免进一步损伤肌肉筋膜。利用复位钳复位骨折，持接骨板钳的应用有助于避免对骨及其血运的进一步损伤。如果是单纯骨折，可用拉力螺钉暂时固定骨折，然后在侧方置入一块 4.5mm 厚的长接骨板作为中和接骨板。

b.桥接接骨板：很多粉碎性股骨干骨折无法使用拉力螺钉固定，而适于使用桥接接骨板。桥接接骨板要足够长，跨越骨折区域，且骨折近段及远段均需行 4 枚双皮质螺钉固定。先将接骨板平行于股骨力线贴附于骨折近段，并以 2 枚 4.5mm 螺钉固定。复位通常采用闭合复位。在开放性骨折中可能需对一些骨折块进行直接复位操作，但应尽量避免对血供的进一步破坏。恢复骨的长度、力线及旋转非常重要。有时可比较对侧股骨的 X 线片以助于患肢的复位，特别是对于股骨长度的维持。一旦粉碎性骨折的力线恢复，则以复位钳将接骨板的远端固定于骨折远段，此时将第三枚螺钉在靠近骨折线处拧入骨折远段。需要注意的是股骨干前部为向前外侧的弓形，接骨板应尽量靠后放置。再次确定骨折的长度、力线、旋转纠正无误后，将第四枚螺钉在股骨髁上水平拧入骨折远段。如果骨折发生短缩，远段的螺钉均需拔除，以复位钳夹持接骨板与骨折远段，然后以提拉钉及椎板撑开器或加压/撑开装置来恢复正常长度。

术中使用C形臂透视有助于纠正骨折的力线和旋转。骨折牵引床也许会使手术操作复杂化，作者喜欢在透射X线手术床上及适当的肌松下进行手术。其余几枚螺钉选用双皮质4.5mm螺钉，总共保证在骨折的近、远段至少各固定8层皮质。随后用软组织筋膜覆盖接骨板，阔筋膜下放置引流。如果合并有内侧的骨缺损，则需要植骨。在开放性骨折中，骨折处放置可吸收的抗生素硫酸钙珠链，有望能刺激骨形成以及预防任何可能的潜在感染。

术后尽早开始膝及髋关节的康复功能锻炼，包括必要时使用CPM机。患肢进行连续的接触性负重，并鼓励患者进行股四头肌的等张收缩锻炼。术后患肢一旦能正常运动，即意味着功能的恢复，此时即可停用DVT的预防措施(通常在术后的3～6周)。在桥接骨痂出现之前应进行持续的限制性负重，通常时间在12～14周。负重锻炼应渐进性地进行，正常情况下患肢在术后16周之前即可完全负重。

②经皮桥接接骨板：整个患肢(从髂嵴到足)消毒，铺无菌巾、单，臀部垫高以便抬高大转子。复位时需注意臀下的垫子对复位的影响，注意维持正常的旋转力线。经皮桥接接骨板技术主要适用于中段的粉碎骨折而不适合行髓内钉固定者。使用该方法可以保证获得从大转子到股骨髁部的正常长度。选取预弯成与股骨干侧面相匹配且厚度为4.5mm的长接骨板，由肌间隙插入至股骨髁上。

于股外侧沿大腿纵轴于股骨髁上和股肌近端水平，分别做两个小切口。切开阔筋膜，然后由远端切口向近端插入一块接骨板，沿肌肉下层向上逆行至近端的切口处；在小转子水平拧入一枚双皮质螺钉固定接骨板。此时即可行牵引及直接按压复位，偶可联合使用经皮Schanz钉(5mm的“操纵杆”)或长的球形顶推器协助复位。当近段骨块与接骨板良好贴附后，C形臂监视下经皮拧入第二枚螺钉(靠近骨折部为佳)。此时近段骨块已有2枚螺钉固定，然后通过推挤、牵引、使用经皮Schanz钉或长的球形顶推器等将远段骨块复位。此时需注意保持肢体正常的长度、力线及旋转。透视下经皮拧入第三枚螺钉，将接骨板固定在远段骨折上，第四枚螺钉于股骨髁上水平经皮拧入将远段骨折。再次评估肢体的长度、力线及旋转，然后经皮拧入其余螺钉，保证骨折近段和远段各有3～4枚螺钉。

冲洗创面，关闭切口，检查患肢髋、膝关节活动范围，再次检查长度、力线及旋转无异常。术后护理包括限制负重和预防DVT的发生，DVT预防措施需应用至肢体的自主运动完全恢复为止。由于手术未对骨折部位造成干扰和破坏，局部完整的肌肉软组织封套有助于早期形成外骨痂，故在这一时期通常可以见到大量骨痂形成。但完全负重仍要严格限制至术后12～14周，以允许桥接骨痂的成熟。术后应鼓励患者早期逐渐加强髋和膝关节的功能锻炼。

③顺行髓内钉：交锁髓内钉目前是目前治疗股骨干骨折最好的方法。尽管有关髓内钉的使用等多个方面仍存争议，但临床结果显示髓内钉效果优良，而且并发症很少。

a.顺行，梨状窝，扩髓，仰卧，骨折牵引床：患者仰卧于现代骨折牵引床上，牵引床应能保证健侧肢体以患肢为参照伸髋并外展。将患肢行胫骨结节牵引，如果胫骨牵引针位置不当，则会影响复位，应予及时调整。牵引针可选用张力克氏针及Kirschner弓或者选用更粗的钢针，亦可用于直接牵引。带螺纹的钢针并非必需，而更粗的钢针则是首选。患者仰卧于牵引床上，患肢术区消毒、铺单（范围从髂嵴至牵引针）。患者的体位对于在股骨近段的器械操作非常重要。外围区域的消毒尽管并非必需，但如能做到则更佳。术野需暴露大腿外侧面至少270°的范围，而股内侧区域则无需铺单。C形臂球管置于术野的对侧、两股之间，健肢保持外展伸直位（非截石位）。患者通常摆成“V”字形，便于触及大转子。该体位主要靠移动患者的头及躯干来完成，同时也易于使患肢内收。

股骨近端骨折的复位操作是屈髋以使远、近段骨块对位。可以一个 Mayo Stand Cover（一种覆盖器械台的无菌套）或其他无菌封套包裹一个顶推器向上推挤远段骨块，可有助于纠正其后倾。患肢予以大幅内收既可减少部分阻力，同时有助于显示/定位梨状肌起点在股骨近端的位置。检查旋转及对线，使髌骨外缘与髂前上棘位于一条直线上。根据上述标志，以C型臂观察股骨近端，透视下应显示股骨近端包括股骨颈及梨状窝的位置。作者建议，在消毒、铺单之前，应在C形臂监视下充分进行股骨干骨折的闭合复位。

消毒、铺无菌单后，于大转子上方做长10～12cm的切口。切开深筋膜，将一根直径3mm的导针向远端穿过肌组织，沿股骨轴线方向紧贴大转子内缘进入梨状窝。进针点如果偏内或偏前，将可能会造成股骨颈骨折和（或）破坏股骨头的血供。于梨状肌窝中央进针是最理想的，侧位透视下确定导针方向没有偏离髓腔。透视下将导针穿过梨状窝至略低于小转子水平。正、侧位透视下确定导针位于髓腔的中央。以13mm空心髓腔锉套过导引钢丝进行扩髓，直至小转子水平。

在很多病例中，入针点的位置不易找到（特别是当髋处于外展时）。一个有用的技巧是将患者骨盆尽量摆向外，患肢内收，可于近段骨块上经皮插入一个顶推器或一枚5mm的单皮质Schanz钉，以协助使近段骨块进一步内收。

“开洞”完成之后，则将圆头导丝由钻孔处穿过近段骨块并越过骨折端。此时需借助于特殊技术使骨折复位以完成上述操作。髓内复位器（空心，有个弯头）体积较大，可在髓腔内完成对骨折的复位。一旦骨折复位，圆头导丝即可入骨折远段髓腔内。如果没有上述的“指”形复位器，亦可用一枚Schanz钉抓住远段骨折块，通过髓外方式使之复位。这些微创的方法还包括将一枚顶推器置于股骨远段后侧、铺单下方，以纠正远段骨块的屈曲或后倾，也可以使用手法从前、内或外侧推挤近段或远段骨折块以使骨折复位。

圆头导丝进入远段骨折髓腔后，即将C形臂置于患肢膝部，观察圆头导丝在远段髓腔内下行并到达Blumensaat线。正、侧位X线透视确定圆头导丝位于远段髓腔的中央，这一点非常关键。这有助于保证髓内钉在髓腔内的中置，防止置钉过程中远段骨折块的移位。侧位像须注意圆头导丝不能过于靠前，否则会造成偏心扩髓而过多破坏前方骨皮质。连续扩髓，髓内钉的直径应依据术前对髓腔的测量来确定。术中测量通常采用以下方法：当髓腔锉第一次锉到骨内膜皮质时，此时髓腔锉的直径加上1mm即为欲选用髓内钉的直径。当然，髓内钉的尺寸应保证足以插入较粗大的锁钉（不锈钢6.4mm，钛5mm），以防止早期行走后固定失效。连续扩髓完成后，可通过交换管用一根光滑的导丝来替代圆头导丝，但这一步骤对于某些髓内钉系统来说并非必需，某些系统中的圆头导丝设计可以穿过髓内钉的尖端。

髓内钉的长度可以使用一把透光尺通过“截取法”来测量。截取法为使用两根相同长度的导丝且均超过髓内钉的长度。以大转子尖部为起点，一根导丝位于股骨髓腔内，另一根则位于体外相应位置。如果为节段性粉碎骨折，则长度的测量问题可以参照健肢大转子顶端至股骨内髁的距离。如果双侧都是粉碎性骨折，则应选用同样尺寸的髓内钉，并参照同样的体表骨性标志。此外，某些器械公司的测量尺可以直接测量出导丝的长度。一旦选取了合适长度和粗细的髓内钉，则将钉套过光滑导丝打入髓腔，并以锁钉固定。在打钉时，应注意维持好骨折复位的稳定，最后锁钉固定。

锁钉一般是静态锁定，除非需要进行动态加压。通常是 2 枚锁钉位于骨折线上端，2 枚位于骨折线远端，锁钉位置应与骨折线距离 5cm 以上。适用于动态锁钉的骨折类型为 Winquist 1 型骨折，以及可能部分的 Winquist 2 型骨折。这主要是由于在股骨干髓腔狭窄部髓内钉与周围紧密接触，骨折固定比较稳定。而对于峡部的骨折，则要求远端 2 枚锁钉应尽可能远离骨折线。

所有股骨髓内钉的插入夹具都有近端锁钉导向装置，通常可以准确地进行锁钉。但偶尔也会找不到锁钉孔，此时即需要在 X 线透视下确认。顺行髓内钉的远端锁钉仍需要"徒手锁钉"技术。徒手锁钉技术完全依赖于 C 形臂下的 X 线透视。透视时，C 形臂屏幕中央的锁眼应该是一个"正圆"。在这个圆的皮肤表面做一个小切口。切开浅筋膜，用止血钳钝性分离皮下组织至骨表面，然后以钻头在这个正圆的圆心钻孔。如果钻头未能对准正圆的圆心，当垂直骨干钻孔时就会钻偏或导致锁钉偏心固定。当钻头通过锁孔时，用测深探针测量深度同时在 C 形臂透视下确定探针通过了锁孔(侧位像观察)并到达了合适的深度(正位像观察)。锁钉完成后，冲洗创面、缝合，必要时可在关闭切口前放置引流。最后，应在透视下仔细检查股骨颈以排除股骨颈骨折。

将患者从治疗床上抬下，撤除下肢的牵引，检查膝部的韧带有无损伤，以及患肢的长度、力线及是否有旋转对位。术后鼓励患者进行股四头肌等长收缩锻炼。过去对于粉碎性骨折的患者，术后都要求限制负重；但随着具有良好生物力学特性和强度更佳的内固定材料的应用，其临床数据表明患者可在保护下早期开始负重锻炼。理论上虽然可行，但大部分患者仍是在出现骨痂之后才开始半限制性负重锻炼。术后需加强 DVT 形成的预防护理，直至患者能够正常地控制肢体的功能活动。

b.顺行，转子，扩髓，仰卧：在股骨干骨折治疗中，顺行交锁髓内钉是一项相对新的技术。患者仰卧于手术床上，由大转子尖端进钉，髓内钉近段需有一个向外侧的 5°～8°的弧度。如果使用直的髓内钉，则常会导致力线不正。外科解剖与梨状肌窝起始进针点的确定非常重要。但在许多肥胖的患者除外，进针点需略偏外侧以利于钉子的置入。对于大多数患者，梨状肌窝起始进针点的位置很难找到，尤其是骨折偏近端的患者。

运用如前所述的相同装置，在 C 形臂透视下观察骨折近段，包括转子嵴、梨状窝、股骨头以及股骨颈。导针在距离大转子尖端不超过 2mm 处插入大转子，进入髓腔中央。位于大转子顶部的进针点非常重要，即不能靠前也不能靠外。在前后位像上，导丝应朝向小转子的下方进针，然后以中空髓腔锉扩大至小转子基底部。应仔细操作注意避免损伤内侧的骨皮质。随后采用相同的方法依次操作：穿导针、测量髓内钉、置钉、锁钉。进针点时有发生偏移致髓内钉直接打向小转子，从而导致不稳定，需注意应在透视下观察髓内钉尖端通过股骨近端的这一重要区域(高应力区)。如操作不当而损伤了内侧骨皮质,则可能致骨折线扩大甚至股骨近段的爆裂骨折。扩髓 2mm 后将髓内钉的弧度朝向侧方插入,插入过程中将髓内钉向内侧旋转 90°使其易于通过转子下区域。此外,对于过于靠股骨近端的骨折,使用经转子髓内钉易导致髋内翻畸形,术中应注意防止此并发症的发生。而使用骨折牵引床获得并保持闭合复位则可有效避免上述问题的发生。幸运的是,当髓内钉完全占据髓腔时,股骨干部的骨折常常能自行纠正其力线。康复锻炼与之前所述髓内钉技术的康复方法相同。

c.不同的顺行置钉法:如果医生选择患者侧卧位手术,则可有几种不同的置钉方法。侧卧位有利于显露梨状窝的入针点,因为侧卧位时脂肪组织下垂,术中医生易于进行分离。存在的问题包括侧卧位时难以观察侧位像,这可以通过屈曲患肢来解决。侧位打钉一个最大的问题是存在旋转移位可能,这通常发生在术中锁钉时,主要是由于术者在术前及术中没有仔细观察下肢的旋转对位。

另一种方法是患者不使用骨折牵引床在仰卧位下进行操作。在下述情况下置入股骨髓内钉时宜于使用透射 X 线的手术床而非骨折牵引床:骨折同侧肢体合并有严重开放伤、需行广泛清创(特别是股内侧伤口);合并血管损伤;伴有其他严重外伤需要多科室医生参与手术抢救的危重患者。不使用骨折牵引床进行复位的关键是需要在髋关节和骨折部位进行推顶以获得良好的进针点。准确地利用 Schanz 钉等工具,有助于骨折的复位。有经验的助手很有必要,可以协助术者时时注意观察肢体的长度和旋转力线。由于大腿部丰富的肌肉收缩会造成骨折短缩移位而妨碍医生的操作,因此患者需要在完全的肌肉松弛下才能获得良好复位。

最后一个不同点是选择非扩髓的髓内钉。使用非扩髓髓内钉的指征包括且通常局限于一般情况极不稳定的患者以及合并有严重胸外伤者。欧洲提倡使用非扩髓钉,其观点认为扩髓可能导致继发性肺损伤及栓塞。少数北美学者的临床对照研究显示,非扩髓钉的骨愈合率低于扩髓髓内钉。因此,对于非扩髓钉的选择必须基于其最佳的手术适应证。医生必须认识到,使用非扩髓钉有可能加重股骨干的损伤。

④逆行髓内钉:逆行股骨髓内钉的外科解剖范围集中在膝关节及股骨近段。髓内钉在膝关节股骨髁间的进针点恰位于髁间凹(侧位像上位于 Blumensaat 线上方)及后交叉韧带的上缘。逆行钉的适应证包括但不仅仅局限于肥胖、同侧股骨颈骨折、同侧髋臼骨折、同侧下肢骨折、孕妇以及双侧损伤的患者。

逆行扩髓:患者平卧于可透射 X 线光手术床上,暴露髋部。这可能需要在臀下垫高以抬高大转子,以便术区的消毒、铺单。从足到髂嵴整个下肢消毒、铺单。在膝下垫以透射 X 线的三角,可以使膝屈曲 30°,有利于到达进针点并避开髌骨,从而逆向置钉。消毒、铺单之后,首选切口为经皮行髌韧带中央纵切口。沿中线切开髌韧带或将之向外侧牵开后行髌骨内侧缘切开。在 Blumen-saat 线上经皮置入开口导针至髁间凹内,开口位置应正好位于后交叉韧带前方并在髁间凹内略低的位置,以避免损伤髌股关节面。进针点位于中线偏外侧,可使得髓内针置入时位于髓腔的中央。将导针沿髓腔中央置入,并在正、侧位透视下得到确认。侧位像上导针应位于 Blumensaat 线前方 7～8mm 的位置,以避免穿出后侧的骨皮质。开口钻沿软组织保护套筒内插入膝关节,避免损伤膝韧带、髌骨、胫骨平台前部以及髌下脂肪垫。开口钻进入远端股骨 5～7cm 后,退出钻头并冲洗关节腔,以清除潜在的碎屑。随后以圆头导丝插入髓腔中并越过骨折线到达股骨近端梨状窝水平。对远段骨折块进行手法操作或在近段骨折块使用Schanz钉以获得复位。由9mm～13mm连续扩髓，扩髓时应保持骨折复位的稳定。不宜使用更大直径的髓腔锉，以免损伤髌股关节面。置入12mm直径或更细的髓内钉，其尾端应位于关节面下至少3～5mm的深度，近端应在小转子水平上方。侧位X线像上可以清晰地观察钉置入远段骨块的深度，其必须位于Blumensaat线的上方。

在髓内钉两端锁钉，近端2枚锁钉在前后方向锁入，远端2枚锁钉由外向内锁入。近端锁钉在前后方向锁入最为安全，其位于小转子的近端并可最大限度减少对股部血管、神经的损伤。少数情况下，远段骨块上需从后方置入一枚锁钉，以利于骨折的复位及预防向后的成角畸形。这枚螺钉可使得在远段骨块内的髓内钉更加靠前，在侧位像上看更接近于解剖复位。有时需要利用外侧锁钉来保持髓内钉在更偏内侧的位置，以获得更佳的内、外翻力线。力线恢复正常之后，冲洗创面、闭合切口，活动膝关节检查其稳定性。术后康复功能锻炼与顺行置钉相类似。股骨远端骨折时，术后负重需慎重并密切随访，以避免发生再移位。术后早期即应鼓励患者加强锻炼，预防下肢深静脉血栓形成，增加关节活动及股四头肌的等长收缩等。

三、胫腓骨骨干骨折

（一）诊断标准

（1）由于小腿距离地面的位置，在日常生活和工作中是最常见的骨折之一。胫骨全长的前内侧面仅位于皮下而无肌肉组织保护，易形成开放性骨折，污染常较严重。小腿肌肉主要分布在后外侧，骨折后因肌力的不平衡而易产生成角、短缩和旋转畸形。胫骨血供不如其他有较多肌肉组织包绕的骨骼那样丰富，骨折后易发生不愈合、感染等。因膝、踝关节是运动轴近于冠状面的铰链式关节，所以小腿骨折后如有旋转畸形愈合则功能代偿较困难。

（2）临床检查要特别注意软组织受伤情况，检查足背动脉、胫后动脉和腓总神经是否有损伤，选择适当的固定方法。应严密监视骨筋膜间室综合征的发生，同时应该仔细评估膝关节韧带的损伤。

（二）治疗原则

1.闭合复位，石膏、支具等制动固定

适用于低能量造成的移位小的简单骨折，常用长腿、短腿或“U”形石膏外固定。

2.闭合复位带锁髓内针内固定

适用于闭合有移位的胫腓骨骨折、非感染性骨折不愈合、病理性骨折、部分开放骨折(Gustilo Ⅰ、Ⅱ)等，有对骨及周围软组织进一步损伤小、骨折愈合有较多骨痂(Ⅲ期愈合)中央内夹板式固定符合生物力学要求等的特点。术后邻近关节活动和部分负重(10～15kg)即可开始。

3.切开复位接骨板螺钉内固定

胫骨远近干骺端及涉及膝、踝关节内有移位的骨折，纠正畸形愈合及治疗不愈合等可用此法。根据软组织的条件接骨板可放置在胫骨前内或前外侧。

4.外固定架固定

适用于开放骨折，骨折后骨缺损或维持肢体长度，肢体延长等。

第三节　脊柱损伤

一、脊髓损伤的救治

(一)简介

北美每年大约会发生12000～14000例脊髓损伤,年轻男性多见,多数由机动车车祸引起。

(二)院前评估

(1)无论何种创伤,在创伤现场就要进行脊柱制动。

(2)美国外科医生学会推荐的外伤现场处理程序。

①维持呼吸道通畅及保护颈椎

②维持呼吸及换气功能

③维持循环及控制出血

④评估神志及神经功能状况

⑤暴露全身进行检查及维持外环境温度

(3)所有创伤患者都应该使用硬质颈围进行颈部制动、使用托板进行搬运,患者置于长的硬板上,并用胶带或肩带稳定。对戴头盔的运动员其头盔和肩垫不要去掉。

(三)急诊处理

(1)多发创伤患者其意识情况可能不正常,躁动不安可能会加重神经功能损害。

(2)ABC流程进行完毕后,应对患者的神经功能进行全面而又有重点的查体,逐一触诊全脊柱,了解相邻棘突有无台阶征或明显错位。

(3)评估气道和呼吸情况。严重颅脑外伤或因意识障碍无法保证气道通畅的患者(Glasgow评分<8)要进行气管插管,脊髓损伤导致呼吸困难的患者(特别是C_5以上损伤)应考虑气管插管,气管插管时应注意用手保持颈椎对线稳定,尽量减少不稳定颈椎的异常活动。

(4)神经功能检查。美国脊柱损伤协会(ASIA)制订的标准神经功能检查方法能详尽、正确地评估脊髓和神经根的功能。使用细针尖检查双侧各28个皮节的感觉功能(图5-3),根据对抗阻力及重力情况判定运动功能(1～5级肌力)(图5-3),根据运动和感觉功能检查结果,按照ASIA改良的Frankel神经功能分级系统进行分级。

(6)脊髓损伤

①完全损伤:损伤节段以下不存在功能性运动(肌力低于Ⅲ级)或感觉。

②不完全损伤:损伤节段以下保留部分感觉、运动功能。(表5-3)

(7)影像学检查

初步影像学检查项目:

①颈椎、胸椎、腰骶椎的标准正侧位片。

②10%～15%的患者有跳跃性多节段脊柱骨折,尤须注意颈胸交界区的脊柱序列排列,以免漏诊该部位脊柱骨折脱位。

③CT 检查：能进一步了解骨性损伤情况，对颈胸椎交界区（$C_7 \sim T_1$）的检查很有帮助，$C_7 \sim T_1$ 如果侧位片上不能清楚显示，则需要进一步做 CT 检查。

④MRI：所有存在神经损伤的患者均需进行该检查，对了解软组织结构及损伤情况很有帮助。

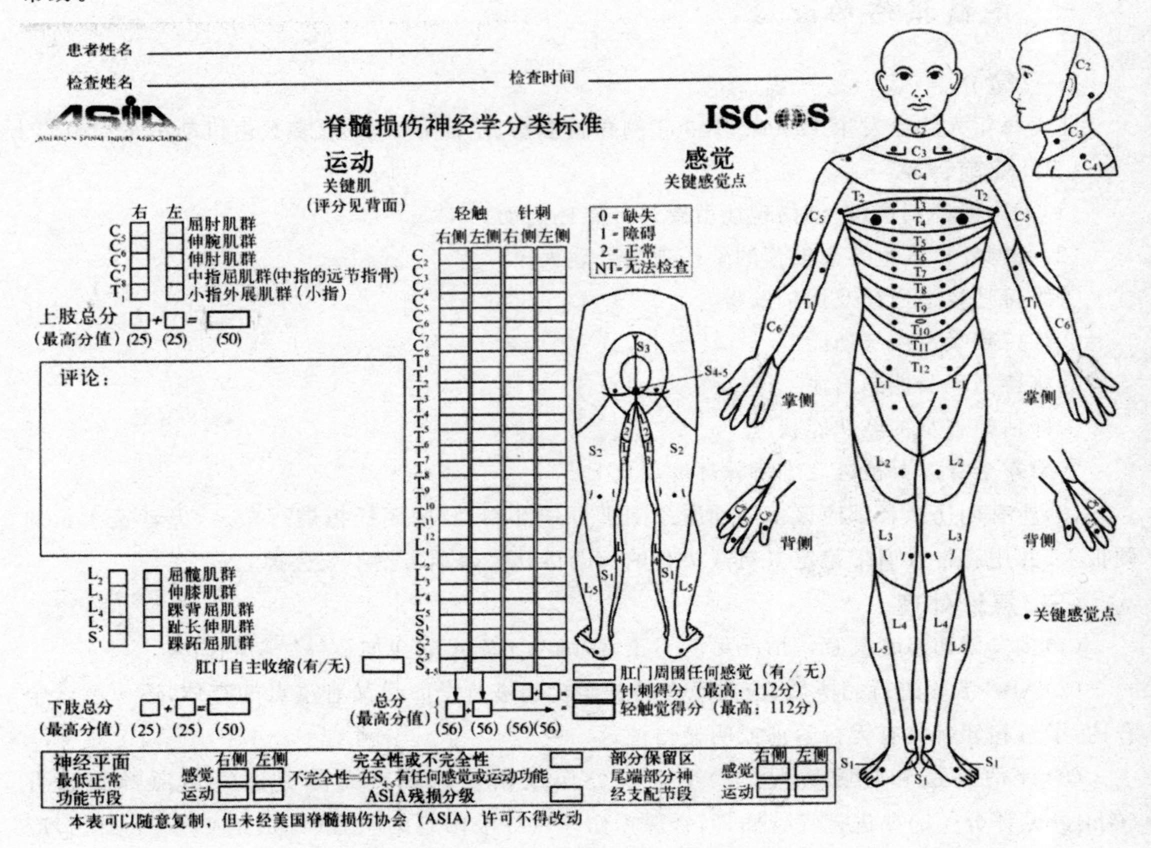

脊髓损伤神经学分类国际标准，2002 年修订版

图 5-3 ASIA 脊髓损伤评估表，美国脊柱损伤协会制定

（8）治疗

①患者的初始神经功能检查结果一般能反映脊髓的原始损伤严重程度。

②但患者神经功能的恢复能力并非只与初始损伤程度有关。创伤后血肿形成，随之发生炎症反应、细胞膜性结构破裂、缺血坏死、钙离子内流，以及细胞凋亡，上述“瀑布”效应会造成脊髓的二次损伤、影响其功能恢复能力。

表 5-3 各种脊髓不完全损伤综合征

综合征	表现
前脊髓综合征	脊髓的腹侧部分受损
	上行脊髓丘脑束和下行运动传导束受损
	痛温觉和运动功能障碍

续表

综合征	表现
	后柱功能(本体感觉/振动觉)存在
	预后最差
中央脊髓综合征	颈椎退变基础上过度后伸损伤引起
	手功能受损最严重
	上肢运动功能受损比下肢更明显
后脊髓综合征	约50%能恢复行走功能
	脊髓后柱内传导束受损
	本体觉和振动觉消失
	极为少见
Brown-Sequard 综合征	脊髓半切损伤
	同侧运动消失
	对侧损伤平面以下痛、温觉消失
	预后最好

③药理治疗:最常使用的药物是甲泼尼龙。但该药物促进患者功能恢复的疗效以及可能对患者造成的危险仍然存在争议。(表5-4)最常依据的是国家急性脊髓损伤研究(NASCIS)治疗指南。

表5-4　治疗脊髓损伤常用药物

名称	类别	机制
甲泼尼龙	类固醇激素	抗炎症反应、抗氧化
甲磺酸替拉扎特	21-氨基类固醇	稳定细胞膜
尼莫地平	钙通道阻滞药	阻止钙离子内流
4-氨基吡啶	钾通道阻滞药	延长运动电位时间
施捷因	GM-1 神经节苷脂	促进神经生长
纳洛酮	Mu 阿片受体阻滞药	神经保护作用

④手术时机:对早期还是晚期手术,现有的有关脊髓损伤手术时机的研究资料并无明确定论。但2级和3级循证证据(非前瞻性、非随机性、无对照组)提示早期行手术减压的疗效优于晚期手术及非手术治疗。

二、颈椎损伤

(一)概述

1.解剖

从功能和解剖上可以将颈椎分为两个区域:上颈椎(UCS)和下颈椎(LCS)。

(1)上颈椎:UCS 的范围是从颅底到 C_2 椎体下终板。它包括枕髁和枕骨大孔周围的骨孔、C_1 椎体(寰椎)和 C_2 椎体(枢椎)。从理论上讲,C_1 椎体是在颅底和 C_2 椎体之间起着“垫圈”的作用。齿突作为枢椎的一部分,其范围从寰椎侧块之间的尖端到狭窄的基底。寰椎的上关节突呈凸形,其下的关节面呈凹形,上、下关节突通过骨桥连接(峡部)。由于独特的解剖结构,UCS 可在颅骨基底和 LCS 之间进行大范围活动,并在起作用的节段提供最小的内在稳定性。UCS 的骨性解剖排列由重要的韧带结构维持。

(2)下颈椎:LCS 开始于 C_2 椎体的下 1/2,止于 T_1 椎体。与上颈椎类似,只有在软组织功能完整时才能维持下颈椎列线和保护脊髓神经。从 C_2 椎体下方到 C_7 椎体下方具有约 20°的生理前凸。颈椎前凸保证椎体和侧块之间的负载均衡分布(设想为三脚架构造)。钩突是颈椎的独特结构,位于椎体上表面的侧方并向上突起,能防止脊柱过度的侧方倾斜。功能良好的伸肌能控制颈椎的活动并维持颈部的平衡。虽然相邻节段间的前屈、后伸活动角度<11°,平移>3.5mm,但总体上看,LCS 的解剖特点允许颈椎具有相当大的活动范围。

2.发病率和损伤机制

由于上颈椎的位置特殊、活动范围大、尺寸相对较小和韧带结构相对脆弱,颈部及其周围软组织结构比下胸腰段脊柱更容易受伤。颈椎上方连接着质量较大的头颅,使颈椎容易受到间接暴力而损伤。损伤类型和严重程度取决于撞击时头部的位置、作用于颈椎的力量的方向和动能的大小。损伤的严重程度取决于多种因素,包括患者的年龄、骨质量、韧带松紧程度、脊柱僵硬程度和椎管大小。一般情况下,LCS 屈曲和爆裂性损伤最常见于运动量大的年轻患者的减速创伤,而老年患者通常是过伸损伤。颈椎的直接损伤一般是贯通伤,尤其是在北美城市地区。颈椎损伤的程度从轻度的软组织扭伤到危及生命的严重骨折脱位。其中 2%~5%的钝性损伤可能导致颈椎骨折或脱位。合并退行性颈椎疾病和多种并发症的老年体弱患者更易导致严重的颈椎损伤,这类患者颈椎损伤很容易漏诊,而且治疗上通常比较棘手。

(二)评估

1.概况

系统的临床评估是颈椎损伤诊断的基础。下一步需明确患者的情况:①认知能力未受损害;②没有持续的严重暴力作用[如每小时 35 英里(1 英里=1609.344m)的机动车辆碰撞,从 4 米高处坠落将出现急性颅颈骨折、长骨或骨盆骨折];③非损伤区的神经系统检查和颈部无活动疼痛提示不需要进一步影像学检查。这些情况虽可高度排除颈部损伤,但在创伤中却很少被关注。创伤患者诊断的基本原则是获得存在不稳定脊椎损伤的证据,这些证据可通过临床评价和影像学研究来排除。直到明确脊柱稳定性前,对于所有的创伤患者,在患者恢复知觉和诊断时要始终保护脊柱,如颈椎固定。

2.临床评估

临床评估开始于损伤机制(在可获得的情况)和基本生命体征检查。使用高级创伤生命支持 ABC 原则复苏成功后,应对患者进行更全面的评估,包括对脊髓损伤进行评估。从后枕骨到骶骨使用滑动手法检查触及创伤患者的脊椎。除了拯救生命,应避免对颈部的任何操作。应特别注意的是沿后正中线青肿、触痛或棘突间隙张开的位置;对有意识的合作的患者,正式评估包括格拉斯哥昏迷量表评估,脑神经功能、肢体运动评估、感觉功能和反射功能评估。这些功能测试是根据美国脊髓损伤协会的指南(ASIA)完成的。对无意识的昏迷患者,应尝试节段性运动和感觉检查,但通常是有限的。条件反射、深肌腱反射和病理征是评估的重要体征。对于怀疑有脊髓损伤的昏迷患者,应对男性进行阴茎异常勃起评估、详细的直肠检查、球海绵体反射评估。

3.影像学检查

(1)X线片:对明显损伤后颈部疼痛、面部骨折、多发伤、神经损伤或症状以及精神状态改变和可能的严重外伤建议进行颈椎影像学检查。颈椎侧位X线片仍然是最重要的影像资料,它可确定颈部骨折脱位以及理论上可看到颅底至C_7～T_1椎体的运动节段。通常,由于颈、胸椎交界处影像的缺失,可用游泳者体位或肩下拉侧位X线片来评估颈、胸椎交界。张口位X线片用于评估齿状突和C_1侧块。前后位(AP)颈椎X线片用来对C_3至UCS的评价。外伤性斜位X线片有助于显示神经孔和LCS的关节。

从时间和资源利用上考虑,如从颅底到上胸椎的颈椎X线片日益被螺旋CT冠状面和矢状面重建所取代。

一个正常的颈椎侧位X线片可显示生理前凸、无后凸和椎体半脱位、对称椎间盘高度、无关节半脱位、正常重叠小关节、狭窄的椎前软组织阴影。虽然今天仍在使用普通颈椎X线片,但很快被更快和更敏感的螺旋CT扫描重建所取代。

(2)侧位过伸过屈位X线片:侧位过伸过屈位X线片仍具有争议,但能有效评估颈椎稳定性。在清醒情况下,对那些充分合作的神经功能完好和正常X线片的患者,颈部无痛性最大的过伸过屈位X线检查有助于脊柱稳定性的早期判断。患者如果不满足这些条件和持续颈痛,在非急性的情况下,可延期进行过伸过屈位X线检查。

(3)计算机断层扫描(CT):对评估和诊断颈椎损伤,颈部CT平扫超越普通X线片而作为首选的影像学检查方法。螺旋CT扫描的矢状面和冠状面可以获得比X线片更敏感的图像。头颅CT平扫已成为对有认知障碍患者的常规初步筛选。添加从颅底至T_4椎体的颈椎筛选具有时间和成本效益。CT扫描也被认为比X线片更敏感和具有成本效益,缺点是具有较高的辐射暴露。对失去知觉的患者,CT扫描无异常可以明确颈椎情况,而不需要进一步行屈伸位X线片或MRI检查。

(4)磁共振成像(MRI):建议脊髓损伤的患者行MRI检查,特别是存在进展或不明原因的神经功能障碍或骨骼异常和神经损伤。关于MRI检查和脊柱损伤复位时间仍存在争议。清醒患者在进行MRI检查前,应用颅骨牵引对定位的脊柱进行闭合复位被广泛接受;目的是减少脊髓压迫持续的时间和促进脊髓功能恢复。MRI扫描也可应用在神经功能正常或无神经症状的患者,从而在复位前排除大的椎间盘突出,否则可能会导致复位后脊髓压迫。在72h内,MRI也可以检测棘间韧带和关节囊损伤,也能区别是全层撕裂或扭伤,但由于成本和成像时间,限制了MRI作为常规筛查。由于儿童无法配合MRI扫描,故MRI在儿童中的应用也受到限制。高级生命支持要求睡眠状态的监测或优先气管插管,而这在预约MRI检查前应予以考虑。MRI无法应用在病态肥胖患者(无法进入MRI检查仪器中)、严重强直畸形的炎性脊柱疾病和置入心脏起搏器或置入式刺激器的患者。

(5)骨扫描:骨扫描很少用于急性颈椎损伤的评估。骨扫描仅用于隐匿性脊柱骨折,尤其是骨骼未发育成熟的患者。通常情况下，伤后48h内做骨扫描没有作用；另外，单光子发射增强CT(SPECT)有必要用来增加颈椎小的骨性结构的图像分辨率。与现有技术如CT和MRI成像分辨率相比，骨扫描对外伤的评估已过时。

(6)其他检查：无创血管检查可用于评估椎动脉损伤。CT血管造影(CTA)推荐应用于横突孔的骨折、创伤后明显畸形或小关节脱位位移。CTA基本取代侵入性造影而作为筛选工具。对于CTA不清晰或无法解释的精神状态改变，经颅多普勒超声检查和磁共振血管造影通常作为备选检查，虽然这些检查的灵敏度高，特异性仍远低于动脉造影。常规无创血管检查和可疑椎动脉损伤的治疗仍在研究中。

(三)损伤分类

1.枕骨髁骨折

该损伤极少见，1/3为寰枕关节脱位的合并伤，其诊断往往通过头颅CT扫描无意发现，可能会合并有韧带损伤、颅内血肿及神经功能受损。

治疗：一般使用坚强的支具或Halo-vest架外固定3个月，3个月后拍摄屈曲—后伸动力位片，如果仍不稳定则行枕颈融合术。

2.寰枕脱位

寰枕脱位不稳定，往往为致命伤，幸存者经常会遗留严重的神经功能障碍，受伤机制为头部遭受强大的扭转或屈伸暴力，所有的韧带结构完全断裂。

影像学诊断：根据Harris线判断。

治疗：闭合复位，行枕颈融合术。

3.C_1～C_2半脱位

(1)小孩较成人更常见。

(2)常见主诉：颈痛、伴有明显的斜颈畸形，枕下区疼痛，颈椎旋转受限，可能合并有齿状突或寰椎骨折。

(3)寰椎横韧带断裂的判断

①寰齿前间隙为3～5mm表明横韧带断裂。

②7～8mm表明韧带结构完全断裂。

③超过10mm会造成脊髓受压。

(4)治疗：如果不稳定范围在3～5mm，使用Halo架或坚强的支具外固定2～3个月，如果不稳定超过5mm，则行C_1～C_2融合术。

(5)寰枢椎旋转固定：头偏向固定的一侧，但下颌以及C_2棘突指向另一侧。

4.寰椎骨折

(1)轴向暴力造成寰椎环破坏，由于该处椎管较宽，神经损伤很少见。可能合并有脑神经损伤。

(2)行张口位齿状突正位片检查，注意C_1、C_2侧块的位置关系，如果两侧侧块移位共计超过6.9mm提示横韧带断裂。可先行Halo架外固定2～3个月以使寰椎骨折愈合，骨折愈合后如果发现寰齿前间隙超过5mm，应再行C_1～C_2融合术。

(3)治疗：如无移位，使用颈椎支具外固定3个月；如存在移位或延迟愈合，则使用Halo架外固定3个月；骨折不愈合则行后路 $C_1 \sim C_2$ 融合术。

5.齿状突骨折

(1)Ⅰ型：尖部撕脱骨折，少见。骨折稳定，使用颈围保护即可。

(2)Ⅱ型：齿状突基底部骨折，向前移位(屈曲损伤)较向后移位(后伸损伤)更为常见。

①不愈合率为20%～80%，危险因素有：

a.年龄>50岁。

b.移位超过4mm。

c.向后成角。

②治疗

a.Halo架牵引复位，如果复位可以接受，Halo架外固定12周，后改用颈围固定6周。

b.$C_1 \sim C_2$ 融合的指征：延迟愈合或不愈合、Halo架外固定治疗出现再次移位、骨折不愈合的风险很高(移位>4mm、老年患者)。

c.齿状突骨折合并Cl环骨折的治疗选择：进行后路 $C_1 \sim C_2$ 螺钉固定或前方齿状突螺钉固定；或先使用Halo架外固定使 C_1 愈合，如果 C_2 不愈合则进一步行 $C_1 \sim C_2$ 融合术。

(3)Ⅲ型：经椎体骨折，骨折无移位可使用颈围或Halo架外固定，如存在移位则使用Halo架外固定3个月。

6.创伤性枢椎滑脱(Hangman骨折)(图5-4)

(1)损伤机制：急性过伸损伤。

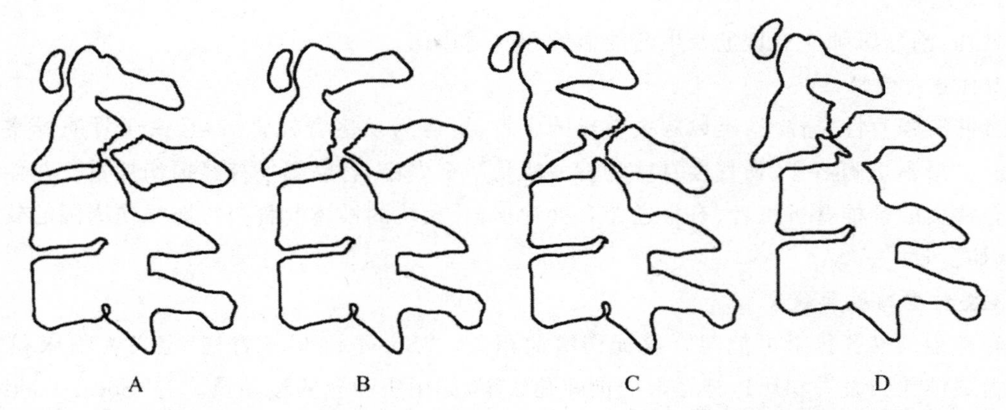

A.Ⅰ型：骨折无移位(移位<3mm)；B.Ⅱ型：移位>3mm；C.Ⅱa型：错位不明显但有明显成角畸形，成角>11°，前纵韧带完整，后纵韧带和 $C_2 \sim C_3$ 椎间盘破坏；D.m型：合并有 $C_2 \sim C_3$ 关节突关节脱位。

图5-4　Hangman骨折Effending分型

(2)分型

Ⅰ型：移位<3mm。

Ⅱ型：移位明显(>3mm)，且成角>11°。

ⅡA型：移位较小(<3mm)，但成角>11°。

Ⅲ型：合并有 $C_2 \sim C_3$ 关节突关节脱位。

(3)治疗

Ⅰ型:佩戴 Halo 架 12 周。

Ⅱ型:颈椎牵引复位并促进骨痂形成,佩戴 Halo 架 10～12 周。

ⅡA 型:后伸复位,然后使用 Halo 架外固定。

Ⅲ型及晚期不稳定/骨不连:前路 C_2～C_3 融合术或后方螺钉内固定(C_2～C_3 侧块钢板)。

7.下颈椎损伤

使用 Allen-Ferguson 下颈椎分型,该分型基于损伤机制,有助于对损伤生物力学的理解,详见表 5-5。

表 5-5　下颈椎骨折分型(Allen-Ferguson)

类型	表现
屈曲压缩型	前柱受压破坏;后柱被牵张
垂直压缩型	爆裂骨折
屈曲-牵张型	关节突关节脱位
后伸-压缩型	后柱压缩;前柱牵张
侧方屈曲型	不常见
后伸-牵张型	椎间隙变宽和(或)上位颈椎向后滑脱

(四)合并伤

1.贯通伤

最初,治疗医师应处理危及生命的血管和气道损伤。

2.自身免疫性疾病

合并有强直性脊柱炎、类风湿关节炎的患者,更容易发生脊柱骨折,且由于骨质异常容易漏诊。如果不正确治疗,强直性脊柱骨折一般是严重失稳,容易继发神经损伤加重。在伴有强直性脊柱炎的颈椎骨折患者,有报道伴有食管损伤[大块的椎体前骨赘可能损伤周围的软组织结构(如食管)]。

3.脊髓型颈椎管狭窄

脊髓型颈椎管狭窄可能与脊髓损伤增加相关。"Spear-tackler 脊柱"定义为临床和 X 线显示为颈椎前凸丢失和压迫神经根的椎间孔狭窄,如用头冲撞的运动员。有"Spear-tackler 脊柱"征象或症状性脊髓型颈椎病的运动员应避免体育活动,这些运动将头部或颈部处于损伤的风险中,也增加神经根损伤的风险。

4.椎动脉损伤

估计颈椎外伤后椎动脉损伤的发病率为 5%～30%。出现的症状从精神状态改变至重度脑卒中。病情检查和监测包括 CT 血管造影,如发现椎动脉损伤,再经颅多普勒对栓子进行评估。治疗是基于个体患者的表现和观察,服用阿司匹林、正规抗凝血治疗或血管栓塞。

(五)治疗和治疗依据

1.Rogers 原则

脊髓损伤的治疗原则遵循 Rogers 原则:畸形复位,神经组织的减压,损伤节段固定以防进一步伤害。

2.非手术治疗

(1)概述:大部分颈椎的骨性损伤通过合适的固定可以治愈。外固定如支具或 Halo 式架可为脊柱制动提供不同程度的固定。

(2)不稳定的骨损伤:非手术治疗真正不稳定的骨损伤不被临床研究或基础科学的支持,因此不推荐非手术治疗。对此类损伤通常建议行植骨融合固定手术。

(3)韧带和椎间盘不稳定的损伤:与四肢骨相比,韧带和颈椎的椎间盘的不稳定损伤通过非手术治疗愈合欠佳,即使延长外固定时间。脊柱韧带撕裂的外科修复不被临床研究或基础科学的支持,因此不推荐。这种损伤通常建议行植骨融合固定手术。

(4)软颈托:软颈托无法对颈椎提供结构支撑或固定,主要用于颈部肌肉酸痛的短暂对症治疗。

(5)硬颈托:硬颈托减少颈椎的运动很有限,因此仅用于小骨折或损伤;它们也可被用来作为手术后辅助稳定。

(6)颈胸背架:颈胸背架,如胸骨-枕-下颌固定(SOM)和 Minerva 架是限制颈椎屈伸最有效的非侵入性外固定设备。其有效性依赖于对枕骨下颌骨紧密贴合支撑以及背架与躯干的贴身。这些支具被认为可明确治疗移位较少的寰椎骨折、Ⅲ型齿状突骨折、稳定的爆裂骨折或关节骨折。支具与体形贴合是促进治疗的必要条件。

(7)颅骨牵引:对于脱位或可复的椎体碎片累及椎管的患者,通过适当地应用骨牵引间接复位非常有效,也是手术医师最有效的早期处理。具有急性脊髓损伤的患者,骨折-脱位或爆裂骨折的早期闭合复位能非常有效地改善神经功能。因此,有明显的脊髓损伤患者,最好是进行早期的牵引复位。颅骨牵引的禁忌证是某些颅骨骨折、颈部牵拉损伤和强直性脊柱疾病(牵引可导致继发性神经功能恶化)。骨折复位延迟可导致脊髓肿胀增加,缺血和脊髓继发性损伤区加大。对于小关节脱位的患者,有报道闭合复位后导致神经功能恶化的患者,可能是椎间盘碎片脱落进入椎管,因此建议在复位前进行 MRI 扫描。有报道认为髓核脱出的发生率在双侧小关节突脱位与单侧小关节突脱位分别为 13%和 23%。因此,建议对昏迷患者和计划在全身麻醉下行开放复位前行 MR 扫描。神经功能完整的和有意识的小关节脱位患者,如果检查不会推迟治疗,应在复位前行 MRI 扫描。然而,目前围绕复位前是否行磁共振检查仍有争论,因为为了获得这些检查可能延迟治疗,而且在搬运患者的过程中可能加重脊髓损伤。

(8)Halo 架:Halo 架应用螺钉固定颅骨,对于成年人颅骨固定至少使用 4 枚螺钉收紧 6~8in/lb;而对于儿童,根据大小和年龄因素使用 6~8 枚螺钉收紧 2~6in/lb。Halo 架螺钉的放置位置很重要。前钉应放置在眉的外 1/3 一指宽以上(置钉过程中,患者的眼睛应闭上),位于眶上神经的侧方、额窦前方和颞窝前侧。后钉的理想位置与前钉截然相反(耳垂后方的乳突上方)。对 Halo 架的生物力学稳定性影响最大的是架子与躯干的固定贴合情况。Halo 架限制脊柱的旋转比颈托更有效。

①指征:Halo 架可以应用在稳定的枕颈损伤、不稳定的寰枢椎骨折、枢椎 Hangman 骨折、Ⅱ型和Ⅲ型齿状突骨折、无神经损伤的爆裂骨折和一些单侧自动解剖复位的关节骨折。伴强直性脊柱炎的无移位颈椎骨折的患者如果没有手术固定治疗,至少需要应用 Halo 架固定。

②治疗结果：已有复位丢失的报道，主要发生在 Halo 架获得骨折复位后由于架子的松动；应用 Halo 架治疗的患者，其“蛇形”和其他方式变化的发生率为 20%～77%。

③禁忌证：对颅骨骨折的患者进行颅骨牵引或 Halo 架固定，危险性很大，通常要避免。一般来说，颈椎牵引的应用禁忌证是颈椎分离或过伸损伤的患者。

(9)甲泼尼龙：根据 NASCIS 的实验报道，认为在脊髓损伤后 8h 内经静脉给予大剂量的甲泼尼龙能改善神经功能。目前的推荐剂量如下：静脉注射，甲泼尼龙 30mg/kg，1h 内；随后以每小时 5.4mg/kg 注射，如果在伤后 3h 内给药，给药持续 23h，如果是伤后 3～8h 给药，持续 48h。目前，医学文献并不支持在损伤后 8h 使用类固醇；也不支持其用于周围神经损伤。有报道认为大剂量类固醇治疗的不良反应是增加胃肠道出血的发生率和败血症。近年来，由于缺乏明确的临床作用，使用类固醇治疗脊髓损伤越来越受到人们的质疑和不受赞同。现在，大量的科学文献认为使用类固醇只是“可选择的治疗”。

(10)其他治疗：其他药物如纳洛酮、拉扎洛依和神经节苷脂(CM-1)正在研究中，但不是治疗的标准。同样，脊髓的抗凝血治疗及冷治疗却不推荐用来治疗脊髓损伤。然而，建议脊髓损伤的患者进行相对简单的创伤复苏的措施，如主要维持血压正常而避免继发性低血压，维持正常的血细胞比容和提供足够的氧。

3.手术治疗

(1)适应证：一般情况下，神经损伤、韧带断裂(脱位)、严重爆裂性粉碎性骨折移位的Ⅱ型齿状突骨折和多节段脊柱骨折或多发伤患者建议手术治疗，一个或多个脊柱骨折稳定可以促进患者的活动和护理。并发颈部畸形和强直性脊柱且由于外固定无法固定的情况下也建议患者手术治疗。

(2)全身麻醉：颈椎不稳定的患者最好进行气管内全身麻醉，同时避免颈部搬动。建议手动轴线牵引来最大减少颈部活动。为了减少颈部搬动不慎导致的危险，通过清醒的经鼻插管和纤维支气管插管(同时保持颈部固定)可提供气道通畅。然而，并不总是应用这项技术。临床查体和神经电生理监测脊髓功能有助于确定可能出现的神经功能恶化。

(3)手术时机：颈椎骨折的手术时机仍有争议。目前还没有达成定义“早期”手术的共识。先前的观点认为颈椎损伤的早期外科干预可导致神经功能恶化的风险增加，目前这个观点已被驳倒。对早期外科干预的益处和对神经功能恢复的作用仍没有共识。然而，有大量证据表明早期内固定可允许患者早期活动，从而减少并发症，如肺部并发症及压疮。

(4)急诊手术：颈椎急诊手术干预的指征为脊髓受压，如髓核或骨碎片突出、增大的硬脑膜外肿块(如硬脑膜外血肿)、不能复位的骨折脱位使脊髓受压，渐进的神经功能障碍的脊髓肿胀(有争议的)。

(5)手术入路：颈椎创伤手术治疗包括前侧入路、后侧入路或前后侧联合入路。目前大多数颈椎损伤手术不再需要多种入路，仅经前侧入路或后侧入路已能达到充分的治疗。

(6)植骨：在任何关节融合术，颈椎融合术一般需要植骨融合。植骨可以来源于原位、自体骨块或异体骨块，能根据需要将骨块制成碎块或符合植入位置的结构；对于创伤，骨移植或假体装置的使用不被认为是标准的治疗。

(7)前侧入路：大部分条件下，通过椎间盘切除或椎体切除的前侧入路脊髓减压能获得比后侧入路更完全和充分的神经减压。前侧入路相对无创且无须搬动患者。然而,它的生物力学固定强度较为有限,尤其是在骨质疏松、严重躁动和强直性脊柱炎的患者。

(8)后侧入路:后侧入路具有更大的显露范围,它可以根据需要从枕骨显露至胸椎。后侧入路内固定器械比前侧入路的器械更能提供坚强的稳定性。

(9)颈椎椎板切除术:颈椎椎板切除术的指征是被椎板骨折和小关节骨折引起的椎间孔结构受压的患者。然而,颈椎椎板切除术导致脊柱不稳定并不能解除前方的脊髓压迫。因此,不推荐颈椎椎板切除术作为一个独立的方法治疗颈椎创伤,通常是结合多节段后侧入路固定融合。

(10)脊柱内固定器械:脊柱内固定器械的目的是维持骨折复位和列线,从而提供一个稳定的环境使椎体及时融合。

(六)解剖和生物力学的因素及手术技术

1.颈椎前路手术

(1)前路显露:标准的前侧入路可显示枢椎基底到 T_1 椎体。

①Smith-Robinson 入路:左侧 Smith-Robinson 入路的目的是减少喉返神经损伤的危险,但可预知的神经解剖路径仍有争论,并越来越受怀疑。喉返神经是迷走神经的分支。

②标志点:从影像学上看,颈动脉结节位于 C_6 椎体节段,此骨性标志有助于确定颈椎节段。环状软骨环通常对着 C_6 椎体:胸导管进入颈部食管左侧并进入后方的颈动脉鞘。椎动脉穿过 C_2～C_6 椎体的横突孔,前面覆盖着颈长肌。迷走神经位于颈长肌的前外侧。

(2)自体髂骨植骨:前路融合植骨最常应用自体髂骨。有报道认为该技术融合率＞90％。异体骨越来越多地用来替代自体髂骨植骨,从而减少取骨区的并发症,但与自骨相比,异体骨融合率稍低。填充同种异体骨移植材料的各种生物材料融合器可避免并发症和减少取骨移植的时间。

(3)外伤进行前路融合的指征:除了关节融合术,前路钉-板结构坚强固定融合术成为推荐的治疗方法:①融合率更高;②恢复生理曲度;③保护神经。如前所述,前路手术创伤小,仰卧位即能提供有效的神经减压和内固定。但仍有较少适应证需行前后路联合手术。例如,小关节交锁合并椎间盘突出的患者,由于侵犯了后方脊髓的危险使前路处理较为困难。在这种情况下,应行后路切开复位融合内固定后进行前路椎间盘切除和椎间植骨。当然,另一个处理的顺序是先前路切除椎间盘,随后切开复位,然后再前路应用锁定板进行融合内固定。

(4)前路植骨内固定生物力学:除了过伸负荷,前路内固定系统固定强度比后路内固定系统更低。这可能在颈椎损伤后行前路内固定具有较高不融合率的原因,然而,前路方法仍是首选(患者恢复得更快)。前路还无法应用在多节段固定和枕颈以及颈胸内固定上。

(5)前路钢板固定:目前,前路钢板的优点是外形设计较小、应用钛材料、最大程度减少对食管的影响。螺钉的锁定特性可允许单皮质螺钉固定并减少螺钉拔出和松动的危险。钉-板的表面无任何锋利的边缘或突起能使食管活动不受影响。由于担心不稳定,创伤的情况很少(如果有的话)具有“动态”的或可压缩的前路钢板。虽然前路钢板置入物可以放置在 C_2～T_1 椎体的任何位置,但关于前路钢板多节段融合仍存在争议并更易发生并发症。幸运的是,需要手术稳定的 LCS 损伤大部分不需要超过 1 个或 2 个运动节段的融合。

(6)前路加压螺钉固定:前路加压螺钉固定专门为Ⅱ型齿状突骨折设计。如果用 Halo 架非手术治疗失败或 C_1～C_2 椎体融合不理想,可考虑应用前路加压螺钉固定。与传统的双螺钉固定相比,单钉固定能提供足够的骨折固定强度。前路螺钉固定不建议应用在游离齿状突或齿状突延迟愈合或明确骨不连的患者。对于老弱患者,前路螺钉固定可能会增加吞咽困难的发生率,并且明显的吞咽困难导致误吸。因为这些问题,许多医师支持后路内固定来避免前路手术。

(7)前路 C_1～C_2 椎体融合:前路 C_1～C_2 椎体融合可以通过关节突关节和骨折块间加压螺钉或经口咽入路前路放置钢板来稳定。此手术技术上可行,但因为可增加喉上神经丛回缩和上食管收缩而引起吞咽困难的风险,故很少使用。

(8)C_1 椎体或 C_2 椎体前路减压:由于急性颈椎骨折没有 C_1 椎体或 C_2 椎体前方位置的压迫,很少有 C_1 椎体或 C_2 椎体前路减压的指征。一般用于治疗有症状的齿状突骨折畸形愈合或骨不连。

2.颈椎后路手术

(1)颈椎后路融合术:颈椎后路融合治疗创伤需应用自体骨松质、同种异体骨和(或)骨替代物放置于所在小关节面和椎板上(如果存在)。另外,对于损伤来说,推荐行后路内固定来提高融合和恢复解剖序列。

(2)棘突间钢丝固定:Rogers 推广的颈椎棘突间钢丝固定可以进行 1 个或 2 个运动节段的小关节突脱位的后路复位融合。对于损伤的患者,棘突间钢丝固定可应用在不稳定关节损伤。但这个简单的、便宜的内固定无法应用在椎板或棘突骨折、椎板已切除、多节段融合、严重的骨质疏松和旋转不稳定损伤。随着现代内固定方式的出现,很少应用具有较高的骨不连和失败的棘突间钢丝固定。

(3)颈椎后路短节段固定:颈椎后路钉棒或钢板内固定术已成为后路内固定的首选,它可为交界区(枕颈和颈胸段)甚至能为后方结构损伤或多节段颈椎提供稳定固定。如 Roy Camille、Magerl 等描述的,在 C_3～C_6 侧块置入螺钉也可获得把持力。置钉的关键在于避免内侧的脊髓、前方的椎动脉和外下方的神经根损伤。但 C_2 椎体和 C_7 椎体及上胸椎由于侧块缺如或较小,对这些脊椎可按照其的骨性解剖通过椎弓根置钉进入椎体。与棘突间钢丝固定相比,颈椎后路短节段固定能提高抗旋转强度以及在多节段固定的各方向上都能提高固定强度。这些内固定技术需要复杂的脊柱解剖知识,因此需要有经验的脊柱外科医师来完成。

(4)寰枢椎后路融合术:寰枢椎后路融合术的指征是寰枢椎复杂骨折或脱位导致创伤性不稳定。

①Gallie 和 Brooks 钢丝技术:最基本的 Gallie 和 Brooks 钢丝技术是应用线缆来融合 C_1～C_2 椎体,具有多种改良。Gallie 技术包括 C_1 椎板下钢丝圈固定至 C_2 棘突,此技术只能达到有限的生物力学强度。棘突间植骨融合通过植入自体带骨皮质的衣夹状骨松质。相对于 Gallie 技术,Brooks 技术能增加生物力学强度,特别是对屈曲和滑移。Brooks 技术需 1 个或 2 个椎板下钢丝穿过 C_1 椎体和 C_2 椎体后弓的两侧。通常应用带骨皮质的椭圆形骨松质移植至棘突两侧达到融合。

②经关节螺钉:经关节螺钉可获得更为稳定的 C_1～C_2 椎体固定,其方法是从后路通过枢

椎下关节突穿入到寰椎侧块。如果置钉得当，经关节螺钉能获得令人满意的稳定性，甚至应用在寰椎和枢椎椎板缺乏的患者中。后路融合可以通过类似 Gallie 和 Brooks 技术或如果寰椎、枢椎椎板缺失或骨折情况下进行小关节融合。不当的钻孔或螺钉通道可导致椎动脉损伤。为减少这种风险需要术前进行 CT 薄层扫描，从而寻找异常靠内的椎孔并在有经验的外科医师充分应用 C 臂定位下置钉。约 15%的患者有不利于螺钉安全置入的椎动脉解剖结构。

③Harms 技术：虽然最初为 Goelle 描述，但通常称为 Harms 技术。该技术包括寰椎侧块螺钉、C_2 椎弓根螺钉及其连接杆的置入。Harms 技术的生物力学上与反关节螺钉技术相同，可用于因椎动脉解剖原因无法行反关节螺钉置入的患者。该技术可用于椎板有缺陷或损伤的患者：另外，需应用轴位和矢状位 CT 扫描来仔细评估，以获得详细的手术方案。

(5)枕颈融合术：特殊情况下，无法达到 $C_1 \sim C_2$ 椎体稳定时应考虑行枕颈融合术。枕颈融合术也可用来治疗寰枕关节脱位。手术方式包括使用带骨皮质的骨松质移植和应用枕颈板或环状的线缆固定。新的内固定结构使用锁定板固定在枕骨上，并通过棒连接至 UCS 上的万向螺钉尾端上。

(6)椎板钩和椎板夹：由于可能侵犯脊髓，椎板钩和椎板夹一般禁忌应用在下颈椎。由于线缆或经关节螺钉固定具有较高的成功率，后路椎板钩和加压夹因缺乏生物力学的优势而限制其的应用。

(七)颈椎损伤的并发症

1.颈椎损伤的漏诊

CT 检查之前，初始检查完成后有超过 33%的颈椎损伤漏诊。颈椎损伤中主要漏诊的位置是交界区(枕颈和颈胸段)和隐匿性韧带损伤。造成颈椎损伤漏诊的原因包括没有检查一般情况、没有损伤的概念和认识以及少见情况如没有报告损伤。颈椎损伤漏诊后约 30%的患者出现神经功能恶化。患者的各种因素，如粗壮的体形形成的短颈、X 线片显示骨质疏松、骨骼未成熟、原有的骨骼畸形或严重的退行性改变和精神变化或无意识都使颈椎损伤的诊断非常困难。

(1)齿状突骨折：在上颈椎，齿状突骨折很容易漏诊。由于骨折在同一轴面 CT 平面上，可能无法看到齿状突骨折。未经治疗的移位的Ⅱ型齿状突骨折将导致不愈合。骨赘或病变的骨质导致诊断困难。矢状位和冠状面的 CT 图像可得到可靠的诊断。

(2)寰枕关节损伤：寰枕关节损伤很罕见，其漏诊率为 60%～75%。枕颈自发的部分复位和不理想的 X 线片是导致漏诊的可能原因。有报道指出寰枕关节损伤漏诊将引发严重的神经功能恶化。根据以往的病例，寰枕关节损伤漏诊的患者均导致死亡，而随着对寰枕关节损伤的不断认识，患者具有存活的可能。仔细检查对做出准确诊断和及时治疗很有必要。

(3)颈胸交界区损伤：颈胸交界区的损伤具有 50%～70%的漏诊率或低估其严重性，主要是由于传统 X 线片难于显示颈胸交界区域。CT 重建片有助于显示颈胸交界区域。

(4)隐匿性韧带损伤：尽管有 MRI，对颈椎韧带损伤的诊断和治疗仍具有困难。直立的侧位 X 线片、动力位 X 线片和 MRI 有助于评估颈椎韧带的完整性。一般来说，如果轴向，冠状面和矢状位螺旋 CT 扫描没有显示任何异常，颈椎情况将很清晰。对于诊断困难的退变性患者，需要做 MRI 检查。

(5)存在脊柱强直:强直性脊柱炎或其他强直性情况下,脊柱特别是颈椎更易于骨折。这些损伤的90%是过伸型损伤,并伴有前方结构增宽或撕裂,多发于$C_{5\sim6}$椎体或$C_{6\sim7}$椎体节段。通常情况下具有独特的骨折线,由于在卧床下使X线显示失真而造成漏诊。强直性脊柱炎的大部分骨折是不稳定的。如果漏诊,继发性神经功能恶化将有75%的发生率。

2.神经功能恶化

(1)严重损伤:颈椎损伤中有大量因素导致脊髓损伤。外力的大小和方向是显而易见的因素。同样,神经结构受压的持续时间可能对神经功能障碍的严重性和恢复有一定的影响。相对于脊髓,较小的椎管具有更高的脊髓损伤发生率。其他病理机制包括脊髓缺血和脊髓肿胀。神经损伤的严重程度与早期损伤后MRI显示不正常的脊髓信号出现和程度具有相关性。

(2)精神状态变化:椎动脉损伤导致不完整的Willis环的血液受阻,将引起持续性脑梗死或卒中甚至死亡。

3.肌肉骨骼功能

颈部扭伤如挥鞭式损伤最常与暂时运动减少和疼痛相关。无严重的结构损伤的颈部扭伤预后良好。持续性颈部疼痛提示应进行临床和影像学检查,如过伸过屈X线片或MRI。绝大多数的颈椎持续骨折或脱位导致神经损伤和影响神经功能恢复。到目前为止,损伤严重程度、治疗方式和颈部疼痛之间无相关性。

(八)颈椎损伤治疗的并发症

1.围术期早期神经功能恶化

围术期早期神经功能恶化令人担心,但并发症罕见。定期检查、记录术后神经功能状态对早期识别神经功能恶化很重要。在突发神经系统状况恶化的情况下,建议进一步行神经影像学检查如CT扫描或增强MRI检查。在术后早期(术后2～3周),应考虑各种可能的原因。术后早期神经功能恶化的原因包括椎管或椎间孔复位欠佳、器械干扰、复位丢失、植骨块移位、硬脑膜外血肿、脊髓肿胀、脊髓缺血和硬脑膜外感染。脊髓缺血将对神经功能产生持久的不利影响,目前普遍缺乏认识。

2.治疗后晚期神经功能恶化

晚期神经功能恶化开始于损伤愈合完成后,应进行神经影像学检查。晚期神经功能恶化的原因包括相邻椎管狭窄、骨折不愈合或没有对线的骨折畸形愈合(或融合)、空洞、失神经囊肿、列线丢失和骨髓炎或椎间盘炎。

3.Halo架治疗

Halo架治疗最常见的并发症是复位丢失、针道松动(占36%)、针道感染(占20%)和复位丢失(占15%)。尽管并发症的发生率较常见,Halo架在北美洲许多颈椎损伤的非手术治疗中具有关键作用。一般较常见的并发症,如针道松动或感染可以很容易地处理。相对于复位丢失,应明白哪种损伤方式适合Halo架治疗,哪一种损伤将引起复位丢失,因而从一开始就进行手术而得到更好的处理。

(1)颈椎列线的丢失:这里不能对颈椎列线的丢失建议具体的治疗。对特定的患者进行非手术治疗的基本治疗设想应重新评估;可以考虑调整Halo架装配。另外,可考虑再次卧位闭合牵引复位或手术固定。

(2)针道感染:针道感染常与针松动相关。需要通过持续的在骨骼定位点进行消毒以及避免皮肤打褶来预防。日常针道护理和患者宣教非常重要。对针道感染或针松动的情况,应进行局部伤口护理、抗生素治疗并拧紧针。如果第一次出现针松动,可以进行20.32cm/0.454kg(8in/lb)拧紧。复发性松动应去除针,在另一个安全的地方重新置针。

(3)眶上神经损伤:放置前针不当最常见的损伤是眶上神经损伤。前针应放置在颞窝及颞肌前面和额窦以及眶上神经外侧。滑车神经上方内侧是位于眉毛正上方的眶上神经。

4.颈椎前路手术

颈椎前路手术的并发症主要与手术显露、患者并发症和移植物的愈合相关。

(1)颈前入路:颈前入路并发症包括声音嘶哑(喉返神经麻痹)、吞咽困难(食管撕裂、过度收缩、失神经支配)、交感神经丛损伤(Horner综合征)、血管损伤(颈动脉、椎动脉、颈静脉)和限制性气道问题。有报道这些并发症＜5%。

①喉返神经损伤:喉返神经损伤是颈椎前路手术后最常见的神经系统并发症。最常见的原因是牵拉导致神经功能障碍。如果声音嘶哑持续超过6周,则需要喉镜检查。手术探查常在手术后6个月后进行。

②咽后血肿:咽后血肿可在术后早期发生。临床表现从吞咽困难至呼吸困难。

(2)颈前融合:颈前融合的并发症包括移植物移位、移植物塌陷、内固定断裂、内固定拔出、骨不连和畸形愈合。一般来说,这些并发症的发生率＜5%。并发症的发生率增加可能与多节段前路手术而没有行后路固定、骨质量差或骨愈合缺陷有关。

5.颈椎后路手术

颈椎后路手术的并发症较少见,有0.6%的患者发生医源性神经根损伤和2.4%的患者因内固定失效引起延迟愈合或不愈合。与前路手术相比,目前颈椎后路手术的主要并发症是手术暴露相关的肌肉骨骼疼痛和神经功能恢复减少。骨不连和医源性椎动脉损伤时有报道。

(九)畸形愈合及畸形

1.寰椎

关节内骨折端不平与疼痛和运动范围丢失相关。

2.齿状突

无论采取何种治疗方式,寰枢椎的旋转运动很少恢复正常,甚至在骨折解剖愈合下也无法达到。因为在寰枢关节瘢痕和异位骨形成,寰枢椎旋转通常减少30%以上。

3.枢椎环骨折

移位的Hangman骨折治疗后无韧带不稳定的畸形愈合一般可以接受。

4.下颈椎

外伤性下颈椎畸形最常见的类型是颈椎后凸畸形。脊柱后凸的原因包括压缩性骨折或爆裂骨折和棘间韧带断裂。无法识别的棘突和棘上韧带损伤可能导致椎棘突间扩大、椎体移位和疼痛。不稳定性的评估包括临床检查、动态检查和神经影像学检查。不稳定参数可帮助制订治疗方案。如果确定是不稳定或列线很差,建议的治疗通常包括融合以及尝试畸形的矫正,其畸形矫正根据移位的严重性和出现的时机来决定后路、前路或前后路联合手术。

（十）特殊情况

1.强直性脊柱炎和弥散性特发性骨肥厚

强直情况下骨折更容易发生和漏诊，其骨折是不稳定的。强直性骨折患者更容易出现并发症，包括脊髓损害。约20%的患者将出现硬脑膜外血肿，特别是在进行性神经功能恶化的情况下需行MRI检查。如果患者的医疗状况允许手术，早期稳定手术通常首选后路多节段融合固定。

2.无骨折脱位型脊髓损伤(SCIWORA)

SCIWORA出现在脊柱活动度高的节段(如儿科患者)。根据MRI扫描，这种伤害越来越罕见。原因不明的神经功能缺损的患者评估集中在排除隐匿性骨折或韧带损伤。如果没有发现，建议非手术治疗即固定持续几周到几个月。

三、胸腰椎损伤

胸腰椎损伤的类型决定于致伤外力，更多见的是几种致伤外力的联合作用。损伤后除了脊髓本身的病理改变外，脊柱损伤后的病理变化包括以下几种：①畸形；②椎体后部骨折块对脊髓神经的压迫；③椎间盘对脊髓的压迫；④脊髓后方的压迫；⑤骨折脱位致椎管容积丧失；⑥脊柱失稳。

（一）诊断标准和评估系统

1.临床表现

有明确的外伤史。重者常合并颅脑和内脏损伤。神志清醒者主诉伤区疼痛，肢体麻木、无力或感觉丧失，甚至二便功能障碍。查体可见脊柱后凸畸形，局部存在明显疼痛体征，神经系统检查见脊髓损伤有关章节。

2.诊断依据

主要依靠外伤史、临床特点及影像学检查。需要强调的是一定要注意全身的检查，特别是有无内脏损伤和休克的存在。按X线的骨折分类分为：Ⅰ型，椎体压缩骨折，＜椎体高度30%为轻度，30%～60%为中度，＞60%为重度；Ⅱ型，Chance骨折；Ⅲ型，爆裂骨折；Ⅳ型，骨折脱位，凡有椎体间脱位，不论为何种骨折均属此类。椎体骨折脱位包括分离型及屈曲型，其他尚有侧曲压缩骨折、横突骨折及椎板骨折等。骨折脱位与爆裂骨折多伴有脊髓损伤。

3.胸腰椎损伤严重程度评分系统(TLISS)

该系统既是对胸腰椎损伤程度的评估，也是治疗选择的重要依据。

（二）治疗原则

在对脊柱脊髓损伤的治疗之前，同样强调对生命体征的监测和救治，如呼吸和循环系统。在此基础上，根据骨折的类型、稳定性及系统评估，考虑治疗原则。

1.压缩骨折(Ⅰ型)

前柱压缩＜50%，脊柱后凸畸形角＜30°，属稳定性骨折，多无神经损伤。可过伸复位，石膏固定或支具保护，卧床8周，离床康复时仍支具保护，以防椎体再压缩。卧床期间，强调对相关并发症的预防，如呼吸系统、泌尿系统、循环系统、皮肤等并发症。如前柱压缩＞50%或后凸畸形角＞30°，则须手术治疗。经皮椎体成形术（PVP）或经皮椎体后凸成形术（PKP）是老年患者可以优先选择的微创治疗方式。

2.Chance 骨折（Ⅱ型）

亦多无神经症状，卧床 8 周并在支具保护下康复。若椎体中后柱损伤伴软组织损伤，且有前柱的压缩，为不稳定骨折，可行脊柱后路复位、内固定和植骨融合术。

3.爆裂骨折（Ⅲ型）

无神经症状者，也可采取卧床和在支具保护下康复；有神经症状则行减压及内固定。但根据“三柱学说”和 TLISS 评估系统，该类型骨折属于不稳定性骨折，因此有学者认为无论是否有神经损伤症状，均应行手术固定和（或）减压。

4.骨折脱位（Ⅳ型）

绝大部分需要切开复位并内固定融合，然后进行康复训练。首先考虑后路的固定与融合，当后路手术不能达到预期效果、严重后凸畸形伴脊髓前方的嵌压时，考虑前路减压。如果神经系统损伤属完全性或不可逆性，则外科手术方案可以简化。

四、脊髓损伤

脊柱骨折脱位中约 14％合并脊髓神经损伤，表现为完全或不完全性四肢瘫痪或截瘫。为判断每一病例的预后或选择适当的治疗方法，需查明脊髓或神经根的损伤平面、损伤程度、损伤性质和原因。临床分析和 X 线检查同样重要。

损伤平面的确定可以参照美国脊髓损伤学会（ASIA）1992 年制定的方法，通过检查关键点的感觉和关键肌的肌力加以确定。

（一）诊断标准

1.脊髓损伤与截瘫

（1）定义：①四肢瘫：为颈段脊髓损伤，引起上下肢及盆腔脏器括约肌功能损害。不包括臂丛及周围神经损伤；②截瘫：胸、腰、骶段脊髓损伤，造成下肢盆腔脏器括约肌功能障碍，不涉及上肢功能，不包括腰骶丛及周围神经损伤。

（2）ASIA 损害分级（根据 Frankel 分级修订）

A 级：完全性损害，在骶段（S_4～S_5）无任何感觉运动功能保留。

B 级：不完全性损害，在神经平面以下包括骶段（S_4～S_5）存在感觉功能，但无运动功能。

C 级：不完全性损害，在损伤平面以下存在运动功能，但大部分关键肌肉的肌力小于 3 级。

D 级：不完全性损害，在损伤平面以下存在运动功能，大部分关键肌的肌力大于或等于 4 级。

E 级：正常，感觉和运动功能正常。

2.临床分类

除上述不完全与完全损伤外，尚有：①中央脊髓综合征：主要发生颈段脊髓其运动瘫痪上肢重于下肢，以手内肌瘫最重，甚至不能恢复；感觉不同程度受损，骶部感觉未受损；②半脊髓损伤综合征：同侧运动及本体感丧失，对侧痛温觉丧失；③前脊髓综合征：不同程度的运动和混痛觉丧失，而本体感存在；④脊髓圆锥综合征：为脊髓骶段腰神经根损伤；⑤马尾损伤：L_1 下缘以下为马尾，故 L_2 以下损伤为马尾损伤；⑥神经根损伤：见于颈椎及腰椎损伤，仅损伤个别神经根；⑦无放射影像异常的脊髓损伤(SCIWORA)：多见于儿童及老年，青壮年亦可发生。颈椎为此症多见部位，亦可发生于下胸椎损伤后立即或在 1～2d 内出现四肢瘫或截瘫，但 X 线上未见到骨折或脱位，MRI 可有椎间盘突出、后纵韧带骨化或椎管狭窄；⑧过伸损伤：主要见于颈椎，可为 SCIWORA 的一种泪滴骨折，其脊髓损伤可为中央型、前脊髓(椎管较宽)或完全性。

截瘫平面高于脊椎损伤平面的原因有：①脊椎损伤平面以上脊髓缺血性坏死，为损伤至脊髓内动脉系统血栓所致，多见于下胸椎损伤，上行缺血坏死可达数节段；②胸腰段损伤，脊髓因供血障碍或直接损伤，高出脊椎损伤 2 个节段；③在腰椎横向脱位损伤，如 L_3 以上向左侧脱位，则 L_3 以上右侧 1 至数个神经根可受牵拉损伤。

3.急性脊髓损伤 MRI 分型

(1)出血型：脊髓成像中有中心低信号区，周围绕以高信号边缘。

(2)水肿型脊髓伤区一致高信号，此型预后较好，80%可恢复。

(3)混合型：高低不均信号。

(二)治疗原则

1.急性期

(1)大剂量甲基强的松龙用于严重不全截瘫及全瘫，最好于伤后 8h 内应用，首次 30mg/kg，静滴 15min，以后 5.4mg/(kg·h)静滴共 23h。

(2)脊椎骨折脱位复位，有压迫者减压。

(3)局部冷疗(硬脑膜外)连续 24h。

(4)高压氧(HBO)治疗，伤后数小时内进行，6h1 次，共 3 次。

2.陈旧性脊柱脊髓损伤

可依据压迫方向及程度，行减压和植骨融合内固定术。

第四节　脊柱退行性疾病

一、颈椎退行性疾病

颈椎病是一种退行性疾病。中老年发病居多，男性多于女性。但近年来年轻患者有增多趋势，可能与长期低头、伏案等工作性质或生活习惯有一定联系。按照全国颈椎病专题研讨会上有关专家所达成的共识，颈椎病被定义为：由于颈椎椎间盘退行性改变及继发病理改变(如椎体骨赘形成)等因素累及相邻组织结构(神经根、脊髓、椎动脉及交感神经等)并产生相应临床表现的一类疾病。

颈椎病根据受累组织结构及临床表现的不同被划分为几种不同类型。目前比较常用的分型主要包括：①神经根型：以神经根受压并出现神经根支配区感觉及运动功能异常(肩背部及上肢疼痛、麻木、无力等）为主要临床表现；②脊髓型：以脊髓受压并出现脊髓功能障碍（肢体无力、动作不灵活、步态不稳及二便异常等）为主要临床表现；③交感神经型：以颈部交感神经受累，出现交感神经功能紊乱为主要临床表现；④椎动脉型：以椎动脉受压，并由此造成脑基底动脉供血不足为主要临床表现。有时上述两种或两种以上类型的临床表现并存，可被诊断为混合型颈椎病。

（一）神经根型颈椎病

1.诊断标准

（1）症状

①神经根受压所致症状：放射性上肢痛；手臂麻木；手臂无力。②颈肩部疼痛或不适症状。

（2）体征：颈部僵直，活动受限；颈部肌肉痉挛，受累节段颈椎棘突压痛；呈受损神经根支配区分布的感觉减退，手或上肢肌力减弱；颈椎神经根牵拉试验阳性；Spurling 征阳性。

（3）影像学检查：①X 线平片显示椎间隙狭窄、椎间孔狭窄、椎间关节失稳；椎体后缘或钩椎关节增生；颈椎生理曲度异常。②CT 或 MRI 检查显示椎间盘突出及神经根受压征象；有时可见硬脑膜囊受压及异常骨化现象。

（4）临床电生理检查：①肌电图；②体感诱发电位。

（5）排除其他疾病：①周围神经损害；②糖尿病性神经炎；③动脉硬化症。

2.治疗原则

（1）非手术疗法：多数病例可获得疗效，常用方法包括：①卧床休息、理疗、牵引；②药物；③颈部支具固定。

（2）手术疗法

①指征：非手术治疗无效者；出现明显感觉及运动功能障碍者。②手术方式：椎间盘切除及植骨融合固定术；人工椎间盘置换术；神经根松解术。

（二）脊髓型颈椎病

1.诊断标准

（1）中年以上发病较多，但也可见于年轻患者；发病缓慢，逐渐加重。

（2）典型者先出现双下肢无力、步态不稳等症状，可伴上肢麻木、无力及双手不灵活；随病情逐渐加重，可出现不能站立、生活不能自理、大小便障碍甚或失禁。

（3）临床体征：常见锥体束征，下肢及上肢肌张力增高，四肢生理反射亢进；出现受累水平以下躯干感觉减退平面；Hoffman 征（＋），Babinski 征（＋），髌阵挛、踝阵挛（＋）。单侧脊髓受压严重者可表现为 Brown-Sequard 综合征。

（4）X 线表现：颈椎退变，骨质增生，椎间隙狭窄，颈椎曲度或顺列改变。

（5）MRI 检查：椎间盘突出、韧带肥厚、脊髓受压。脊髓受压严重部位有时可见脊髓内信号改变。

（6）CT（平扫及矢状位重建图像）检查：颈椎骨质增生、后纵韧带或黄韧带骨化、椎管形态改变。

（7）排除其他疾病：①运动神经元病；②脊髓炎及椎管内其他病变。

2.治疗原则

(1)非手术疗法(同神经根型颈椎病):用于症状轻微患者或因各种因素不能耐受手术者。

(2)手术治疗

手术方式包括:①前路减压及植骨固定术;②前路减压及人工椎间盘置换术;③后路椎板成形(椎管扩大)术;④后路椎板减压及固定术。

(三)交感型颈椎病

1.诊断标准

(1)症状:①有时与椎基底动脉供血不足有关。常见症状包括:头痛;头晕;眼部不适或视力异常;出汗异常;心慌、恶心或呕吐;猝倒等。②颈肩部疼痛或不适症状。③睡眠或情绪改变,记忆力减退。

(2)体征:颈部活动常受限,尚无具有诊断意义的特殊体征。

(3)影像学检查:①X线表现为颈椎退变;颈椎生理曲度改变;椎间关节失稳征象常较明显。②CT及MRI可见伴有椎间盘突出及硬脑膜囊受压征象。

(4)其他辅助检查:①MRA可显示椎动脉走行情况;②椎动脉造影;③椎动脉超声检查。

(5)排除其他疾病:①耳源性及眼源性眩晕;②神经官能症及颅内病变;③动脉硬化症。

2.治疗原则

(1)非手术治疗:适合于多数患者。常用方法包括:①卧床休息、理疗;②药物;③颈部支具固定;④颈部肌肉锻炼;⑤颈椎管内硬脑膜外封闭。

(2)手术治疗

①指征:具有明显发作性眩晕或猝倒症状,非手术治疗无效;颈椎椎间关节显著失稳且有证据表明其与临床症状发作有关。②手术方式:以颈椎固定及融合为主要目标。

(四)上颈椎畸形半脱位

1.诊断标准

(1)症状:可出现高位颈脊髓病症状,严重者可出现呼吸抑制等。

(2)体征:似脊髓型颈椎病,感觉及运动障碍平面往往更高。

(3)X线表现:可见寰枢椎半脱位、寰枕融合或颅底凹陷等畸形。

(4)MRI:可见因寰枢椎半脱位所致枢椎齿状突压迫脊髓或延髓的征象。

(5)CT:可观察寰枢椎半脱位及椎管形态的改变。

2.治疗原则

(1)保守治疗:仅适用于早期症状轻微患者。

(2)手术治疗:根据具体情况采用上颈椎固定融合术或枕骨-颈椎固定融合术。

(五)颈椎病手术技术

1.颈椎前路手术

(1)适应证

①软性颈椎间盘中央型突出。

②同一节段的双侧神经根病。

③单侧软性椎间盘突出或椎间孔狭窄：对神经根病患者，如有严重的颈部轴性症状，首选前路手术。

④单、双节段的脊髓型颈椎病。

⑤矢状面存在后凸畸形。

(2)经前路颈椎椎间盘切除及融合术

①可使用三面皮质的髂骨进行椎间融合(Smith-Robinson 前路融合技术)、佩戴颈部支具6 周。

②单节段融合术可使用异体骨植骨，但要进行内固定。异体骨植骨融合可避免取自体骨并发症，但长期吸烟为相对禁忌证。

③前路内固定钢板的使用：单节段椎间融合其稳定性相对较高，如使用自体骨植骨融合可不行内固定。

下述情况下建议使用内固定：

a.单节段的异体骨植骨融合。

b.术后不愿意进行支具外固定者。

c.多节段的椎间融合手术。

d.一些假关节形成高风险患者(翻修手术、吸烟者)。

e.前方颈椎椎体次全切除融合术(该术式往往需要进行内固定，可以避免术后 Halo 架外固定，能提高融合率)。

2.颈椎后路手术

(1)适应证

①单侧软性椎间盘突出或椎间孔狭窄，患者有神经根性症状，但无颈椎轴性疼痛。

②脊髓型颈椎病(病变超过 3 节段)。

③后纵韧带骨化。

④矢状面上颈椎无后凸(颈椎仍保持前凸或中立位)。

(2)椎板-椎间孔切开减压术是一种脊柱运动功能保留手术，无明显轴性症状的神经根型颈椎病可选择该术式。

(3)颈椎管成形术(图 5-5)

①与颈椎板切除、融合术相比，该术式并发症发生率相对较低，因此应用越来越多。

②本手术是一种脊柱运动功能保留手术。

③与颈椎板切除、融合术的手术适应证相同。

④有多种手术技术，有些术式进行内固定、有些不行内固定。

a.双开门术式，即法式开门术：从棘突中线打开、两侧为铰链。

b.单开门术式：一侧为开门侧，另一侧为铰链侧。

(4)颈椎板切除、融合、内固定术：当行颈椎板切除术时，为避免椎板切除术后出现颈椎后凸畸形，建议进行内固定，可行侧块螺钉固定，C_2、C_7、T_1 可行椎弓根螺钉内固定。

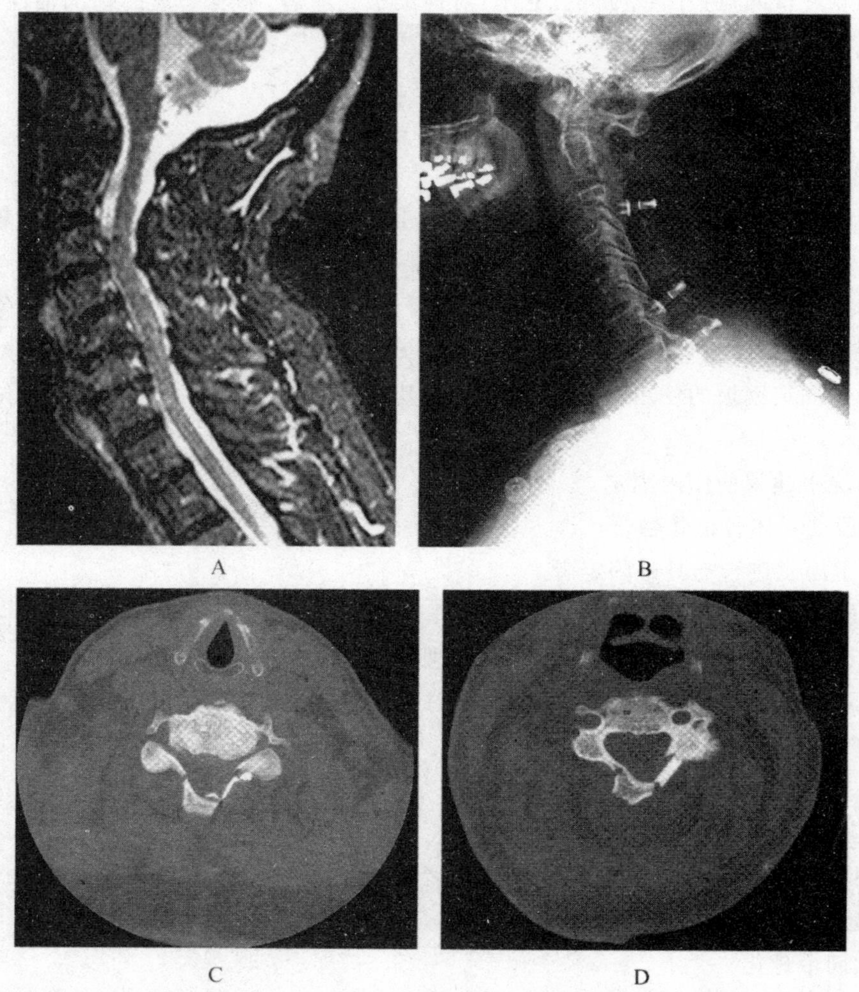

A.术前颈椎 MRI 显示 C_3～C_7 椎管狭窄；B.对 C_3～C_7 行椎管成形术（术后侧位片提示进行了异体骨植骨及小钛板固定）；C.术后 CT 横断面显示置入的钛板；D.术后 CT 横断面显示置入的异体骨块。

图 5-5

（六）并发症

1.颈椎前路手术

（1）假关节形成。

（2）植骨块脱出、吸收或塌陷。

（3）吞咽困难。

（4）声音嘶哑。

（5）椎动脉或颈动脉损伤。

（6）硬脊膜撕裂。

（7）食管或气管损伤。

（8）神经损伤。

2.颈椎后路手术

(1)神经功能障碍。

(2)C_5 神经根麻痹:一般认为是由于术后脊髓向后漂移引起 C_5 神经根牵拉伤所致。

(七)术后处理

(1)单节段手术、未进行内固定者术后用硬质颈围行外固定,前路手术术后24h内应抬高床头30°以防止血肿形成,术后6周应摘除硬质颈围。

(2)椎板成形术并行内固定者术后不需要使用硬质颈托外固定,术后应迅速开始颈椎活动度功能锻炼。

二、腰椎间盘突出症

腰椎间盘突出症(LDH)是由于腰椎间盘退行性改变或受外伤等原因,纤维环破裂,髓核突出并刺激或压迫神经根、马尾神经所表现的一种综合征,是引起腰腿痛的常见原因。腰椎间盘突出症的发病率占门诊中腰腿痛患者的约1/5。

(一)诊断标准

1.临床表现

(1)腰痛和一侧下肢放射痛:这是本病的主要症状。腰痛常发生于腿痛之前,也可二者同时发生;大多有外伤史,也可无明确诱因。疼痛具有以下特点。

①放射痛沿坐骨神经传导,直达小腿外侧、足背或足趾。如为 L_3～L_4 间隙突出,因腰4神经根受压迫,可产生向大腿前方的放射痛。

②一切使脑脊液压力增高的动作,如咳嗽、喷嚏和排便等,都可加重腰痛和放射痛。

③活动时疼痛加剧,休息后减轻。

(2)脊柱偏斜畸形:脊柱偏斜的方向取决于突出髓核与神经根的关系:如突出位于神经根的腋下,躯干一般向患侧弯,如突出位于神经根的肩上,躯干则向对侧弯。

(3)脊柱活动受限:可发生于单侧或双侧,由于腰肌紧张,腰椎生理性前凸消失。脊柱前屈后伸活动受限制,前屈或后伸时可出现向一侧下肢的放射痛。

(4)腰部压痛伴放射痛:椎间盘突出部位的患侧棘突旁有局限的压痛点,并伴有向小腿或足部的放射痛。

(5)直腿抬高试验及加强试验阳性:应注意两侧对比。

(6)神经系统检查:L_3～L_4 突出(IA神经根受压)时,可有膝反射减退或消失,小腿内侧感觉减退。L_4～L_5 突出(L_5 神经根受压)时,小腿前外侧足背感觉减退,踇趾背伸肌力常有减退。L_5～S_1 椎间盘突出(S_1 神经根受压)时,小腿外后及足外侧感觉减退,第3、4、5趾肌力减退,跟腱反射减退或消失。神经压迫症状严重者患肢可有肌肉萎缩。严重者可出现较广泛的神经根或马尾神经损害症状,常有小便失控,大便秘结,性功能障碍,甚至双下肢部分或大部瘫痪。

2.影像学检查

X线检查常有躯干偏斜,有时可见椎间隙变窄,椎体边缘唇状增生。重症患者或不典型的病例，在诊断有困难时，可考虑做脊髓造影、CT扫描和核磁共振等特殊检查，以明确诊断及突出部位。

（二）鉴别诊断

1.腰椎小关节紊乱

可有腰痛及向同侧臀部或大腿后的放射痛，易与腰椎间盘突出症相混。该病的放射痛一般不超过膝关节，且不伴有感觉、肌力减退及反射消失等神经根受损的体征。

2.腰椎管狭窄症

间歇性跛行是最突出的症状。少数患者有根性神经损伤的表现。严重的中央型狭窄可出现大小便失禁，脊髓造影、CT扫描、核磁共振等特殊检查可进一步确诊。

3.腰椎结核

早期局限性腰椎结核可刺激邻近的神经根，造成腰痛及下肢放射痛。腰椎结核有结核病的全身反应，腰痛较剧烈，X线片上可见椎体或椎间隙的破坏。CT扫描对X线片不能显示的椎体早期局限性结核病灶有独特作用。

4.椎体转移瘤

疼痛加剧，夜间加重，患者体质衰弱，可查到原发肿瘤。X线片可见椎体溶骨性破坏，椎弓根侵犯多见。

5.脊膜瘤及马尾神经瘤

为慢性进行性疾患，无间歇好转或自愈现象，常有大小便失禁。脑脊液蛋白增高，奎氏试验显示梗阻。脊髓造影检查可明确诊断。

（三）治疗原则

1.非手术治疗

严格卧硬板床休息3～6周，辅以理疗和药物及牵引，常可缓解。腰腿痛症状改善或消失后，需要逐步开始腰背部伸肌锻炼。

2.手术治疗

手术适应证为：①非手术治疗无效或复发，症状较重影响工作和生活者；②神经损伤症状明显、广泛，甚至继续恶化，疑有椎间盘纤维环完全破裂髓核碎片突出至椎管者；③中央型腰椎间盘突出有大小便功能障碍者；④合并明显的腰椎管狭窄症者。

常用的手术方式包括传统的切开椎间盘切除、微创小切口椎间盘切除、显微内窥镜下的椎间盘切除和椎间孔镜下椎间盘切除，应根据患者的病情和手术医生掌握的技巧选择合适的手术方式，决定是否需要内固定和植骨融合。

3.显微镜下腰椎间盘髓核摘除术

显微镜下髓核摘除术已经成为腰椎间盘突出症手术治疗的金标准，并且最新的经皮微创技术也并没有被证明比显微摘除术更加有效。对比显微技术与标准开放椎间盘髓核摘除术，虽然从最终的长期随访结果来看没有统计学差异；但与标准开放技术相比显微镜胜在提供了更好的照明和放大功能，术后并发症发生率也更低且患者能更早出院。

(1)手术体位与麻醉：考虑到患者舒适度，方便气道和镇静管理，我们推荐使用全身麻醉。全身麻醉另一个优点是可以进行低血压麻醉。尽管这不是我们的偏好，但是这一手术仍然可以通过硬脑膜外麻醉或者局部麻醉加镇静来进行。患者采用俯卧位，让腹部不受压迫，从而减轻腹部静脉系统的压力，并且另一方面，可以减少通过 Baston 静脉丛到椎管的反流。这也具有降低术中硬脑膜外静脉出血的效果。为此可以采用一些托架，但为了易于安装，我们推荐使用标准的手术台附带的 Wilson 支架。

(2)确认节段和手术侧：根据术前影像和解剖学体表标志将一块不透光的皮肤标记放在合适位置，进行侧位 X 片或透视，以确定能暴露到目标椎间隙的合适切口位置。可以用一根脊髓穿刺针从手术侧的对侧，旁开中线约 2cm 处尽量垂直地置入。进行手术的一侧通常是症状更加严重的一侧，虽然偶尔也会有中央型的腰椎间盘突出症能从任何一侧进入。

(3)皮肤切口和椎板间隙暴露：根据侧位 X 片定位直接找准目标椎间隙所在节段，在棘突中线或者在患侧旁开棘突 1cm 处做一个 2～3cm 长的切口。在 L_5～S_1，该切口往往直接对着椎板间隙上方；但如果后伸腰椎，切口将会指向头侧椎板。锐利切开皮肤直至腰背筋膜。筋膜切开时要小心，稍偏向棘突一侧以避免损伤棘上和棘突间韧带复合体。然后骨膜下剥离肌肉，剥离范围局限在椎板间隙和约 50%的头侧及尾侧椎板。应该小心地保护关节囊，此处可用骨膜剥离器和电凝来完成。然后安装牵引器。术者应当暴露椎弓峡部外侧缘作为解剖标志，以防止行椎板切开时造成峡部骨折。

此时需要再次摄侧位 X 线定位片来确认手术节段是否正确。可以将一个前弯的刮匙置于间隙的头侧椎板之下以帮助定位。经过术中影像学的确认，就不可能出现手术节段的错误。X 线也将指导我们需要切除多少头侧椎板来暴露椎间隙。随后将显微镜置入这一位置。

(4)进入椎管：在暴露完椎板间隙并放好牵引器后，我们可以使用一个高速磨钻来切除几毫米的头侧椎板和 2～3mm 的下关节突内侧面，同时要注意在该节段峡部骨连接处保持至少 6mm 的骨质。一旦头侧椎板和下关节突内侧面都被切除，那么就暴露了黄韧带的骨性附着处，这样很容易观察到黄韧带。黄韧带附着在下位椎板及靠头侧的边缘部位，止于上位椎板的尾侧 1/2 处，并且附着在上关节突的内侧面。这样，在上椎板的下半部分底部和下关节突内侧面使用高速磨钻都是相对安全的。

(5)松解黄韧带：然后，通过前弯的刮匙将黄韧带从上关节突内侧缘松解下来，也可以从上位椎板的深面和下位椎板开始松解。使用刮匙最安全的方向从下外侧方、朝向椎弓根上方(椎间孔尾侧面)的方向进行。

采用保留黄韧带和硬脑膜外脂肪的入路，如前所述可以做一个黄韧带瓣，可以减少术后硬脑膜外纤维化的发生并改善患者预后。然而，这个方法可能使得术者更难清楚地观察神经根。当然，如果使用显微镜的话，观察到神经根还是比较容易的。一个经验不足的术者可能会部分切除这些组织。也不推荐术者对巨大的中央型腰椎间盘突出(无论是否伴有马尾神经综合征)和严重的椎管狭窄者采取保留韧带瓣的做法，因为在受到严重干扰的椎管中，黄韧带本身就已经侵犯了很多空间，此外黄韧带也会干扰视野进而影响对硬脑膜囊的精密操作。

(6)暴露侧隐窝：在松解黄韧带后，用枪钳咬除上关节突的内侧缘 2～4mm。去除范围为从下位椎弓根直至该节段上关节突尖端。这一内侧面的切除将会对该节段椎弓根至椎间孔水平的侧隐窝均进行减压，并且可更加容易地进入侧面的椎间隙。如果需要的话，也可以用枪钳切除一些外侧的黄韧带，尤其是进入椎间孔的黄韧带。

(7)牵拉神经根和韧带:此时可以使用双极电凝来直接对外侧椎间隙的硬脑膜外出血进行止血,直至椎弓根的头侧。我们建议找到椎弓根,然后以此作为标志来松解椎间隙表面的硬脑膜外非神经组织。此时我们可以将神经根拉钩放置在椎间隙上,将黄韧带、硬脑膜外脂肪以及神经根全部拉向中线,以完整暴露出突出部位。同样,此处可以用双极电凝对突出椎间盘上所有的硬脑膜外静脉进行止血。此时可以摘除所有游离的大的椎间盘碎块。如果需要的话,可以用一把前弯的刮匙采用单向拉出的动作来刮除椎间孔下方和后方的骨缘。在开始刮除之前,以骨椎弓根为起点可以确保刮匙的末端不触及任何神经组织。

(8)摘除髓核:即使可以用 11 号刀片扩大纤维环破口,通常情况下纤维环破损部分的入口也足以让术者清理出椎间盘内所有松动的髓核。然后使用直的或者带角度的髓核钳和小的反向刮匙来清理突出的髓核组织。需要注意不能用刮匙刮到或者损伤到终板。纤维切除后可能表现为各种不同的形状,此处不进行详细讨论。

然而,到底要从椎间盘腔内摘除多少椎间盘仍然是一个尚未解决的问题。尽可能多地摘除椎间盘意味着需要刮遍椎间盘整个内部空间,甚至有可能包括去除软骨终板。对于这种方法有批评者指出,无论术者操作多长时间,这个方式都不可能取干净所有的盘内组织。他们还提出,这种方法会增加损伤前方内脏结构的风险,并且也增加了有些病变导致的慢性腰背痛的风险,比如无菌性椎间盘炎和脊柱不稳。虽然也有些医生认为,广泛的椎间盘切除可以降低腰椎间盘突出症的复发率,但其他人反对这一观点。最终,唯一有说服力的前瞻性对照研究来自 Spengler 的研究,这项研究指出有限的椎间盘切除即已经满足了手术全部的需要。有限的椎间盘切除有以下优点:对终板的切除和创伤较少,对神经根牵拉较少,感染率更低,降低了损伤椎间隙前方结构的风险,并且减少术后椎间隙塌陷的概率(理论上即减少了慢性腰背痛的发生率)。

(9)椎间隙冲洗:在突出的椎间盘和其他剩余的疏松组织摘除后,使用一个细长的导管以一定压力冲洗椎间隙;然后再次用髓核钳清除剩下的疏松椎间盘碎片。然后探查神经根下方的椎管,并检查椎体上方和下方看是否还有任何残余的碎片。在进行椎间盘有限摘除中,术者还必须要确保探查纤维环后方(包括内侧和外侧)是否有散在的碎片。这一步对于确保没有遗漏下移位的或游离的碎片十分重要。剩余的椎间盘组织将会感觉很粗糙,然而天然的硬脊膜表面会相当光滑。在结束时,我们必须让患者的神经根能够自由移动。我们需要仔细研究术前 MRI 中移位碎片的位置,但同时也必须警惕行 MRI 检查之后碎片可能又发生了移位。

(10)关闭切口:一旦减压完毕,就应当对整个手术区用加入抗生素的冲洗液进行彻底的冲洗。用双极电凝、含凝血酶的明胶海绵、止血凝胶进行最后的止血。在完全止血和除去凝胶海绵后,就可以逐层关闭切口。已经有许多人尝试设计一种材料封闭椎板切开术造成的缺损,并防止瘢痕形成,这些材料包括脂肪移植物、水凝胶、硅胶、涤纶和类固醇。而我们喜欢用简易的韧带瓣。用 1-0 线缝合关闭腰背部筋膜,用 2-0 缝线关闭皮下组织层,并用 3-0 缝线缝合皮肤。使用这种保留黄韧带的方法进行手术,失血应不超过 10～20mL。如果止血良好,则没有必要在手术切口放置引流。

(11)术后阶段:许多显微镜下椎间盘摘除术可以在门诊进行。鼓励大多数患者术后进行可耐受的行走。也允许患者坐起来,但可能有更多的限制。许多患者在术后 5～10d 即可回归工作，特别是那些从事办公室类型工作的人群。所有的患者都需要在术后约 4 周时开始参加腰椎物理治疗，初始的稳定性训练和适度活动。大多数运动员手术后 8 周内可以恢复正常的体育活动。然而，术后康复过程的长短因人而异，恢复正常活动的时间取决于患者总体的治疗情况以及神经和全身的恢复情况。

参考文献

1.刘尚礼,戎利民.脊柱微创外科学(第2版).北京:人民卫生出版社,2017.
2.孙国庆.神经外科手术要点.北京:科学出版社,2018.
3.李志忠,焦根龙.脊柱显微外科学.北京:人民卫生出版社,2016.
4.张兴平,李盛华.微创骨科学.北京:中国中医药出版社,2016.
5.赵继宗.神经外科学(第4版).北京:人民卫生出版社,2019.
6.赵继宗.神经外科手术精要与并发症(第2版).北京:北京大学医学出版社,2017.
7.赵定麟.现代脊柱外科学(第3版).北京:世界图书出版社,2016.
8.张建宁.神经外科学高级教程.北京:中华医学电子音像出版社,2016.
9.孙丕通,白长川,张绪新.神经外科危重症中西医结合治疗.北京:人民卫生出版社,2018.
10.吴欣娟.外科护理学(第6版).北京:人民卫生出版社,2017.
11.史建刚,袁文.脊柱外科手术解剖图解(第2版).上海:上海科学技术出版社,2018.
12.姜虹.骨外科学(第2版).北京:中国协和医科大学出版社,2020.
13.田姣,李哲.实用普外科护理手册.北京:化学工业出版社,2017.
14.李卞,许瑞华,龚姝.普外科护理手册(第2版).北京:科学出版社,2018.
14.李宝丽,刘玉昌.实用骨科护理手册.北京:化学工业出版社,2019.
16.胡盛寿,王俊.外科学—胸心外科分册.北京:人民卫生出版社,2015.
17.宁宁,朱红,陈佳丽.骨科护理手册(第2版).北京:科学出版社,2020.
18.赵志荣,全小明,陈捷.骨科护理健康教育.北京:科学出版社,2018.
19.魏翔,潘铁成.心血管外科疾病诊疗指南(第3版).北京:科学出版社,2018.
20.张启瑜.钱礼腹部外科学(第2版).北京:人民卫生出版社,2017.
21.李敬东,王崇树.实用临床普通外科学教程.北京:科学出版社,2018.
22.王国斌.胃肠外科手术要点难点及对策.北京:科学出版社,2018.